中國近代中醫藥期刊彙編

第一輯

32

中西醫學報

上海辭書出版社

目録

中華民國四年十月出版

中西醫學報

第六年第三期

本期之目錄

本報全年十二冊本埠洋八角四分中國境內洋九角六分日本臺灣洋一元零八分香港南洋各島洋一元三角二分零售每冊洋一角上海英大馬路泥城橋西首龍飛馬車行西間壁三十九號丁福保醫寓發行

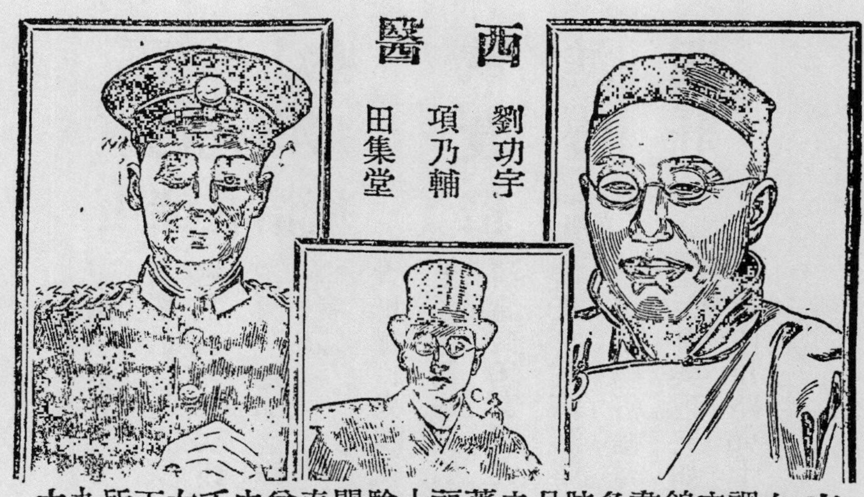

高明西醫如何講求衛生

血氣強壯則百病莫侵血氣衰薄則諸疾叢生故治病首貴調氣補血此一定不易之理也請觀著名軍醫田集堂君之來函按田君前充四川陸軍總醫官現下告退在滿洲盛京錦縣創設集堂醫院名噪一時也其來書云

韋廉士大醫生紅色補丸能使無力之血變爲強健故療治各症易如反掌余曾處方此丸醫治血薄氣衰諸虛百損四肢無力胃不消化夜不安睡心經跳躍以及婦女各症即如月信不調等症莫不得心應手奏效如神且並無上癮損害之弊凡戒煙乏力用韋廉士大醫生紅色補丸調補元神尤著靈效已屢試屢驗矣

福建陸軍醫院院長西醫劉功宇君來函云鄙人曾以韋廉士大醫生紅色補丸治胃病吐酸胃虧等症服之無不靈驗非常余親服用此丸曾獲身強力健氣血康壯胃口頓開誠世界獨一無二之良藥也

奉天東三省陸軍測量學校醫官項乃輔字洗塵來書云余曾以韋廉士大醫生紅色補丸處方療治就診於余者舉凡由血薄氣衰所起之各症即如腦筋衰殘戒煙之後身體虧乏胃弱不化精神不濟夜睡不甯等症或小兒血不強壯婦女經水愆期等患投以此丸莫不立起沉疴也

天下馳名之韋廉士大醫生紅色補丸爲各處名醫所稱頌所信賴者也凡經售西藥者均有出售或直向上海四川路九十六號韋廉士醫生藥局函購每一瓶英洋一元五角每六瓶英洋八元郵力在內

韋廉士紅色清導丸治愈上海痔瘡

飲食倍進

體軀強壯

諺云十男九痔人人皆知也則十分之九人數閱此紅色清導丸之能治痔瘡皆欲先覩爲快矣上海中華書局呂紹欽君來書云僕患痔疾歷有年矣起居爲累衫褲常汚深惡痛絕無可剷除今春友人介紹服韋廉士紅色清導丸一服而疼痛減再服而脫肛愈迄今數月並未復發願刊報端以爲患痔者鑑

大抵胃口失調夜難安眠其故在大便閉結也只須於臨睡之時取服韋廉士紅色清導丸二粒卽能消弭以上各疾因次晨大便暢達胃口有味精神清健夜睡安甯矣

廣東打銅街彩彰顏料店內梁啟廉君來書云韋廉士紅色清導丸余服用之後臟腑舒暢舉動靈便精神胃口頓增因大便有序也現下體質强壯晨起大有興趣矣如尊處無從購買紅色清導丸請卽郵寄郵票大洋六角至上海四川路九十六號韋廉士醫生藥局原班郵寄一瓶

屋佛沐丁爲最新最效之滋養品

按屋佛沐丁 OVOMALTINE 係瑞士國新出之一種滋養品用麥精、牛乳、鷄蛋三種物所製成。有養身補腦之要素。服之能增加永久的精力。增益身體健爽之神彩。如積勞孱弱之人服之尤易獲益。非他種滋養品可比。鄙人用此品已歷試多人。均能得美滿之效果。敢以一言介紹。凡海內諸君欲購買此屋佛沐丁之滋養品者。可直向上海英界靜安寺路派克路口三十九號敝醫寓內購買可也　丁福保附識

原　素　屋佛沐丁係用麥精、牛乳、鷄蛋等物之滋養素併合而成。具有呵咕香味。形色爲純潔易化之粒體。與一般麥精食物不同。因其絕無小粉縷絲與糠末等質也。據衛生學理考察食物。凡增益體力補養精神之飲食品。必須含有三質。(脝精脂油炭輕酸)凡食物之祇具其一或含其二者。要不能稱爲滿足養身之品。屋佛沐丁包含充分之養身原素。皆在宜於消化滋養之地位。且蛋黃內含有一養身燐質(立雪芹)卽爲養腦補神所不能缺。增加紅血球所不可無之原素也。惜此原素之滋養力往往爲普通燒煮之法所毀滅。又麥精與牛乳之滋養力亦爲沸滾熱力所減少。故製造屋佛沐丁者。用特別秘法。不使高度熱力消滅各料養身原素之滋養力也。

服用方法　加一或二茶匙屋佛沐丁於一盃熱牛乳或開水中而調和之。卽能立時融化。不留精液。切勿先加屋佛沐丁於盃而後加熱牛乳或開水。因如此豫備。恐融化不如前法之易。食時可隨意加糖少許。惟斷不可煨煮。蓋沸滾熱力必減少其滋養力也。

滋　味　屋佛沐丁具有一極甘美之呵咕香味。與一般飲品不同。且其滋味能使恆久食之。而不

生厭惡心。若較上列分量。多加屋佛沐丁。則其味更近於麥精。若減輕則呵咕之味較强。故可按個人所好而配求一適口的飲食品也。

補藥品 屋佛沐丁具有極大的補益效力。蓋其極易消化。而卽能化爲養身補腦之原素。世有以各種酒精支撑衰弱之體力者。不久卽退。若久飲之。則反受其害。不如屋佛沐丁之能增加永久的精力。增益身體健爽之神彩。而於積勞孱弱者服之。尤易得美滿之效力。

養身品 凖以測量食物養身力之表計算。凡一盃屋佛沐丁。除去牛乳或糖料。幾及五倍呵咕的養身力。且較爲適口而易化。又二茶匙的屋佛沐丁與一茶盃牛乳之養身力。足及二大湯匙的麥精或魚肝油入酒盃的肉或麥精酒或三十盃的牛肉汁。

調養品 凡乳母或覺飲食無味者。皆當服用屋佛沐丁。因其容易消化。而復具極大之滋養力。

孩童飲品 凡孩童生長神速。而胃力不足。且不可飲茶或咖啡者。屋佛沐丁可爲一種完美的飲料。蓋其滋味甘美適口。孩童莫不喜飲之。

勞力者 凡於多用腦力與經營大商業者。活潑之腦力。與辦事的耐苦力。皆爲不可缺之物。而此二物俱本乎體健。而完美之飲食。又爲該二物之本源。屋佛沐丁爲養身强體、防禦疾病、增益體力、鞏固神經之要品。若以之作每日早餐。或隨時進食之飲料。其功效之偉大。決非他種滋養品所可同日語也。

睡前晚餐 人多患夜不成寐之病。不知此病乃因腦部受胃中餘料消化汁之感觸。以致不能熟眠。如在未之睡前。飲屋佛沐丁少許。則此感觸可立止。而得安眠熟睡矣。

論婦女獨身生活之運命

丁福保

從來婦女之性質思想皆以柔順貞淑爲尙雖受男子之束縛亦毫無不平之意彼固謂婦道應爾也乃比年以來婦女之性質思想大變多欲脫舊道德之束縛而與男子相對抗以昔之順從男子受其庇護爲大恥一若非自立獨行不足以伸女子之權威者如現今歐美各國之女子多欲要求與男子同等之地位權利從事於所謂婦人運動者時有所聞卽我國婦女近亦有抱此思想者而婦女思想變動之由來約有二端一以女子敎育日盛其知識之範圍擴張遂覺舊道德之內容未能饜意而反抗男子之心自起一以女子有適當之職業經濟上稍可獨立遂覺受庇護於男子之不免束縛一言以蔽之婦女思想之改變實敎育及經濟上之結果耳

如此新思想之婦女踵出於世於女界及社會國家果爲可喜之現象乎抑爲可憂之現象乎茲姑不論但問此等之婦女果如其所主張拒絕結婚而永爲獨身之生活其果能乎不能乎茲略述其運命觀如下

自生理及心理上觀察之女子之腦力及體質決不能與男子相競爭殆有非受男子之庇護不得爲安全之生活者夫巾幗之中豈無英傑然女子之中可與男子相抗衡

者最多不過百人而一此百人之一但可謂爲破格之女子不可以據爲準的也當青春妙齡血潮噴涌之時代客氣用事頗有獨立進取之概及厠身於競爭劇烈之社會艱苦備嘗囊日勇往之意氣頓爲消沮並覺其獨立之生活終不能安全遂於不知不識之間而有依賴男子之心女子之不能終身營獨立生活者此亦其一因也此外尙有一極大之原因在焉其原因非他卽情慾是已

世人嘗謂女子乃居於被動的地位者故其情慾視男子爲弱而抑制亦易此不惟世俗之人謂然卽醫學家亦多有此說拉撒薄爾斯叩氏謂男女之交接其原動力多發於男子女子約四分之三皆屬於被動云洛孫的脫氏謂婦女情慾發育之度比於男子實可謂僅微隆普洛索氏及夫惠爾洛氏皆有婦女淡於色情之記述弗林倔氏謂世人多言妙齡之女子早開情竇與男子無異其說全爲誣妄若處女而發動情慾則全爲疾病上之關係云又其所著婦科書中亦論女子之半數情慾皆不興奮者溫特虛阿伊特氏謂健全之婦女（以上流社會爲限）其生殖上之本能決非屬於先天性必由後天性而得者在結婚以前全無生殖上之本能若生來而具有情慾或妙齡而卽開情竇當視爲一種之病的現象云又涅該氏者謂女子之生殖器關知覺神經雖

分佈甚多而情慾較男子殊少留恩弗爾特氏謂通常妙齡之處女全無生殖之感覺故情慾至爲冷淡弗爾普林該爾氏謂德國婦女之多數全無生殖上之快感干布伯爾氏並謂文明國之婦人其情慾有漸次萎縮之傾向云

觀以上諸學者之說於婦女情慾感覺之微弱殆所共認然此等之說惟於純潔之妙齡處女爲然決不能一概而論但女子情慾之發現實視男子爲遲男子於十五六歲時其情慾多已勃發至於女子十四五歲時生殖器關雖亦有成熟而通行月經者然情慾之發動多不如男子之顯著此事已爲諸學者所共認而幾成不刊之論尼斯脫來姆氏謂女子有於近三十歲時始發現情慾者福來爾氏謂婦女情慾最強之時在三十歲至四十歲之間何特拉氏曾記述某婦至三十歲生第三子之後生殖的感覺始行發現那比愛氏謂女子自二十八歲至三十歲始發動情慾愛洛烏來斯氏謂多數之婦人至三十三歲時生殖的之興奮性始行強盛但坎氏亦謂數多婦女情慾極端旺盛之時皆在三十歲至四十歲之間云

概括上述之諸說則女子生殖的感覺之銳敏約在三十歲前後之時故女子雖達於思春期（二十歲前後）之年齡苟非受外界之誘惑必能保全其本來之純潔然至近

三十歲時生殖的感覺漸次增强而生理的自然之欲望自盛故此時期實可謂爲女子之一大危機徵諸世間之實例平時決心營獨身生活之婦人一旦而或改其節操或決意結婚亦於二十五六歲以後至三十歲時之間爲多那比愛氏謂女子生活中自二十八歲至三十歲之間爲最當注意之時實中肯綮之言也故苟非意志甚强克已心堅固之人必不能抑制情慾遂不免有破壞貞操失足自誤之舉若意志薄弱之婦女以强抑情慾之故致於身心上起危險之結果實爲確然之事實昔留恩弗爾特氏夫洛伊特氏等曾論及之矣大凡神經質性之女子以制慾之結果而發歇私的里神經衰弱之病症者爲多如彼從事文學感情銳敏神經質性之女子而欲永守純潔之獨身生活以與男子相對抗於生理上決有不能其結果每致中途失足大悖其平日之宗旨者蓋亦勢所必至者也此非特理論上之言實際上如此者始不可勝舉今之所謂新思想之女子大率爲易動於文學的感情之女性其前途運命苟能不蹈上述之覆轍誠極可欣幸者矣

結核撲滅法（結核卽癆病）

丁福保

距今三十年前世人尚謂結核中最可恐者之肺癆非傳染之疾患及結核菌發見而結核之原因始大爲彰著此病既爲寄生性自必有傳染之力亦必可以避免之當結核之原因最初報告時余卽論肺癆患者咯痰中所含病菌之散逸至爲危險急宜籌畫對於此病之豫防方法然其時世人尚未能洞解其理多漠然置之蓋欲克勝古來之傳說使世人確認新發見之事實決非歷長久之歲月不爲功此於醫學之歷史上固不乏先例也

迨後結核之爲傳染性漸次爲世人所知其學說之根據漸次牢固而不可動搖於是結核最爲可恐之信念傳播日廣而防禦方法之必要始遍騰衆口矣

在西洋各國防禦計畫最初發現者爲說明及警戒之書物其後有攝養衛生之治療於肺癆患者頗著良好之成績而撒那篤俄留姆、保養所、海濱院、救濟所及類似此等之設備相繼而興又規定凡有患肺癆者當卽呈報於公共之衛生機關此種之規定其寬嚴各國互有不同某國政府並於市區發布豫防結核之命令所定條項頗爲周密其時各國皆發强毅之決心嚴防此可恐之大敵誠爲可喜之事然其所從事之方法則大相逕庭或注重於說明及警戒或注重於治療又或專注意豫防牛結核傳播於人之危險至於最近則彼此漸趨於一途非如前此之偏於極端又凡一國行之有效者他國亦從而倣行之矣雖然撲滅結核之方法於學術上之要求及防疫上一般之經驗果以何者最爲適當而切要此固當今最要之問題也

今欲解此問題第一當先知者卽結核菌果以如何之徑塗而侵入人體是也蓋對於傳染病之豫防方法總以防遏病原菌之侵入人體爲不二法門耳

關於結核之感染從來所思考者不出於二途第一、爲結核患者所發結核菌之傳染第二、爲患結核之牛其肉及乳汁內所含結核菌之傳染此第二之傳染各名醫曾就人類結核與牛結核之關係詳細研究知其全無實際縱或有之比諸第一類之傳染亦殆不足道蓋余等固確見牛之結核與人之結核互異牛結核實難傳染於人體也故結核撲滅之事業當惟注目於由人體而出之結核菌自不待言然由人體而出之結核菌亦非各種結核患者皆排泄此菌也蓋惟患喉頭結核及肺結核之人常大量排泄結核菌而散布各地爲危險之大源且非特喀出之痰含有結核菌而已凡患者之咳嗽聲咳及談話之際其飛散空氣中之黏液小滴亦皆含病菌而爲傳染之媒介

故羅喉頭結核及肺結核者在其周圍之人皆極爲危險如斯結核之病形名爲放散病形結核菌不散播於身外者名爲閉鎖病形

放散病形之中其所具危險之程度亦頗有差別往往有羅病之後與家族同居數年全未傳染於他人如斯者實數見不鮮即結核患者之病院中亦往往有看護之人絕不感染者或縱有被染之人亦極稀少以如此情事觀察之似往時謂結核非傳染之性質亦頗不謬然苟加以精密之調查此種之不傳染類皆有相當之理由在焉蓋必其患者咯痰時非常注意住居及衣服常守清潔所居之室空氣流通日光充足放散之菌或隨氣流而運去或受日光而殺死故能無傳染之患苟非然者則無論病院無論住室未有能絕不傳染者也大凡患者之咯痰全不注意者室內之日光空氣十分缺乏者患者與健康者同居密邇者其感染最多故感染之危險最大者宜莫若貧民階級蓋其健康者與病者非特同室且有不得不同榻者而於咯痰之處置亦最不注意故也

結核病感染之關係茲更爲約述如次即閉鎖形結核之患者可視爲全無感染之危險至於羅放散形結核之人苟其排泄之結核菌能爲清潔及流通之空氣所除去或

爲日光所殺死則亦無何等之危險若患者本不知注意於排泄物而健康者又不得不常在患者之傍或更加以空氣不甚流通日光不甚充足則傳染之危險遂愈益增加矣

不論何種之傳染病其撲滅方法之着手必以實行報告之義務爲最要非然者則此病雖蔓延日廣亦一時無由稽考故吾人對於結核亦深望實行報告義務也此報告之責任當使醫者及病者之家族擔負之始行之時不妨稍爲寬假及施行無甚障礙則更以强迫之政策實行之但其施行之範圍亦不必過廣惟用於患放散形結核衞生上不注意者可耳

醫者既負報告之責則對於患者自當爲正確之診斷若果有放散形結核之存在必不可不檢出之故於患者之喀出物必須不取資費而廣行檢查此檢查之處所或獨立設置或附屬於病院外來診察所現今設此檢查所者亦頗有一二國惟其數尚尠將來必不可不廣爲設置也

對於結核患者既知其十分危險之時則將行如何之處置乎此極重要之問題也若能將此等患者悉收容於病院中減少其病害之蔓延則結核之勢不久自將大衰然

此舉在於今日實不能希望之即謂病院治療極爲必要而結核患者之數在於德國當不下二十萬人若在我國即五倍之亦不止此數此多數患者欲悉收容於病院需費甚巨豈一時所能籌措且多數結核患者亦非有同時收容於病院之必要余意苟將此患者中幾多之部分收容於適當之場所則結核亦必有衰減之一日此可據西國撲滅癩病之已事而推測之者也考撲滅癩病之法亦不將一切之癩病患者同時隔離惟擇其一部分之最重者而隔離之在一千八百五十六年患者凡三千人後已減至五百人矣據此先例則撲滅結核正不必施行於一切之患者惟將最危險（即結核末期）者收容於病院斯可矣

如此之辦法亦多有實行者如柏林市於最近二十年間結核患者百分之四十以上皆歿於病院又各地之狀況亦與此略同蓋皆確信此法實行於結核病之蔓延必不至全無影響也

且於一二之國結核死者之數確有日益減少之事實在於英國此病死者之減少四十年前既已發現自一千八百八十六年後逐歲減少至今惟有百分之三十即約爲三分之一比諸三十年前每歲結核死者約減二萬人而於他國如奧地利匈牙利等

則結核死者之數依然不減於舊時也

各國結核死者之數有如斯殊異之現象者其關係頗多而下級人民能注意於住居之關係咸知感染之危險而愼爲防避則必爲結核減少之一原因固可無疑然以余所自信則結核之數所以能減少者必由於末期患者之看護改良所致卽於英國之布洛愛孫其對於末期之患者大率皆收容於病院之中又觀於斯篤克和爾謨之結核狀況余之自信益堅蓋此市亦以多數之結核患者收容於病院而看護之而於最近十年間結核死者已減至百分之三十八矣

以此理由故余以收容結核患者於適當之場所爲撲滅結核之重要方法如往時對於結核不治者悉使之退院而歿於自宅實最爲不善余意須永收留於病院與以善良之看護且不收費使病者及其家族知如此或尚有治愈之一線希望又於病者之家施相當之補助如此則患者之入院治療庶可不必如今日之須强迫矣

余意尚擬施行別種方法以爲撲滅結核之計卽所謂治療所制度是也此治療所之建設乃豫想結核患者之大多數可於此治愈者此豫想如屬不謬則治療所誠爲撲滅結核之一利器然於此治療所之效果議論紛然不一由一方言之對於百患者可

有七十人之治愈而於他方論之則又一無效果者蓋所謂百分之十之效果非根本上之治愈不過使其能再任舊業而已自豫防上言之此舉固毫無所益何則不能完全治愈惟暫時可復任舊業則此患者於他日將復陷於開放的結核之狀態而貽留無限之惡果也此治療所不能全治之理由蓋其治療之時間甚短而所收容之患者其多數病勢日進究非攝養衞生的之治療所得而治愈故耳此之關係數多治療所之醫師知之已稔故此醫師等惟擇結核初期之患者而收容之又於治療所處置之外乘用登佩爾苦林以使其奏效迅速而且能永久數多治療所以施行此法而成績頗著治療所若悉以此方法而進行則於結核之撲滅必當有良果也

在進步時期之結核患者多收容於病院在病之初期者入治療所而爲之調攝而此外多數之患者則皆放任之而不爲處置此多數患者之中有爲居於自宅之末期患者又有入於治療所病勢頓進而其程度尚未及於末期者此種患者其數最多若悉任其自然之運命而不之顧則對於結核之撲滅終有缺陷也

彌補此缺陷者全爲加爾枚丟氏之績蓋就固有之肺病救濟所而對於此種患者行種種之救濟則加爾枚丟氏之所創行也其聞加爾枚丟氏之風而於各地倣行者亦

時有所聞在於德國已不下五十處而各都市尚有續設之狀況肺病救濟所者本爲救濟苦力之人施給醫藥及財物而創設德國之救濟所自彪賚泰氏加伊撒林倔氏管理以來其救濟之事業大爲擴張在於今日則不惟補助苦力之人對於一切貧困之結核患者皆救濟維持之常訪問患者之家向患者自身及其家族教以清潔之法及處置喀痰之事若其住居情形有傳染之危險者則助以金錢使改居適宜之室或使患者於其住宅內與家族相隔離由是而患者之傳染可得以減少其他又對於貧困之家族與以食料暖室料等以補助之肺病救濟所恐與開業醫師或起紛擾故不從事於治療然患者須受醫療者則亦未嘗不爲之處理又漸次爲病院與治療所及保養場之設置此設施作用之最緊要者即時診察貧困之家族見有已感染結核者即早爲處置是也如此之設施與貧苦之患者最有裨益故稱之爲救濟所實可謂名副其實也此救濟所對於結核即不得謂爲最強之戰鬬器然必爲有強力者之一固可無疑故此救濟所若遍設於國內如蛛網之密布則其功德之大誠莫之與京矣

上述之種種方法即報告義務病院治療所救濟所等皆爲撲滅結核之重要武器也

此外尚有輕武器在雖無偉大之威力然亦不可不借其援助此非他蓋即以通俗之

書物講演展覽會及其他類似之策將結核之危險廣輸知識於普通人民統上中下之三等階級使悉知撲滅結核之不容稍緩他日救濟所廣設之時此種教示之件由該所設法推行則此特別之設施或可無須然在今日則爲必不可缺者他如募集資金建設治療所與保養所等備置病牀補助結核患者之家族等更須集多數之會及團體而協同進行者也

撲滅結核之事業非有莫大之資金不爲功則此事業實爲金錢之問題也如爲結核患者特設之病牀設備完全管理周密之治療所與保養所等及補助患者家族處理患者之救濟所皆有使結核逐日減少之效力而所需之費實屬不貲此不可不期望於公共團體者也惟種種團體與會以及個人之慈善家所輸助之資金必不可施用於不急之務蓋於今最有效績者實爲收容患者之場所及救濟所等故首宜從事於此等之設置也

以上所述撲滅結核之設施爲國家所當施行者殆未之有也然國家亦自有其應爲之事如强迫的之報告義務對於他之國民疫既已實施故於結核亦當做而行之此事有數國業已施行惟余所希望者他之文明諸國亦皆相率效爲之耳又現時之法

結核撲滅法　十

律對於傳染病之患者有強制隔離之條以余之經驗言之將結核患者收容於適當之場所其事亦不容緩也其他尚有一事須國家相助爲理者蓋即不適宜之屋宇均須改良而別行造築之此事決非私人之力所得施行惟國家以適當之法律臨之庶易於達此目的耳

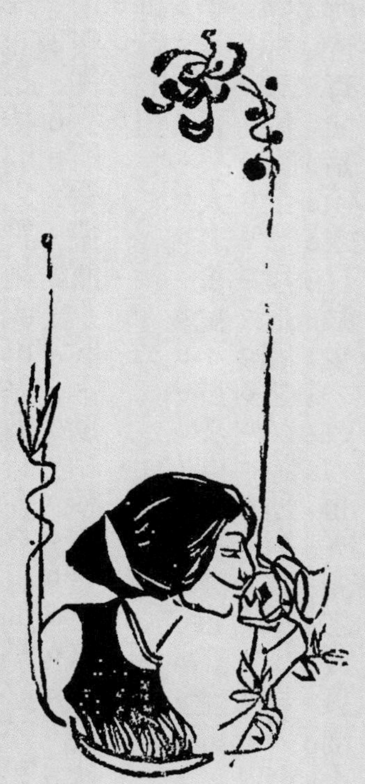

人體解剖實習法序

孫祖烈

人體解剖實習法迻譯既竣付之剞劂出版有日矣祖烈乃綴述解剖學說冠諸簡端俾閱者共覽焉

我國醫學發明獨早其於解剖之學在上者懸爲厲禁故學者孶習甚少間有一二提倡者羣起阻撓叫囂隳突狂焉恣睢夫如是創始者不能得之實覩憑虛臆斷披閱簡册所載舛誤不可究詰試舉其謬誤之點以資旁證肺五葉而以爲六葉肝五葉而以爲七葉肺居中而以爲居右肝居右而以爲居左心四房而以爲七孔膀胱上通輸尿管而以爲無上口黃帝素問有曰八尺之士皮肉在此外可度量切循而得之死可解剖而視之其臟之堅脆腑之大小穀之多少脈之長短血之清濁氣之多少皆有大數吾國之有解剖學實濫觴於此厥後商紂剖比干以觀心王莽屠王孫慶以量臟然舉世非之至於扁鵲之隔垣能洞見人臟腑元化之裸人於日中而見其臟腑自謂異人傳授實則扁鵲、元化有解剖之手段無解剖之實習不敢宣世乃託諸神目太平廣記有曰永徽中有僧病噎不食數年臨終告其弟子曰吾氣絕矣便可開吾胸喉視有何物弟子依言開視得一物形似魚而有兩頭遍體悉是肉鱗按此觀之則商紂王莽等之舉可謂之借觀解剖學扁鵲元化之舉可謂之虛形解剖學寺僧弟子之舉可謂之病理解剖學洎乎王勳臣生千載之下致疑於古人慨然欲觀人身臟腑而當時目爲狂生故吾國解剖自古無稱不能諱也

泰西各國之解剖學初亦狃於宗教信仰重視腐尸以爲神聖不敢輕犯雖有人著書立說力言解剖學之有益旋因阻撓者羣集乃止其後腓力二世出徇醫師之請求遂於一千二百三十八年公布明令解剖人體許各地醫師會集觀覽此爲西國人體解剖之嚆矢及一千八百八十六年瑞士國王以解剖爲醫學入門之鑰用正式公文宣布解剖之材料三則如處死刑者死亡於貧民病院者死體姓名不詳者於是解剖之學各國爭相效法至於今日日耳曼以醫鳴於世故解剖條件尤詳且有行政法上規例及民政法上規例之別屬於前者凡六如處死刑者犯人之死亡者自殺者死亡姓名不詳者死於貧民病院者死亡而貧窮者屬於後者凡二如由遺囑而付解剖者遺言外之約束而付解剖者此解剖實習之規定大抵爲現今各國所選用

攷各國解剖學近今已通行無阻故解剖學說網羅靡遺我國則素懵然不知講求兩

者相較眞不啻判若霄壤夫解剖學者爲醫學之始基人體藉皮肉筋骨合成軀殼其中實以臟腑貫以血管神經所謂體質也一物有一物之用無虛設假借所謂生理功用也人有體質之病有生理之病有體質生理相兼之病必先精密辨明方能施治體質不明焉知生理生理不明焉知病理病理不明又焉能爲人治病我國解剖學不講其間舛誤旣如前述後學者拘守殘帙不復切究無怪醫學日墮爲外人訕笑也昔英醫合信氏曰余來中國二十餘年竟有數十年華醫不知臟腑何形故遇奇險不治之症卒亦不明病原何在嗟夫以外人而出此論寧不痛歟近者政府有鑒於此解剖條件公布施行全國是誠我國醫界之盛事雖然解剖人體豈易言哉必先胸有成竹如庖丁解牛其手技揮刃而肯綮無礙蓋供吾人實習之屍體卽吾人同胞之屍體解剖之際宜竭誠致敬不可稍涉粗略何部爲解剖起始點何部與解剖有關係披露其自然之位置繪圖記述與理論相比較如有特異之情狀尤宜精細記載攷其發生之原非然者貿然執行解剖以屍體若兒戲徒爲粗陋簡率之觀察有何益哉祖烈不敏爰於暇晷偕徐君雲萬君鈞合譯此書聊爲實習解剖者之一助原書日本石川喜直所著首緒言述解剖之注意解剖使用之器械死體之處置次各論第一章爲筋筋膜關

節之解剖凡腹部背部頸部頭部胸部上肢下肢筋肉之解剖皆詳焉第二章爲內臟之解剖（含心臟及會陰）凡咽頭舌及喉頭（附氣管食管甲狀腺）腹腔內臟男性尿生殖器女性尿生殖器（附直腸）會陰胸部內臟之解剖皆詳焉第三章爲脈管之解剖（附局部解剖）凡上半身之動脈腹腔之動脈下半身之動脈解剖皆詳焉第四章爲神經之解剖凡腦脊髓脊髓神經腦神經五官器之解剖皆詳焉學說質而不俚繁而不蕪學者循此以求得收事半功倍之效他日者解剖學大昌幡然變改我國數千年之謬誤爲我國醫界中創立斯道紀元將與彼歐西各國醫學並駕齊驅豈不懿歟

上海博醫會會長梅滕更博士演說詞　椒江商校周宜譯

鄙人不才。忝執斯會牛耳。計受諸君子贊助教誨。業已兩載於茲。轉瞬選舉屆期。此艱鉅之責任。幸可蛻委。所望前此會中一切未盡妥善之處。諸君子存而不論焉。則私衷之感激爲何如也。然竊維會長一職。實與會中歷史。有莫大之關係。今幸諸君子自東西南北。聯袂偕來。而又以教會代表居多數。其必能和衷共濟。不營私利。不貪逸樂。互相討論。以爲斯會謀發展也可知。請以戰喻。凡列斯席者。莫不有運籌帷幄。決勝千里之概。卽或有軍人退役。醫官解職。將領遇意外之變。吾人似宜暫時休息。以爲相時而動之舉。惟整飭戎行。修理軍械。則成軍一日不可廢也。若一遇奮發有爲之機。無論壯強者。當克敵致果。卽老弱者。亦可從旁鼓噪。以助勢。雖或謂老人如無花果樹結實之期已過。然吾人深信基督實爲能力發生之原。人苟以救人靈魂爲天職。則樹一日猶在。必有結果之希望。鄙人竊願與諸君子共勉焉。

默觀近數年來之醫學。頗有蒸蒸日上之勢。凡救死扶傷。統計得療治於戰地非戰地者。歲以千萬計。要非蒼蒼者之冥助不爲功。然吾人有一分能力。卽當盡一分責任。所謂得寸進寸。得尺進尺。必期無負於人民之屬望而後已。孟子言天將降大任於是人。

上海博濟會會長梅滕更博士演說詞　二

必先苦其心志。勞其筋骨。餓其體膚。蘇子亦言有非常之志。然後可建非常之業。而爲非常之人。諸君子其有意乎。昔有非常之人曰惠達爾。嘗以發明種學著聞。當鄙人來華之始。種學尚在幼稚時代。今則驗視腸液。診斷疑狀。並知疫癘之釀成。莫不以此。則惠達爾爲之也。又有非常之人曰華賽孟。發明試驗癨症之術。所用試具。靈驗異常。診斷病原。明證較多。且於消癨藥料。尤著功效。則華賽孟爲之也。若夫愛克斯光線之治疑難雜症。意密汀之治阿米巴痢疾。哀歐尼克及柯斯挪之均能妙手回春。其偉績爲何如。而沙凡爾參之可用以消陰疾。除奇災。翠礦之可以豫防癆瘵。皆賴前賢所發明。以示後學之遵循焉。至於最新外科之改良。以限於時間。不及詳述。所可爲諸君子告者。尙有雷地盎一藥。治毒癰頗奏奇效云。

且夫醫學進步之神速。既略述如上矣。茲竊欲舉中國今日所當解決之問題數事。以與諸君子悉心商推焉。一曰夭殤。愛子之心。理無不至。喪明之痛。人有同然。觀華人於養子一道。受孕時則胎敎不講。生產後則鞠育不愼。以致啼兒哭女。時有所聞。故鄙意以造就產科人材。爲今日第一之要務。一曰痲瘋。此爲不治之症。吾人亦惟有使之隔別親友。不致傳染。時其衣藥。俾終天年而已。然鄙人則以爲病必有其所由起。要當澈勵華人以謀消除之策焉。一曰痘毒。人皆知佈種牛痘。可除此害。而不知後不復種。則蘊毒仍可發生。故必以再種。三種。爲善。欲廣此意。厥在同志。一曰腸熱症及似腸熱症。今所已知者。惟接種之法。欲求新術。要非研究不可。一曰瘟熱病。是病也。患生於不測。命危於旦夕。如在通都大邑人煙稠密之處。蔓延尤速。救治不易。竊謂醫家宜設立衞生部及疫病驗查所俾未病者豫爲調護既病者遣使別住而又廣籌抵禦蚊蠅蚤虱各毒蟲之法則疫癘或可消滅於無形矣夫熱病類別繁多其未經解釋者亦不少所賴同志中堅心毅力之士致察新理如科學家之發明而未已蓋吾人既名爲醫而又崇奉教旨凡人民之生命靈魂實負有重大之責任要不僅以醫藥看護爲卽盡醫生之職也故又當以竭智畢力發明新學庶於天行之災不治之症皆足收美滿之效果則所謂福國利民者其在斯乎其在斯乎一曰癆症。死於是症者。歲以千百計。最要者爲抵防之法。凡衣食住三者。必以潔淨合宜爲準。行此十年。而猶不見其減者。鄙人必不信也。若能聯絡公家及就地紳商。合辦一病院。尤爲持久之道。一曰血中毒症及類乎此種之病。則惟以種痘爲妙。

以上七端。固爲研究之必要。而鄙人所尤慮者。本會所處之地步。日形其危險。一則無政府選派委員於會務之進行。殊多阻礙。一則無繙譯人材。於全會之機關。未能發展。同志中不乏英才。當不無願犧牲其才力。以爲本會維持於不衰者。故鄙意謂凡能以華文教授之士。請拔之衆醫之中。而立之會員之上。可乎。

自來泰西醫書。譯本既鮮。印行則遲之又久。始克成書。甚或所譯之本。經數次之參校。而全行刪除者有之。至醫報則尚在幼稚時代。所望諸君子時時以佳篇見惠。匡所不逮。則本會幸甚矣。

且夫中國今日之所需者。非西學歟。非醫學教會歟。蓋之二者。實爲振興中國之關鍵也。方今中國門戶洞開。吾人正宜利用此時機。以造就各界青年子弟。盡爲信徒。俾成將來應用之人才。則本會必有振興之望。萬一觀望不前。吾恐近時醫校林立。士皆逃墨歸楊。奇材將不爲我有。而影響所及。患不獨中於中國。且將蔓及全球焉。爲今之計。惟有合辦醫校醫院。或猶可爲競存之希望。顧或以經費爲慮。鄙人則以爲猶其緩焉者也。

何則。凡前之由敝院畢業而去者。今無不效用於各界。食厚祿而享大名。而又率能體教主之心。推愛人之一念以治病。所謂知足愉快進步諸美。若而人者。皆有過之而無不及也。若果能以感情吸合。任以教職繙譯各事。當無不樂爲我用。昔有熱心活潑之基督徒。徒以教職員之感情。不甚融洽。遂相率罷去。吾則不敢謂其中熱心聖道之人及今而仍無一悔改也。

請一言以蔽之曰。教會中最占利益。最負責任。最爲人所歡迎期望之人。要莫如醫生。則以醫生之生命才力恆與病人結不解之緣。中國年來瘡痍滿目。烽火驚心。而我基督徒之醫生類皆奮不顧身以實踐其愛人之旨。斯固足以敵病魔而佔優勝談天國而饒愉快者也。

試以外科一端言之。自鄙人來華迄今。成績優美。幾無不治之症。而病人之需醫生也不啻如大旱之望雲霓。雖至病篤垂危之際。聞一二慰導之語。且瞑目而如飴焉。則其靈之得上依救主無疑也。然則吾輩傳道醫生與普通三指之士。果孰得而孰失哉。鄙人是以敢斷然謂教務之發達。在此二十五年間。強半必由於醫學教會所作之工。大抵吾輩所培植之生徒。其言語動作。無不足以彰顯上帝之榮。信之者深。則從之者衆有不聞風而自至哉。至於今日之所急需者。則一曰齊備之病院也。一曰精明之良醫也。設果能如願以償。並凡救護必需之品。無不並蓄而兼收。於以砭痼疾而起膏肓。生

死人而肉白骨躋同胞於壽域游天帝之樂園豈不悠悠然各遂其生哉謂予不信有愛人如己之主在

廣濟醫學報序

陳芷谷

上醫治國。庸醫殺人。醫之道浩乎其博也。醫之理淵乎其深也。充其道足以强人種。昧其理足以戕民族。醫之關係。若是其大矣。吾國醫學創自神農。此後如和緩、扁鵲、倉公、華陀輩。俱獨操神技。惜其學不傳。傳焉而已失其眞。吁、可慨也矣。人之生不免於疾病。病又不能無醫。此中西各國。所以無不兢兢於醫學也。然閉門造車。難求合轍。集思廣益。實資進步。此又醫學報之所由發刊也。英國梅滕更博士。醫學界中鉅子也。留杭有年。設廣濟醫局。以濟貧民。力偉願宏。活人無算。而博士猶歉然也。蓋以一人之精力有限。安得人人而醫之。本好生之志願。立醫校以授生徒。由中等而高等。莘莘學子。仰承先生之志。廣傳先生之道。而先生之志宏量博。猶有未盡也。充先生之志。必使天下之人。人人知醫理。明醫道。凡未入先生之門者。亦得以窺宮室之美。百官之富。乃不惜殫其心力。勞其筆墨。刊行醫學報。傳之全國。使人人得明醫學之理。共傳先生之道。胥天下之人。無疾病。無痛苦。同登壽域。先生之志願。蓋浩乎其博。淵乎其深矣。忝列門牆。深沐化雨。尤當額手以慶。大報之風行。他年醫學昌明。醫術進化。胥於此卜之。敬爲之祝曰。

博士滕更。陶冶羣英。開我心盲。福我編氓。濟衆願宏。博愛推誠。大德曰生。壽此老彭。惟醫理之精明。惟學說之和平。惟先生之鼎名。惟大報之告成。懿歟休哉。將見四海風行。天下心傾。歷百世兮光榮。並中外兮歡迎。

敬告醫界當善用下法

倪炳榮

我國醫家諱言下法也久矣。平日臨症施治。競尚輕穩。而以一般負時名者爲尤甚。以爲不如是則不足以迎合國人之忌下心理。輾轉遺誤。馴至病輕者重。重者死。夫醫所以爲人治病。病而後求治於醫。應汗則汗。應下則下。不必顧慮於其間。矧糞爲亟待排泄之廢料。貯蓄大腸。易起腐敗。世之衞生家。日必灌腸一次。旣促便通。復可洗腸。其有逾一日夜不大便者。則服輕下藥。逾兩日夜不大便者。則服重下藥。亦以糞積於腸。能爲百病之媒也。我國人雖數日不大便。恬不爲怪。從無敢議下者。至病者之不大便。更無論矣。詎知醫生治病。下法居治療之大部分。善用之。可使病重者輕。輕者愈。然用下之症千頭萬緒。用下之法千變萬化。苟非醫學優深。經驗素富。應用必致僨事。況下藥

敬告醫界當善用下法　八

種類甚夥若者宜某症若者宜某體若者可用大量若者須用少量若者可以連用若者止可一服凡此在具有普通醫學知識者當無不知之似無庸贅述余之所以爲此言者特爲知下法之醫生而不克善用下法者告耳又我國病者之畏下已成習慣尤以上流社會中人爲最一見下劑罔不色變由心理作用遂致減失信任醫生之心醫生對於此等病者頗爲棘手是當爲之指陳利害勞三寸舌以博其信任心然療法必對症初非謂凡病皆可用下也亦非謂凡用下法皆視同一例也蓋必遇有適應之症始可以言下即下矣下之先必有種種之豫備下之中必有種種之手續下之後必有種種之補救神而明之是在醫生余診病遇傷寒初期則用大量之甘汞數服遇赤痢初期則用大量之甘汞頓服繼則用大量之蓖麻油令日與大量之收歛劑間代用之遇尋常等下痢則用甘汞偕大量蓖麻油頓服遇慢性胃病及黃疸則令久服人工鹽遇脚氣及水腫則令久服硫苦以上數症固皆同用劇烈之下劑而奏效如診斷既確可即使用且非大衰弱及有虛脫之傾向者仍當續用由是論之可知下劑對於治療上之應用實大也

皮膚衛生說（錄進步）

大可

世人對於皮膚之普通意見似以為皮膚不能自衛而必由人衛之然本篇所述則皮膚本有衛生之功用特患人自拒絕之而已夫普通所謂皮膚之衛生者使皮膚不循常軌而行溫度低時護之使熱溫度高時又護之使冷以為是於皮膚有莫大之利益抑知惟其如是皮膚自然之功用乃一切喪失而於全體之衛生遺有大害蓋皮膚功用非他在光線之通入紅血輪必以皮膚為唯一媒介物而已凡人之皮膚有內外二層外層透光形似魚鱗然內層則非僅透光亦有導光入內部機體之作用故紅血輪常處皮膚之下以待光線之來而吸收之惜世人竟不之顧反服厚衣以阻絕之或用衣黑色之返光者則光線之及於皮膚遂完全阻閡此其用意雖在衛生而其結果乃適成不衛生之甚也

人類恃血以生存亦恃血以健康血中之需要品有二一自肺部吸入之新鮮空氣一為由皮膚吸收之光人徒知空氣呼吸之關係而不知光之關係尤重無光則有無數細胞體不能長成反遺留體中而為毒不見彼植物乎苟常置暗室之中無光線之照及此物卽含有毒質而不可入口與彼同類之生於日光下者判然不啻兩物多數農

皮膚衛生說

二

人當毒斃其牛羊時每以無光線處所生之芋薯類飼之此可證也然設以此等毒植物移植之於日光之下不數日後亦能改變而消除其毒性則吾人之皮膚與光豈非講求衛生者所宜第一注意乎

矧夫血之所最喜者為太陽直接所射之光線舍由皮膚無他道可達自古人發明衣裳之制為章身之具致使皮膚與日光永永不能相遇而人身之弱由此矣夫皮膚於人身有絕大之能力如有身受傷者苟皮膚強健不日即能復原嘗見彼拳術家角技之後全身紅紫斑斑傷痕鱗徧而未幾即隱而無迹以其皮膚之強健也而皮膚強健之原因則在常赤體操練多受光線而後可得乃衛生家為保重身體起見以木棉羊毛等物多方遮隔一若恐光線之傷其皮膚而為重鎧厚甲以敵之者不大可怪乎雖然此亦由習慣而來人類初不知其害如此果知之者萬無聽其自然而必思有以改良之則今日其時矣皮膚衛生之理有初非深知而舉動恰合者如運動是也運動員於運動之時上身赤露更常以冷水浴體乾布擦體是皆於皮膚上有大補助所可悲者運動停止之後即復各機關驟停令全身皮膚復入帷幕深閉之中毒質擁積多有染腎病及肺病者是非運動時之誤靜止後之失於皮膚衛生也

夫運動員以運動之際皮膚之赤露已久一經終止從速取衣保衛之此與尋常人所見相同其所謂保衛適得其反也每覩體弱之人卽於曉起時亦不敢易其夜間之睡衣而致一露其體就令易衣亦迅速至甚惟懼光之透入不能過一分時雖亦常浴然須知浴時之露體爲益甚少以其身非浸於水中卽身上沾有水漬水雖透明而光線之入則甚難也迨其浴畢抹乾又急急加衣於體雖紅血輪飢渴之甚張其大口俟於皮膚之下而求一吸光線然乘興而來必敗興而返也幸而衣不過厚纖維隙間猶能透入微細之光線聊慰紅血輪之飢渴非然者吾人之孱弱多病必更有甚焉者矣

光線爲物於化學上有最奇之功效如費生光線電光線X光線雷錠光線等其對於病細胞體之作用已爲世界所共知而最佳之日光線乃反不知寶貴而利用之何也

歐美婦女之衣飾每顯露其臂與頸以爲美觀此雖僅一小部分而較諸男子之全體深藏者已爲益不少世人或研究洗濯法欲使肌膚間之毛孔張大而要不逮直受光線爲益之半然以上云云讀者慎勿疑爲提倡人類之赤體也以生理學言赤體曾非不合而於社會習慣則絕端不可行所願者吾人誠知皮膚與光線之關係必求設法以接觸之而已

接觸之法。初無定程。惟在各人自審其處境而自爲之。然著者即一己之所利用。已見成效。則筆之於書。而公之天下。以備他人之採擇。或不爲讀者所訾議乎。夫著者固非運動家。而亦非露體者。與大多數人同樣。則著者之法。他人用之而能適。固其宜也。請臚舉其法如下。

法於晚間將睡之前。去衣赤體。苟日間曾出汗者。則以巾蘸熱水而偏擦之。擦既。復以乾巾偏擦。乃立於電燈光線之下。電燈之光。雖不如日光之佳。然不能有日光時。則聊勝於無。立時又必注意。使光線偏及全體。俾無一處不到。或以燈頭接於長線而偏照之。如是可半時許。苟晚間曾赴跳舞會或演說會者。則更當作淋雨浴。浴法與尋常稍異。令水之下流。以不過急爲佳。所用之皂。勿多含有鹼性。如一時不能得。則先用可可油或橄欖油塗體。而後以熱水下沖。再以皂偏擦。擦畢。更沖之使皂質去淨。否則必沾留於人身。而感其不快也。然後取乾巾抹之。立於電光之下。如上所述。余實行此法。未嘗間斷。雖費時甚多。而殊自信其價值之甚大焉。

至於睡眠之法。則不用被而用袋。袋能護全身。而被則僅覆其上。不甚妥也。袋之質。以法蘭絨爲之。翌晨早起。仍露體。否則入別室中。此室須東南兩方。均有透光之窗。日光能直入者。乃於其中剃鬚及作其他修飾。一任日光之徧射全體。如是者半時或一時許。始衣而出。苟値天陰。則仍以電光代之。余每日必剃面剃鬚一次。是亦面部皮膚衛生之一端。設任其毛與鬚之鬖鬖滿面。亦大有害於皮膚者也。一經剃洗。既柔且滑。又有益於衛生。人果何樂而不爲乎。迴思昔日每次必入理髮店。其汚穢孰甚。自保安剃刀發明。而人類衛生之藉以進步者。多多矣。

余生於一八五〇年。今已六十六矣。余幼時之知交。雖較余年輕者。其膚間莫不皺紋纍纍然。全身之筋高突而現衰枯之態。與余之肌膚光潔柔潤者。迥不相侔。是卽余每日兩次受光之成效也。吾等生於今日。斷非野蠻時代之可比。彼野蠻時代之人。非不合宥衛生。乃不必有衛生也。蓋其倮體馳逐於不知不覺間。已恰合衛生之道。昔嘗見非律濱運來之赤身野人。用以陳列而索資者。人皆奇其有擲箭食犬之異能。而余則於其皮膚深受感動。試一摩挲之。無不細而輭潔而光。似有彈性者。然遠望之。不啻絲織品。此則斷非自詡文明者所能及也。

近年來患癰疽者頗多。醫學家紛紛研究其原因。尚無確實之報告。或謂癰疽之起。係微生物之所致。其實則細胞體內忽有野細胞之發生而已。其生長如植物中之菌類然蔓延極速凡潮溼黑暗之地此種怪異之菌類最易發現陽光射之則滅迹矣癰疽之於身亦然多數有名之解剖家莫不以爲癰疽之由來乃皮膚細胞失其原位爲其他細胞所佔據而起於各機體之長發時此強侵入之細胞乃生殼而困其四周雖初不覺害然漸久則癰疽成矣夫此皮膚細胞體之所以失其原位所以受他細胞之佔據者未能接觸光線之故也求其防患未然之道惟多受光線之接觸爲第一療治法而人顧一方面畏懼癰疽之病毒一方面又以厚衣隔離其光線不亦矛盾之甚歟果吾人而遍身有充足之光線者癰疽必無由發生不觀赤體之野人與半開化人乎曾未一患癰疽也又若居於熱帶之人以日光酷烈故常衣單薄之衣而癰疽亦所希有是可證癰疽之唯一豫防法卽當射以充足之光線反之今人之加厚衣阻隔光線使不能與皮膚接觸者乃不啻製造癰疽矣可不愼哉皮膚與光線之關係如此然皮膚衛生初不止此也今請述皮膚之組織夫皮膚者於生理學言爲排洩之一要器血中之汚穢與毒質咸自皮膚而推出之且皮膚亦爲分晰油質之要機在皮膚之末層中爲油囊中儲油質所以潤膚使滑卽如鬚髮之有光彩亦因油囊所致故皮膚與鬚髮之於油囊不異目中耳中之蠟囊爲不可須臾無者當人年事富強時油囊甚爲活

潑所出之油亦甚多然若非使皮膚潔淨則傳油之孔久久而將擁塞則皮膚必受其病或枯燥或坼裂皆油孔不通之所致也故皮膚衛生之又一要則曰清潔

皮膚之層次可細晰爲五其奇妙之功用有專門之生理學在無容贅及約言之則拒絕外質不使侵入一方面亦傳內部之穢毒與油質使之洩出故皮膚不破裂時雖遇毒或其他化學藥物而內部不致受傷卽皮膚之力也在皮膚之下有無數顆粒若乳頭然其內卽爲排穢與排油之機體也

皮膚更有一大功用則管理體內之溫度也凡皮膚善能收入或放出溼氣使體內之溫度自然適宜平均而初不經腦力之指揮人苟以清潔助之則空氣流通而全身受益矣夫病之發生每在一處而究其來源則全體當分任其責如手與面最易致病顧其清潔與接觸光線視他體爲多此可知一部分之合法不能致益於全身而一部分之病非必卽此一部分所致而實爲全身之所遺也且惟僅有一部之露出受光線通空氣而病之生也轉從茲以發現故手面之枯燥坼裂爲人人所苦如欲免之非致愼於全身不可耳

至若皮膚有破碎立宜以物裹之使不觸空氣不受日光何歟以此時而受日光則直

接射於紅血輪。無皮膚爲之媒介。則又無益而有害者。例如新鮮空氣。必自鼻吸入。經鼻管而使之潮潤。且所雜之有害物質。已由鼻毛別擇之。而後入肺。庶於全身有益。日光之入紅血輪。以皮膚爲必經過之手續。其理略與此同。

皮膚中有色素。在最內層之間。所以使皮膚或黃或白或黑者也。在皮膚之後。有白血輪。時時嚴巡全體。有侵入之害物。立能滅之。有時皮膚偶裂。則白血輪齊赴其處。以阻仇敵之侵入。由其活動而皮膚上乃現斑痕。然日光能使色素改變。如人之久處日光下者。其鼻咸禍而由此可得一療治斑點之法。卽以兩凸鏡聚日光而射其處。此法雖甚平易。然甚著效。惟必時時移動。勿令久停。否則皮膚將受灼而焦矣。又腫痛處或破裂處。不可利用此法。

要之。皮膚病甚多。乃一專門之科學。茲特述其大略與易於療治者而已。又有一簡易之法。可備採擇者。則食生蔬。可以療皮膚上之淺病。往往有患病甚久。他藥不效。而一食生蔬諸物。則霍然立愈。此無他。因其能助膚內各質發展。其療病之功能。而種種微細之病。略可因此而去。免多食油質之物。則助皮膚多油。而易致病。爲反比例也。

鼻加答兒 Rhinitis catarrhalis

丁福保

一原因　鼻腔黏膜之加答兒性炎症。爲最多之疾患。卽所謂寒冒。無論何人。數十年間。必數次受本病之侵襲。第羅之之傾向。人各不同。蓋體質薄弱而呈蒼白色者。易患本病。腺病質者。亦大有感受性。其他平素吸收塵埃及刺戟性瓦斯之人亦然。

本病之原因。有傳染性、中毒性及外傷性。(器械的障害)又有發傳播性炎症者。傳染性鼻加答兒。或特發。卽成自原發性疾患。或因傳染病而發。卽續發於流行性感冒、痲疹、腸窒扶斯等之後。

原發的傳染性鼻加答兒。其原因多爲寒冒。本病雖踵寒冒。實卽原發。然恐由寒冒而鼻黏膜起血行障害。減弱組織之抵抗力。發炎幺微體(分裂菌)遂侵入及繁殖。促本病之發生。依細菌學的檢查。雖能證明分裂菌存於鼻黏膜中。然難直認此爲本病之發病菌。蓋健康者亦從空氣中吸取分裂菌。使之附着於鼻黏膜上故也。

本病有顯著之傳染性。殆無可疑。俗說忌鼻之直接觸於寒冒患者。決非無理。

中毒性鼻加答兒。或因內用藥物。混於血液。或因吸入刺戟性蒸氣而發。卽如沃度加里、臭素加里之內用。又如硝酸、鹽酸、蒸氣、鹽素瓦斯之吸入是也。

外傷性鼻加答兒。多發於吸入粉塵。故有稱爲工場職業的鼻加答兒。又竄入於鼻腔之異物。亦每起本病。喫煙家亦多有之。是其起因。一爲器械的、一爲化學的之刺戟。鼻加答兒。有時因鄰近之炎症。波及於鼻腔而起。例如齒齦之膿瘍是也。

二症候診斷解剖的變化及豫後　本病因經過之長短。別爲急性、慢性二症。

(甲)急性鼻加答兒 Rhinitis catarrhalis acuta　起本病時。狀多如急性傳染病。患者於數時間或數日間。全身感違和因至抱重篤疾患襲來之恐。每有起惡寒、發熱。故危懼愈大。然不久鼻腔起局處的變化。鼻腔道感焮灼及辛辣。加以狹窄或閉塞。因此聲音帶鼻聲。忽發頻繁之噴嚏。鼻黏膜之分泌旺盛。疾病初期之分泌物如水。無色。有強鹹味。後其量卽減。帶黏稠性成類綠色膿樣。是因初期乏細胞之分泌物。今則含有數多之圓形細胞。分泌物流溼上脣時。此部之皮膚。有輕度之發赤、腫脹。前記之症狀。數日而消散者爲常。以後患者大覺爽快。

解剖的變化。可由生前鼻鏡證明。卽鼻黏膜發赤、腫脹。漏黏液、膿汁。各處呈小出血。

本病之併發症。由其炎症傳播於鄰接黏膜而起。故鼻根兩側有劇痛。則前額竇黏膜。當有炎症。上顎骨感疼痛。乃爲哈衣莫爾氏竇之炎症。結膜旺盛之發赤、腫脹及強度之流淚。皆示其炎症之在於結膜及淚管。又若歐氏管起炎症。則起耳鳴、重聽。其炎症進及中耳。則病勢頗重。由咽頭、喉頭、氣道、氣管枝黏膜之加答兒。併發本病者亦多。

(乙)慢性鼻加答兒Rhinitis catarrhalis chronica　多發於反覆之急性鼻加答兒。其初發之加答兒症未愈。再發者卽爲慢性。然亦有初發時已呈慢性之狀態者。患者每惡鼻腔閉塞。居常不能不開口呼吸。故其顏貌呈魯鈍狀。且呼吸時。從外部進入之空氣。不能於鼻腔內溫之。故上部氣道。有易罹炎症之傾向。其他因嗅官失其機能。致味官亦被障害。聲音帶鼻聲。膿樣分泌物之量增加。其一部留於鼻腔黏膜上。乾燥而成灰綠色之痂皮。去之實難。或强去之。則漏出許多稀薄之分泌液。是曰鼻漏。用鼻鏡檢查。得別本病爲肥大性及瘦削性之兩種。

(甲)慢性肥大性鼻加答兒 Chronischer hypertrophischer Nasenkatarrh　患此病者。鼻黏膜呈灰色或灰褐色。因肥厚且突隆。致使鼻腔狹小。而其黏膜上擴張之血管。當呈蛇行狀。且見有許多黏液及膿液之沈着。幷灰綠色痂皮之乾固。

(乙)慢性瘦削性鼻加答兒Chronischer atrophischer Nasenkatarrh　雖繼起於肥大性鼻加答兒。然亦有全爲單獨之併發症而發。鼻黏膜呈蒼白色。且其質菲薄。因此鼻腔廣闊。試取其黏膜一片。鏡檢之。則膨脹組織消滅。上皮下黏膜層中。見有圓形細胞之集簇。氈毛上皮細胞。變而呈一部角質變化之磚狀上皮細胞。

瘦削性鼻加答兒。侵襲於鼻梁廣闊且陷沒者爲多。又有一二家族。有遺傳的素質。

慢性鼻加答兒之併發症甚多。(一)就中使患者及傍人最難受者爲臭鼻。臭鼻或有僅爲瘦削性鼻加答兒之結果。此外發生於鼻黏膜上之潰瘍。進而侵及骨質。遂至崩壞。此亦其基因也。故分臭鼻爲二種。曰單純性臭鼻及潰瘍性臭鼻。(二)陷於炎症之鼻黏膜。其組織呈贅殖。遂致成鼻茸。(三)時或有併發反射的神經病者。此於肥大性鼻加答兒爲然。今列舉之。則爲氣管枝喘息、眼病、精神疾患、神經衰弱症、流產之傾向等。其他胸廓之畸形、脊柱側彎。亦有歸入於其範圍者。(四)又可稱爲不快之併發症。則鼻黏膜之慢性炎症。延而波及於鄰接黏膜者是也。例如前額竇炎、哈衣莫爾氏竇炎、耳炎、咽頭炎等。

慢性鼻加答兒。雖非關於生命之疾患。然爲久久不愈。且甚頑固者。

三　療法　體質虛弱或居常吸收塵埃及刺戟性瓦斯之人。須注意本病之豫防法。

急性、鼻加答兒。呈發熱者。宜靜臥褥中。食加熱之茶劑。(和胸茶劑接骨木一食匙注二椀之熱湯浸出者）其他使吸入溫暖之水蒸汽。亦大足以促疾苦之輕快。

欲頓挫急性鼻加答兒。宜用哈開爾 Hager 氏或甫利氣 Fritsche 氏之鼻寒冒劑。

處方

石炭酸　五、〇

再餾酒精　一〇、〇

安母尼亞水　五、〇

右入於有玻璃栓之黑色瓶。每二時間將其一二滴。滴於三四葉重之濾紙。閉眼嗅入。（哈開爾氏鼻寒冒劑）

處方

冰醋酸　二、〇

石炭酸　二、〇

忽布滿氏拔爾撒謨油劑　八、〇

麝香丁幾　一、〇

右混和。爲嗅入料。臨用之時。置乾燥之綿片於皿。滴入本劑五十滴而嗅入之。

（甫利氣氏鼻寒冒劑）

其他薄荷腦、哥囉仿謨之嗅入。亦有效。

處方

薄荷腦　一、〇

哥囉仿謨　一〇、〇

右混和。一日數回。滴四五滴於手掌。摩擦兩手掌間。從口鼻吸入之。

又加答兒症狀已持續數日者。用蘇勺沃度兒鹽類混於硼酸。使嗅入之。

處方

蘇勺沃度兒曹達　一、〇至二、〇

硼酸　一〇、〇

右混和。爲嗅入料。

處方

蘇勺沃度兒亞鉛　一、〇

硼酸　一〇、〇

右混和。同上。

前額竇痛若甚。則當內服撒里矢爾酸、（每四時〇、五）撒里矢爾酸曹達、（每四時一、〇）弗拉攝精、（每三時〇、三）刺苦篤弗寧（每三時〇、五）等。

慢性鼻加答兒。當應用鼻腔洗滌及撒布法。用收斂劑及消毒劑。最佳良者。爲一%醋酸礬土液及一%硝蒼水。次爲一%石炭酸水。洗滌後當處以左之撒布劑。

處方

甘汞　三、〇

明礬　五、〇

右混和。爲撒布劑。

又有僅稱揚沃度知母兒之撒布者。

處方

純沃度知母兒　五、〇

右一日三回。撒布鼻腔。

肥大性鼻加答兒。以平流電氣燒灼法。破壞腫脹之組織。使結瘢痕。又欲去痂皮。可以〇、七％之微溫食鹽湯。屢洗滌鼻腔。臭鼻當於鼻內撒布沃度仿謨及內服沃度加里。

處方

沃度加里　一、五

水　一〇〇、〇

苦味丁幾　二、〇

單舍利別　一〇、〇

右混和。爲一日量。三回分服。

又在單純性臭鼻用前記之收斂劑外。再當以過滿俺酸加里液、(二千倍至五千倍)知母兒液、(二千倍)石炭酸溶液(三十倍至五十倍)等。洗滌鼻腔。

鼻茸可依外科的手術除去之。

鼻腔內之潰瘍。當以硝酸銀桿摩蝕。又當塗布十倍至十五倍之硝酸銀液。

慢性鼻加答兒。施轉地療法。甚爲有效。例如因遷移於海岸而本病得治愈是也。

氣管枝加答兒Bronchialkatarrh catarrhus bronchia-lis

丁福保

一原因　本病爲世上最多之疾患。無論老幼男女。均蒙其侵襲。而羸弱且貧血之人。尤多罹之。因其身體組織之抵抗力弱故也。

本病之發生。在氣候不定之季節爲多。就中春秋兩期最爲頻繁。

若一罹本病。則蒙其再襲者甚多。

本病分爲原發性及續發性二種。甲爲單獨之疾病。乙爲繼發於其他諸病。續發性氣管枝加答兒。一由於鄰接器官（咽頭喉頭氣管肺臟）疾病之蔓延。一併發於種種之急性傳染病。例如伴流行性感冒、疫咳、實扶的里、痲疹、腸窒扶斯等而起者甚多。

本病之原因。分爲傳染性、中毒性、外傷性（器械的）及血行性四種。

傳染性氣管枝加答兒中諸般之寒冒性。（僂痲質斯性氣管枝加答兒）其本源存於分裂菌。固不待論。然寒冒祇變組織之血行。而減殺其抵抗。分裂菌不過在於適良之發育土壤。而與傳染病併發者。恐其病原不在於分裂菌。且是等之分裂菌。明知其性狀者甚少。僅可於流行性感冒之氣管枝分泌物中。證明其有流行性感冒桿菌。

中毒性氣管枝加答兒。由刺戟性瓦斯（强酸類鹽素瓦斯）之吸引而發。其他如服用

（沃度加里臭素加里）之藥物。亦足誘起本病。

外傷性氣管枝加答兒。由器械的刺戟而起。有職業的加答兒之稱。例如發於磨工、麪包燒工、石工、紡絲工、剝皮者、鞣皮匠等者是。又喫煙人亦每由煙草之刺戟而發本病。是等之刺戟物。多有慢性之作用。故由此而起之本病。其經過頗緩慢。

屬於血行性氣管枝加答兒者。爲鬱血性加答兒。是惟於心臟疾患及慢性呼吸病時發生。又腹部疾患。靜脈血之循流於心臟。有所障礙。亦足以釀致本病。

其他往往有多數之原因相集而誘起本病者。例如演說家、謠歌者、伶人等之每罹本病是也。其原因不但爲血行的。亦有器械的者。

二解剖的變化　急性氣管枝加答兒。氣管枝之黏膜。顯潮紅且腫脹。被以黏液及膜樣分泌物。若壓迫所患氣管枝。則有分泌物流出。然慢性氣管枝加答兒。所患黏膜。變爲褐色或灰白赤色。且含有多量之分泌物。時或呈氣管枝黏膜之支材變性。其黏膜由縱橫錯綜之彈力纖維、束之隆起而區畫爲網狀。所患黏膜。起物質缺損。成氣管枝潰瘍。或生乳嘴狀小瘤。呈氣管枝息肉。又慢性氣管枝加答兒。氣管枝起擴張。氣管枝周圍呈結締織。增殖蔓延。而致間質性肺炎。

三症候及診斷　本病往往僅呈咳嗽及喀痰。別無他苦。在胸部之理學的檢查。亦有全得陰性之結果者。是惟於大氣管枝之起始部。存加答兒症時爲然。

氣管枝加答兒之局處的症候。其中有起囉音者。而此囉音由分泌物之性質。別爲溼性及乾性二種。

（一）加答兒症氣管枝黏膜起腫脹。且來黏稠分泌物之排泄時。則發乾性囉音。卽乾性氣管枝加答兒。Trockener Bronchialkatarrh 此際加答兒症在大氣管枝。呈類鼾聲。

小氣管枝若有加答兒。則起笛聲。然加答兒症狀。大抵在於氣管枝全部。故類鼾聲及笛聲每併發。此時若深吸息則笛聲踵於類鼾聲。呼息則反之。類鼾聲踵於笛聲。是等之呼吸雜音。或顯呈高調。與患者同室者亦能聽之。且按觸胸部。可證明其有特異之喘鳴。卽氣管枝振顫是也。

打診音在單純之氣管枝加答兒。常不變化。呼吸音多有肺胞性。或甚銳利。或斷續。又呼息比吸息延長。

聲音振盪及氣管枝聲。氣管枝孔狹窄或閉塞時。呈一時性減弱。

（二）加答兒症生液性或易移動之分泌物時。則起溼性囉音。卽水泡音。此爲溼性氣管枝加答兒。Feuchter Bronchialkatarrh 蓋乾性氣管枝加答兒之囉音。因氣管枝狹窄而生。而溼性氣管枝加答兒之囉音。則因呼吸氣通過分泌物中。形成水泡之破裂而發。因其水泡之多寡。區別囉音多數及少數。又因其大小。區別囉音爲大水泡性、中水泡性及小水泡性。蓋水泡之多數。示氣管枝分泌物爲液性。且有多量。囉音之大小。證氣管枝之囉音形成部位。而溼性囉音。起於其吸息時或其終末最多。發生於呼息時者蓋寡。其他因水泡之生表在性氣管枝。或深在性氣管枝。別之爲明朗(高調)及曇濁(幽微)之水泡音二種。然有響性水泡音。於單純之氣管枝加答兒不發起者。

本症始於乾性囉音。終於溼性囉音者甚多。蓋在疾病之初期。氣管枝分泌物雖爲黏稠。而於其終末則呈稀薄液性故也。

咳嗽爲本病必有之症候。患者於夜間每咳至不能睡眠。又因胸廓筋肉之緊張過大。該部覺劇痛。加答兒症之發現。若愈近於氣管分枝部。則咳嗽刺戟愈甚。蓋氣管分枝部之黏膜。對於咳嗽銳敏故也。有時因劇咳而嘔吐。兼有血痰。又每致招頸部及前額靜脈之怒張。患者因頭部之靜脈鬱血。起眩暈、頭重、頭痛。或於劇咳時。起不覺之小便。是於高年之婦女爲多。然頑固之咳嗽。每有誘起歇兒尼亞或直腸脫出。

喀痰由氣管枝加答兒之性狀及其持續之如何而分爲數種。在慢性氣管枝加答兒、可由喀痰之性質別爲許多之種類。

急性氣管枝加答兒之喀痰。在疾病初期。其量甚尠。且爲黏稠。呈透明玻璃樣及黏液狀。謂之生痰。檢之於顯微鏡下。則如黏液球。或如散在之膿球。疾病之終末。則其量增加而爲液性。混透明黏液性物質。爲類綠色不透明之膿塊。謂之熟痰。

加答兒症狀之廣汎者。呼吸顯促迫而且困難。肋間於吸息時陷沒。副呼吸筋則收縮。在慢性症。是等諸筋。則呈努力的肥大。例如胸鎖乳嘴筋之肥大而甚現出於皮下。有因呼吸愈困難。皮膚及黏膜之紫藍色愈著明。又起靜脈鬱血症狀者。於是頸靜脈每腫大而現手指大之索條。吸息時收縮。呼息時則充盈。其他口唇腫脹呈藍色。眼球因眼球後靜脈之鬱血。突出於前方。聲音斷續。又每嘶嗄。是由於喉頭部之鬱血。

凡氣管枝加答兒。從其經過之長短。別之爲急性及慢性氣管枝加答兒。

(一)急性氣管枝加答兒之起也。雖多熱候。然其度不高。咳嗽頻發。呼吸促迫。出如上文記述之喀痰。又大氣管枝發加答兒症狀時。咳嗽之外。每有於胸骨下感創傷者。細小之氣管枝起加答兒症狀時。稱小氣管枝加答兒。

老幼者患小氣管枝加答兒。宜注意。因此併發氣管枝肺炎。易促窒息。本病之特徵。聽診上證明小水泡性囉音。打診上徵陰性。此病取不幸之轉歸時。則炭酸多集積血液中。由此蒼身症其度必漸增劇。呼吸愈頻數且困難。神識矇朧。多致全身搐搦而死。

急性氣管枝加答兒。持續四五日至四五週間。

(二)慢性氣管枝加答兒。多終身不愈。間有本雖輕快。而由寒冒、天候之不順而增惡者。

慢性氣管枝加答兒。因喀痰多少及性狀而區別爲左之數種。

(甲)乾性氣管枝加答兒 Trockener Bronchialkatarrh 此症咳嗽頻發。患者用力喀之。亦僅能喀出極少量之透明玻璃樣之黏稠痰。

(乙)單純性氣管枝漏。Bronchorrhoea simplex 此症所出多量黏液膿樣之喀痰。混灰白綠色不透明之膿塊。卽球狀痰是也。

(丙)漿液性氣管枝漏。Bronchorrhoea serosa 喀痰極稀薄。如稀釋之護謨溶液。

(丁)氣管枝漏膿。Bronchohlennorrhoea 其喀痰呈膿性。容易流動。

(戊)腐敗性氣管枝加答兒。Bronchitis foetila od putrila 喀痰腐敗放惡臭。此症由慢性氣管枝加答兒來氣管枝擴張。氣管枝分泌物瀦留於其擴張部而發。然亦有未必由於氣管枝擴張者。其咯痰恰等於肺壞疽。所異者。僅缺肺臟頹片。又放甚腐肉樣之竄透臭。患者之呼吸氣。不但如所謂口臭者。即離患者。亦尚感甚不快之臭氣。故其居室汚毒。無論傍人。患者亦不能耐。促起惡心。遂至損害食思。其咯痰之量甚多。一日有及五百立方仙迷或其以上。而其咳嗽常顯然咯出多量之痰。即所謂滿口性咯出是也。咯痰久時。放置則分三層。最上層含泡沫而呈灰白色之膿塊。第二層爲灰白綠色之漿液。最下層爲沈澱部。此沈澱部有類黃色或類褐色之一種塞子。即資德氏塞子。一名菌性氣管枝塞子。試壓之。其硬度如糜粥。且放惡臭。以顯微鏡檢之。含無數分裂菌、脂肪球、脂酸鹹晶及血色素。加沃度丁幾於分裂菌。則其菌體呈紫色或汚穢藍色。菌體周緣現黃色。名此菌爲肺臟雷蒲篤里克斯Leptothrix pulmonalis

此腐敗性咯痰。放置水中。暫時雖失其惡臭。然攪拌之則再來臭氣。

慢性氣管枝加答兒使患者頗感困苦。因其妨礙職業。毀害人世之娛樂。且在高年者每有釀生命之危險。故名黏液癆。又因併發症。其病性往往成重篤。

慢性氣管枝加答兒。往往有誘起肺胞性肺氣腫。此際不獨呼吸困難之增劇。兼之右心室起擴張及肥大。蓋因肺臟毛細管之一部分堙滅。氣管脈管之血行來障害故也。而右心室之力萎靡。則於小循環之範圍。呈鬱血症狀。在初期雖得用興奮劑。使恢復一時。然其症狀愈進。藥物遂不能奏效。因此患者斃於甚鬱血症狀之下。

腐敗性氣管炎。有起敗血症狀之虞。其他有腐敗性頹廢物時。或侵入於肺臟組織。則能釀成壞疽。

四豫後　急性氣管枝加答兒。雖每有治愈於數日。然細小之氣管枝發炎症。狹窄或閉塞時。頗危險。慢性氣管枝加答兒。爲使患者最煩苦之病。須除其原因。始能使消散。

五療法　豫防的法規。朝夕用冷水摩擦。增强皮膚之抵抗力。避諸般職業的害因。鬱血性加答兒。得行原因的療法。脂肪過多。恐罹鬱血性加答兒。當設法減殺其脂肪。

處方

鹽酸莫兒比涅　〇、一

杏仁水　一〇、〇

右混和。爲滴劑。咳嗽時服十五滴。

處方

歇魯茵　〇、〇〇三

乳糖　〇、五

右爲一包。與以十包。咳嗽時服一包。

處方

吐根末

阿片末　各〇、〇〇三

乳糖　〇、五

右混和。爲一包。共製十包。一日三回。每回一包。

祛痰劑屢被應用者。惟氣管枝之分泌物。顯成黏稠。卽聽診上證明類鼾聲、笛聲等時。當用能溶解喀痰之祛痰劑。（格魯兒安母紐謨鹽酸亞剝莫兒比涅沃度加僧謨等）

處方

格魯兒安母紐謨

甘草羔　各五、〇

蒸餾水　二〇〇、〇

右混和。一日三回。每回服二茶匙至三茶匙。

滲性氣管枝加答兒。欲去其分泌物。用吐根、攝涅瓦根、安母尼亞茴香精、安息香酸等。

處方

攝涅瓦浸（三〇）　一〇〇、〇

杏仁水　四、〇

安母尼亞茴香精　二、〇

單舍利別　六、〇

右混和。爲一日量。一日三回分服。

處方

安息香酸　〇、二

羯布羅　〇、〇五

乳糖　〇、五

右混和。爲一包。共製十包。一日數回。每回一包。

拔爾撒謨劑。於慢性氣管枝加答兒多效。卽如的列並底油、米爾篤兒、結麗阿曹篤是。也。

處方

的列並底油

右爲滴劑。一日三回。每回五滴至十滴。與牛乳混和服用。

處方

米爾篤兒　〇、二五

右入膠囊。共與以二十個。一日數回。每回一個。

處方

結麗阿曹篤　〇、〇五

右入膠囊。一日三回。每回一個。

拔爾撒謨劑。主用於腐敗性氣管枝加答兒者也。

胸部施怕里斯尼芝氏罨法。又薄荷水或赤葡萄酒（稀釋爲二倍）之溫罨法亦頗有效。

藥物之吸入。其效不顯著。何則。不能達氣道之深部也。

慢性氣管枝加答兒。患者有時因吸入濃厚或稀薄之空氣而輕快者。欲行之。當用伽伊默羅氏水車通氣器。或華爾頓氏氣槽。

本病確實之療法。在轉地療養。患者當轉住於氣候溫和、朝夕少寒暖變化之地方。

氣管枝加答兒之分泌物多時。吐劑實爲必要。其奏效最正確者爲亞剝莫兒比涅。

處方

鹽酸亞剝莫兒比涅　〇、二

蒸餾水　一〇、〇

右混和。爲注射料。每回注射四分至三分一筒。

然因血液中有多量之炭酸瓦斯。使嘔吐則來中樞之痲痺。吐劑不呈其作用時。宜入患者於溫浴中。從高處導入冷水。灌漑其胸部或項部。可促進深呼吸。

答大動脈瓣口在胸骨中線及左肋軟骨之間須於右第二肋間腔與肋骨之相接處聽之。

問雜音分幾種。

答雜音大別爲兩種。曰收縮時雜音。曰擴張時雜音。

問何謂收縮時雜音。

答自第一音初期至第二音初期所發之音曰收縮時雜音

問何謂擴張時雜音。

答自第二音至次回第一音初期所發之音曰擴張時雜音

問雜音之發生期。

答雜音或與正音共發或代正音而發或惟發於一縮張之間或尙及於次回之縮張且有發於正音後者

問雜音與血流之方向有關係否。

答雜音最能傳搬於血流之方向故大動脈孔狹窄之雜音者自第二肋軟骨傳至頸動脈也

問何症係僧帽瓣及三尖瓣之收縮時雜音。

答僧帽瓣及三尖瓣之收縮時雜音瓣膜閉鎖不全之證也。

問何症係僧帽瓣及三尖瓣之擴張時雜音。

答僧帽瓣及三尖瓣之擴張時雜音瓣膜狹窄之證也。

問何症係大動脈孔肺動脈孔之收縮時雜音。

答大動脈孔肺動脈孔之收縮時雜音脈孔狹窄之證也。

問何症係大動脈孔肺動脈孔之擴張時雜音。

答大動脈孔肺動脈孔之擴張時雜音脈孔閉鎖不全之證也。

問何謂疾驅調節音。

答心臟音有如在遠地聞疾驅之馬蹄聲者曰疾驅調節音。

問何症係疾驅調節音。

答氣腫腎臟萎縮心臟膜有異常時俱有所謂疾驅調節音。

第五章　檢溫法

問何謂檢溫法。

答以檢溫器測人體溫度之高低而斷定其有無疾病者謂之檢溫法。
問體溫發生之原因有幾。
答體溫發生之原因有二（一）由物理學的作用而發生者（二）由化學的作用而發生者。
問何謂物理學的作用。
答心臟動作時之生活力由於血流之抵抗其一部變化而爲溫熱卽所謂物理學的作用是也。
問何謂化學的作用。
答人體因潛熱之食物入於體內經酸化而起反應乃變潛熱爲顯熱卽所謂化學的作用是也。
問體溫放散之原因有幾。
答體溫放散之原因有三（一）隨於外氣之溫度而異者（二）由於水分蒸散者（三）原於呼吸之度數及深淺者。
問常人之溫度幾何。

答常人之溫度恆在攝氏三十六度半與三十七度半之間

問常人於一日間溫度之變遷如何。

答一日內溫度之昇降微有不同於半夜時爲最低約三十六度半於午後時爲最高約三十七度半此大較也

問年齡老幼與體溫昇降有關係否。

答人之體溫亦由年齡而異生後十日間在三十七度七五春機發動期以前在三十七度四三十五歲至二十歲在三十七度一九二十一歲至七十歲在三十六度八五至八十歲則在三十七度二八是小兒及老人之溫度較壯年稍高也

問何謂生理的常上體溫。

答攝取食物及筋肉動作之後其體溫較常度稍昇騰是謂之生理的常上體溫

問何謂生理的常下體溫。

答因外氣之驟變往往溫度降至三十六度許不久又復其常度是謂之生理的常下體溫

問何謂病理的常上體溫。

答因病原而妨礙體溫調節之作用致體溫亢進於血行器神經系呼吸器消化器分泌機排泄機等兼發障害者是謂之病理的常上體溫。

問何謂病理的常下體溫。

答由於諸般之病原致體溫下降至三十六度與三十三度之間是謂之病理的常下體溫。

問何故能保持體溫之平均。

答身體內有調節發溫與散溫之機能故體溫常保一定之度而無過與不及之弊其調節體溫之機能謂之溫政。

問身體內何種系統主宰體溫調節之作用。

答體溫調節乃以神經系之媒介而行或謂中樞神經系中有主宰溫熱調節之機關惟此中樞及官能則尚無定說也。

問體溫發生。其調節機能若何。

答吾人久立嚴寒風雪中體溫必外散果吸入之酸素增加即生多量之熱若猶不足補其外散之量則遽發不隨意筋之運動以促體溫之發生。

問體溫放散。其調節機能若何。

答以言乎皮膚人在溫暖空氣內則皮膚之血管擴張而分泌汗液於體外以言乎心臟心機亢進脈搏速動時則發溫速而散溫亦速以言乎呼吸溫度亢進呼吸自速而體溫遂從呼氣中之水分齊放散於體外矣

問體溫調節機能亦有不能保持其平衡者否。

答身體因四圍溫度過低而起體溫調節之障害其體溫遂降於十九度以下或昇於四十二度以上以至於死此亦調節機能之不能保持其平衡者

問病人發熱之原理。

答病人發熱之原理。(一)因減少體溫之放散而發熱者。(二)因增加體溫之發生而發熱者。(三)由於病毒者。

問何故能減少體溫之放散。

答脈管收縮神經亢奮時或皮膚之廣部受強刺戟時均能使皮膚及血管收縮而減少體溫之放散

問何故能增加體溫之發生。

答筋肉之動作精神之勞役食物之消化均爲增加體溫發生之主因

問體溫調節與衣服食物有關係否

答衣服與食物足以補體溫之調節故吾人於冬時宜取脂肪性之食物着毛布棉衣於夏時宜取淡泊之飲食用痲類易於散熱之衣服此講求衞生者所不可不留意也

問熱之經過約分幾期

答熱之經過約分五期曰增進期曰極進期曰減退期曰恢復期曰死前期

問增進期之熱若何

答增進期卽發熱期此期長短不一短者發惡寒及體溫昇騰之症候長者概不惡寒僅體溫徐昇耳

問極進期之熱若何

答極進期發熱達於極點爲最害身心之時故熱病之輕重一以此期之熱度之時日爲斷

問減退期之熱若何

答減退期即脫熱期其減退迅速者曰分利性減退其徐徐減退者曰散渙性減退。

問恢復期之熱若何。

答恢復期以體溫復於常度爲主惟此期內稍覺勞心勞力體溫即因之增加蓋體溫調節機尚未十分復元之證也。

問死前期之虛脫熱若何。

答患者在極進期或減退期內體溫忽低降乃極險惡之虛脫熱終以心力衰弱而死。

問何謂熱型。

答凡熱度於午後昇午前降者謂之熱型。

問熱型分幾種。

答醫師分臨牀上之熱型爲三種。曰稽留熱曰弛張熱曰間歇熱

問何謂稽留熱。

答一日中之溫度朝夕昇降之差甚微不得過一度以上曰稽留熱

問何謂弛張熱。

答一日中之溫度朝夕昇降之差甚大約在一度以上曰弛張熱。

問何謂間歇熱。

答常溫（免熱時）與高溫（熱發作時）以定期相交換者曰間歇熱。

問何種病屬於稽留熱。

答稽留熱於腸窒扶斯發疹窒扶斯猩紅熱痘瘡痲疹等見之。

問何種病屬於弛張熱。

答弛張熱於流行性感冒肺結核慢性化膿及各種之慢性病見之。

問何種病屬於間歇熱。

答間歇熱於痲拉利亞症見之。

問測溫度用何器。

答體溫之有無變化必藉檢溫器測之檢溫器者即寒暖計是也。

問檢溫器分幾種。

答檢溫器概分爲二種曰無留點檢溫器曰有留點檢溫器。

問無留點檢溫器如何。

答無留點檢溫器須密接身體以檢視其示度一與身體相離則水銀柱之水銀立即

下降。

問有留點檢溫器如何。

答有留點檢溫器雖離開身體。其水銀柱之水銀恆留止於示度而不下降。故任擕何所仍可檢視其示度。此於視力缺乏及患傳染病者用之最宜。

問檢溫器之效能。

答恃自己之感覺以測身體之溫度。往往誤無病為有病。或誤重症為輕症。為害匪淺。欲杜斯弊。非檢溫器不為功。

問各國醫師所用之檢溫器相同否。

答近今醫師所用之檢溫器各各不同。於德國則用攝氏檢溫器。於英美多用華氏檢溫器。於法國現尚有用列氏檢溫器者。

問何謂攝氏檢溫器。

答冰點為零度。沸騰點為百度。稱攝氏檢溫器。

問何謂華氏檢溫器。

答冰點為三十二度。沸騰點為二百十二度。稱華氏檢溫器。

問何謂列氏檢溫器。

答冰點爲零度沸騰點爲八十度稱列氏檢溫器

問檢溫之部位。

答檢溫之部位有三。(一)腋窩檢溫。(二)舌下檢溫。(三)直腸內或膣內檢溫。

問腋窩檢溫之方法。

答在腋窩檢溫時當朝食後一時許檢溫七次而求其平均溫度惟須注意腋窩下之乾溼如發汗則皮膚溫度即下降

問舌下檢溫之方法。

答在舌下檢溫時患者當緊閉口腔而營鼻呼吸檢溫器插於舌下其檢定溫度殆與腋窩同

問直腸內或膣內檢溫之方法。

答在直腸內或膣內檢溫時檢溫器宜先塗以脂肪或油然後送入於其內但直腸內或膣內之溫度較高於腋窩約〇、二度乃至〇、五度不可不知也

問檢溫之時間及次數。

答測體溫者於朝宜在八時九時間於夕宜在五時七時間每日可檢測兩次

第六章　檢脈法

問何謂檢脈法。

答以醫師之手指按於病人手腕關節之部而斷定其虛實寒熱表裏者謂之檢脈法

問檢脈何以須在手腕關節之部。

答手腕脈管離皮最近以指撫之即感其動故在此部切脈甚覺便利其實搏動之處均可檢脈也

問脈診之功用。

答檢脈搏之種種情形卽可驗週身之疾病惟謂某部之脈獨决某經之病則未之敢信也

問單用脈診可以治病否。

答心臟瓣膜有病可以單診脈以治之若診他種疾病醫師必先用望問諸法繼再切脈以輔其不逮而後方可得精確之診斷

問何謂系脈。

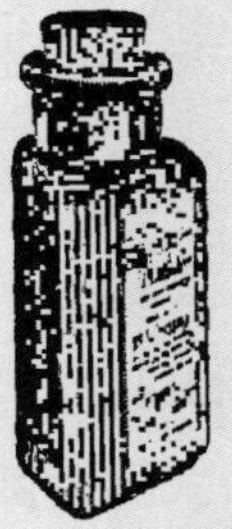

著名良藥

TRADE MARK 'KEPLER' 商標

COD LIVER OIL WITH MALT EXTRACT

商 解百勒 標

麥精魚肝油

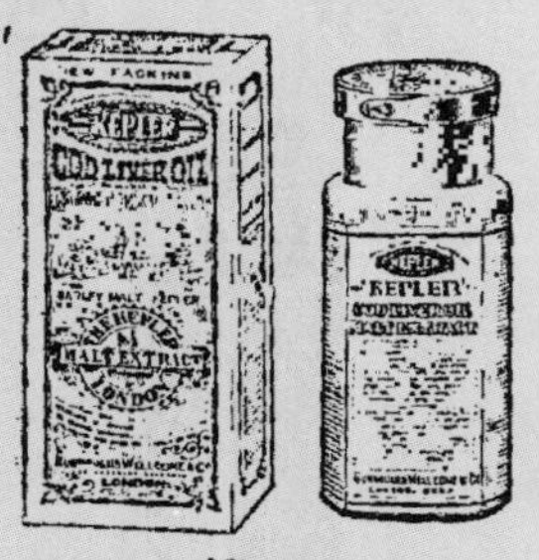

此圖由眞式縮小

解百勒麥精魚肝油含。有兩種最可貴食物要素即。純鰵魚肝油與解百勒麥精是也。○鰵魚肝油。醫學界久已承認爲消耗諸症與疾病匱乏育質者之最妙食品。惟其氣味每爲病者厭惡。又胃消化力不强者。亦常不能受容。因此不能得其實益。是爲憾事。自有解百勒麥精魚肝油以來。此種缺憾。悉行解除矣。因鰵魚肝油一化入麥精中。其滋味便成佳美。不第食性乖僻者。易於進服。即虛不受補者。亦可得其化育之功。○解百勒麥精涵有茁壯大麥之濃厚育素。亦有消化作用之糟粕。以增鰵魚肝油之效力。且使別種食物。亦易消化。○解百勒麥精魚肝油。旣有此兩種寶貴食物。則其自爲各症匱乏育質之妙品。癆瘵瘰癧虧弱人服之。其恢復元氣之效力。堪稱無雙。病者藉此强壯之力。得以止遏病勢。更因此得以健痊。其於肺體炎症。以及各種熱病。難進飲食者。惟此可容納而消化之○久病未痊重症新愈。此爲至寶至美之食品。○稟賦柔弱。小兒單薄。按法投服。獲益匪淺。力量增加。○乳母日常服之。身體强健。乳汁濃厚。○解百勒三字。爲此品之商標。如果所服者爲眞解百勒品。其獲益也。必如願以償。 此品有大小瓶兩種。

上海 英京 寶威大藥行

中華民國四年十一月出版

中西醫學報

第六年第四期

本期之目錄

本報全年十二冊本埠洋八角四分中國境內洋九角六分日本臺灣洋一元零八分香港南洋各島洋一元三角二分零售每冊洋一角上海英大馬路泥城橋西首龍飛馬車行西間壁三十九號丁福保醫寓發行

韋廉士紅色清導丸上海治痔瘡愈

諺云十男九痔人人皆知也則十分之九人數閱此紅色清導丸之能治痔瘡皆欲先覩爲快矣上海中華書局呂紹欽君來書云僕患痔疾歷有年矣起居爲累衫褲常汚深悪痛絕無可剷除今春友人介紹服韋廉士紅色清導丸一服而疼痛減再服而脫肛愈迄今數月並未復發願刋報端以爲患痔者鑑

飲食倍進體軀强壯

大抵胃口失調夜難安眠其故在大便閉結也只須於臨睡之時取服韋廉士紅色清導丸二粒卽能消弭以上各疾因次晨大便暢達胃口有味精神清健夜睡安甯矣

廣東打銅街彩彰顏料店內梁啟廉君來書云韋廉士紅色清導丸余服用之後臟腑舒暢舉動靈便精神胃口頓增因大便有序也現下體質强壯晨起大有興趣矣如尊處無從購買紅色清導丸請卽郵寄郵票大洋六角至上海四川路九十六號韋廉士醫生藥局原班郵寄一瓶

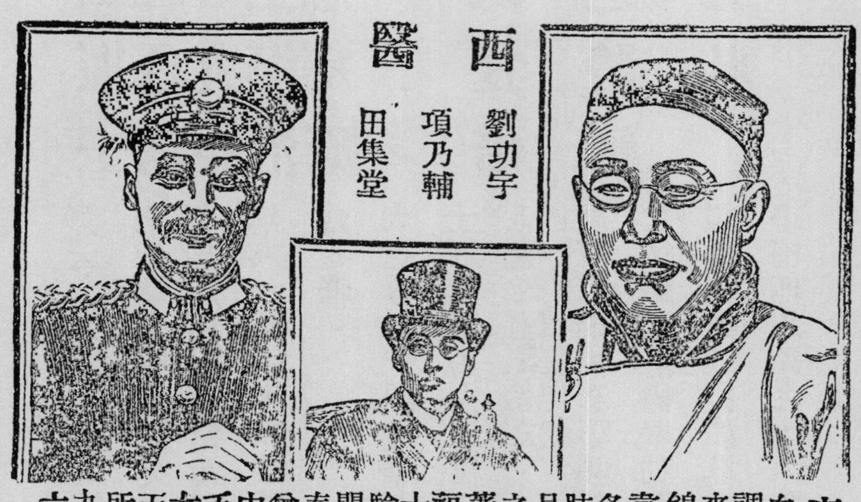

高明西醫如何講求衛生

血氣強壯則百病莫侵血氣衰薄則諸疾叢生故治病首貴調氣補血此一定不易之理也請觀著名軍醫生田集堂君之來函按田君前充四川陸軍總醫官現下告退在滿洲盛京錦縣創設集堂醫院名噪一時也其來書云

韋廉士大醫生紅色補丸能使無力之血變爲強健故療治各症易如反掌余曾處方此丸醫治血薄氣衰諸虛百損四肢無力胃不消化夜不安睡心經跳躍以及婦女各症即如月信不調等症莫不得心應手奏效如神且並無上癮損害尤之弊凡戒煙乏力用韋廉士大醫生紅色補丸調補元神著靈效已屢試屢驗矣

福建陸軍醫院院長西醫劉功宇君來函云鄙人曾以韋廉士大醫生紅色補丸療治胃病吐酸腎虧等症服之無不靈驗非常余親自服用此丸曾獲身強力健氣血康壯胃口頓開誠世界獨一無二之良藥也

奉天東三省陸軍測量學校醫官項乃輔字洗塵來書云余曾以韋廉士大醫生紅色補丸處方療治就診於余者舉凡由血薄氣衰所起之各症即如腦筋衰殘戒煙之後身體虧乏胃弱不化精神不濟夜睡不寗等症或小兒血不強壯婦女經水愆期等患投以此丸莫不立起沉疴也

天下馳名之韋廉士大醫生紅色補丸爲各處名醫所稱頌所信賴者也凡經售西藥者均有出售或直向上海四川路九十六號韋廉士醫生藥局函購每一瓶英洋一元五角每六瓶英洋八元郵力在內

屋佛沐丁爲最新最效之滋養品

按屋佛沐丁 OVOMALTINE 係瑞士國新出之一種滋養品。用麥精、牛乳、鷄蛋三種物所製成。有養身補腦之要素。服之能增加永久的精力。增益身體健爽之神彩。如積勞孱弱之人。服之尤易獲益。非他種滋養品可比。鄙人用此品已歷試多人。均能得美滿之效果。敢以一言介紹。凡海內諸君欲購買此屋佛沐丁之滋養品者。可直向上海英界靜安寺路派克路口三十九號敝醫寓內購買可也　丁福保附識

原　素　屋佛沐丁係用麥精、牛乳、鷄蛋等物之滋養素併合而成。具有可咕香味。形色爲純潔易化之粒體。與一般麥精食物不同。因其絕無小粉縷絲與糠末等質也。據衛生學理考察食物。凡增益體力補養精神之飲食品。必須含有三質。(腥精脂油炭輕酸)凡食物之祇具其一或含其二者。要不能稱爲滿足養身之品。屋佛沐丁包含充分之養身原素。皆在宜於消化滋養之地位。且蛋黃內含有一養身燐質(立雪芹)即爲養腦補神所不能缺。增加紅血球所不可無之原素也。惜此原素之滋養力。往往爲普通燒煮之法所毀滅。又麥精與牛乳之滋養力。亦爲沸滾熱力所減少。故製造屋佛沐丁者。用特別秘法。不使高度熱力。消滅各料養身原素之滋養力也。

服用方法　加一或二茶匙屋佛沐丁於一盃熱牛乳或開水中而調和之。即能立時融化。不留精液。切勿先加屋佛沐丁於盃而後加熱牛乳或開水。因如此豫備。恐融化不如前法之易。食時可隨意加糖少許。惟斷不可煨煮。蓋沸滾熱力必減少其滋養力也。

滋　味　屋佛沐丁具有一極甘美之可咕與麥精的香味。與一般飲品不同。且其滋味能使恆久食之而不

生厭惡心。若較上列分量。多加屋佛沐丁。則其味更近於麥精。若減輕則呵咕之味較強。故可按個人所好。而配求一適口的飲食品也。

補藥品 屋佛沐丁具有極大的補益效力。蓋其極易消化。而卽能化爲養身補腦之原素。世有以各種酒精支撐衰弱之體力者。不久卽退。若久飲之則反受其害。不如屋佛沐丁之能增加永久的精力。增益身體健爽之神彩。而於積勞孱弱者服之尤易得美滿之效力。

養身品 準以測量食物養身力之表計算。凡一盃屋佛沐丁。除去牛乳或糖料。幾及五倍呵咕的養身力。且較爲適口而易化。又二茶匙的屋佛沐丁與一茶盃牛乳之養身力。足及二大湯匙的麥精或魚肝油入酒盃的肉或麥精酒或三十盃的牛肉汁。

調養品 凡乳母或覺飲食無味者。皆當服用屋佛沐丁。因其容易消化。而復具極大之滋養力。

孩童飲品 凡孩童生長神速。而胃力不足。且不可飲茶或咖啡者。屋佛沐丁可爲一種完美的飲料。蓋其滋味甘美適口。孩童莫不喜飲之。

勞力者 凡於多用腦力與經營大商業者。活潑之腦力。與辦事的耐苦力。皆爲不可缺之物。而此二物俱本乎體健而完美之飲食。又爲該二物之本源。屋佛沐丁爲養身強體、防禦疾病、增益體力、鞏固神經之聖品。若以之作每日早餐。或隨時進食之飲料。其功效之偉大。決非他種滋養品所可同日語也。

睡前晚餐 人多患夜不成寐之病。不知此病乃因腦部受胃中餘料消化汁之感觸。以致不能熟眠。如在未之睡前。飲屋佛沐丁少許。則此感觸可立止而得安眠熟睡矣。

精神作用與疾病

丁福保

身體與精神互有密切之關係此於生理上及心理上極爲明確之事實至精神作用波及於身體之影響則尤爲顯著者也蓋吾人之身體器關所至皆爲神經所分布而神經實分司運動知覺反射分泌營養及血管壁縮張等之各機能故神經中樞之腦髓其作用直接或間接達於身體之諸器關而於其生理的機能有種種之影響此亦自然之理也而精神作用中影響於身體最著者厥惟感情故感情愉快之人脈敏而強呼吸自如眉目軒爽心有恐怖者則心悸脈沈呼吸促迫膚色蒼白唾液之分泌不足口腔乾燥肌膚厥冷心懷憤怒者則顏面潮紅肩聳目張脈搏疾速氣息喘呼而不寧沈於悲哀者則身體無力呼吸緩慢心動衰弱皮膚枯冷淚液之分泌增加其他如心有羞恥則面色發赤心有喜悅則容貌快樂此等種種之感情使身體發現種種之態度固夫人知之者也而感情及於身體之感應機轉昔蘭氏 Lange 曾詳加研究而有情緒運動 Die gemütsbewegungen 之著依其所述謂心中憂慮能使收縮血管之神經亢奮而令全身動脈壁收縮故皮膚蒼白厥冷肺臟內瓦斯交換之作用減退而呼吸促迫腦之血行減少而精神之作用遲鈍憂慮如持續永久則各器關血液之輸

入量不能充分遂至障礙全身之營養使陷於萎縮而形容遂枯槁憔悴矣若夫喜悅之感則能催進隨意筋之運動機能使全身動脈管擴張故血液之輸入於各器關至爲旺盛其機能亦因之而活潑感情愉快之人其容貌快爽而靈活卽以此也又人於驚愕之時則起隨意筋之痙攣痲痺及血管收縮筋之攣縮其異於憂慮之狀態者卽驚愕時全身之隨意筋無不收縮而憂慮之際不過血管平滑筋發起攣縮耳人受驚恐則身體戰慄皮膚搐搦體力萎靡聲容不揚顏色青紫脈搏沈降呼吸壓迫者卽以全身隨意筋同時收縮故也憤怒之際隨意筋之運動機能亢進全身之脈管擴張與喜悅時相同惟其度遠視喜悅爲强加以共整運動 Kaordination 稍稍失調運動多凌亂無序憤怒之人顏面緋赤而態度不整者蓋以此也以上所述依日常之實驗卽可知之茲更進而論感情與疾病之關係以資參考焉

生來神經質常恐罹於疾病之人往往有卽發其所恐之病症者例如虎列拉流行之際恐怖過甚之人往往罹之是也蓋恐怖能減身體器關之抵抗力適與以易罹疾病之素因耳又因心痛驚愕而發疾病之實例至爲顯著昔普法戰爭攻斯脫拉斯堡城時彈丸雨下居民驚恐致病者不知凡幾後三年哥字氏宣示其當時患者之統計其

明證也又驚恐致病而忽然痊愈之例證亦頗不少依黑洛特脫氏之談昔利底恩王克列字思氏之子聾而瘖者也一日見波斯人欲殺其父大驚忽大呼曰勿殺我父自是遂能言語如常人又駁撒尼阿斯氏亦謂有壯年男子本瘖不能言一日突見猛獅驚甚而瘖疾遂頓然若失云以上二則皆古昔逸事而近時報告此等事實者亦數數見之枚丟尼哥夫氏之著書中載一婦人有瘖疾已數年一日家中失火突然大呼曰火火而數年之瘖疾忽焉消失矣又荷蘭大醫僕愛爾哈威氏嘗利用恐怖心以療治癲癇愛姆黑爾賚氏嘗利用惡死之心以救瀕死之病人又依畢內氏之實驗法國大革命時國民一般之感情大爲激動以是而多年呻吟於病褥之患者忽復健康體質素羸弱者亦俄然勇健云

唐人詩曰白髮三千丈緣愁如個長此雖吟詠家之空言然因愁慮恐怖等而頭髮驟白實爲確有之事意國生理學家芒泰齊氏曾記述一猛獸使冒死與猛獅格鬭一夜中頭髮盡白又千八百七十九年刊行之Arch geneiales de medecineP, 746紙上報告法國某都會一民屋突然傾壞內一處女幸得不死至翌日而頭髮睫毛皆白云沈於憂鬱者易犯肺結核症易發憤怒者多罹消化器病批爾希西爾虛弗特氏之病理書亦言之。又拉馬特丐氏之著書。謂英國患肺病者。多爲事業失敗愁悶憂鬱所致云。又凡勞於思慮之人。罹糖尿病時。無論如何療治。尿中糖分之排泄。終不停止。且反有增加之勢。故如營投機事業者。一旦罹於此病。決不易就痊也。

恐怖憂慮等足以障礙全身之營養活動。而使之早衰。徵諸前蘭氏之研究。亦已甚明。然名醫夫弗蘭特氏之長命法。則又謂恐怖於生命毫無關係云。其他因憤怒而忽發黃疸。因驚愕而月經停閉。其實例亦頗不尠。

想像力足以致疾。或反能療病。足以證明之實驗甚多。昔薄義爾哈弗氏之門人某聽其師之臨牀講義。又研究某病症狀之際。同時卽感受其病。此爲極著明之事實。又依索倍隆哈伊姆氏之說。謂英國某醫。對於舌久麻痺之一患者。欲試驗其新發明之器械。先檢其舌之溫度。以懷中檢溫器押入舌下。其舌忽能自由運轉。積歲不治之麻痺霍然若失。蓋彼患者誤以檢溫器爲新發明之器械。深信此器械之有效。而其病卽應其想像力之作用而消失矣。丟薄阿氏所著病因之妄想 Die Einbild ung Krankheitsursahe 中。謂某婦有叔母患甲狀腺腫。後入醫院療治。某婦在傍觀醫者施行手術。其頸部忽亦有壓迫之感。又一男子。觀其弟之手術於麻醉之中。以劇力伸張強直之關節關節忽發一種類似爆聲之音此男子聞之實覺其關節亦發劇痛至年許尚苦之又小說家夫洛倍爾特氏草馬達姆薄伐利Madame Bavary小說描寫一女勇士服砒自殺之情狀忽嘔吐大作發急劇之胃腸障礙宛如砒石中毒者云

又想像力對於身體之影響不特起官能的障礙且時有發器質的變化者此種變化中吾人實驗較多者卽所謂想像姙娠是也此現象爲因妄想而起之身體變化例如一婦人時以無子爲憂而禱於神佛某夜夢神親授以子自是遂月經停止腹部漸膨乳房亦應期而膨大乃臨蓐之期已過而仍無出產之徵兆及延醫診斷始知實非姙娠而爲妄想所致如是而腹部遂亦漸行縮小矣如此奇異之現象彼施催眠術者亦可實驗之昔利愛薄氏豫謂施催眠術者使以冷手爐置其手上與以火傷之暗示而被術者亦作觸於熱爐之想像其手果如眞被火傷者然又克拉夫脫愛賓揜氏嘗以一物（例如銀幣銀袋火柴匣等）置於被催眠者之膚上與以火傷之暗示如是其膚果起火傷之變化又霍來爾氏者嘗以絆瘡膏貼於被術者之身與以貼發泡膏之暗示其處果生水泡周圍之皮膚充血腫脹與眞貼發泡膏者無異

其最奇異者卽於歇私的里性之婦人往往身體局所生有腫瘍狀之變化是也萊溫

福氏嘗見一婦人乳房偶被挫傷其處卽發大如雞卵之腫瘍樣物請有名之外科醫士診之此醫診斷爲乳房肉腫謂須行外科手術割除之然患者之狀態健康如常不允其施行手術遂姑置之乃不久而外科大家診斷之乳房肉腫竟突然消滅焉

因想像而疾病更因想像而痊復其實例亦頗不尠北夢瑣言謂古書載一婦人誤食小蟲遂積疑致病某名醫知其病由疑而生乃以藥使之吐瀉更命看護婦僞言吐瀉物中有一小蝦蟇飛出病者聞之心乃大安而病亦頓痊又謂某紳士夜飲濁水翌朝見水中有小赤蟲甚多腹忽劇痛名醫某以丸劑進謂服此必有小赤蟲瀉出後果如其言而病良已實則醫者豫以赤色細線調入藥中也某西籍亦載有與此略同之故事謂某患者久臥病褥自思服某丸劑必有奇效謀諸醫士醫士以非對症之藥拒之而患者固請醫士忽思得一策以麪包製丸染爲黃色與之翌日忽奏神效醫者爲之驚詫不置昔某醫以蒸餾水之皮下注射使病者頑固之疼痛忽焉消失此事亦爲吾等所稔聞者此亦想像力治愈疾病之一實例也

想像力之影響於身體者如此故大醫夫弗蘭特氏嘗謂快樂之想像實長壽之一要件大哲學家康德氏謂吾人生活之保護神實惟希望然希望卽想像之產物故謂人

生之保護者即想像力亦無不可也然則想像之健全與否於人生有極大之影響固吾人所當時時注意者利希丁伯爾希氏嘗贊賞想像之效力謂其所以能長壽者全爲想像力所致蓋亦其實也

茲更就意志之力與疾病之關係而略爲論述之德意志大文豪磕培氏嘗與傳染病患者相接其勢將亦罹於難乃竟得以毅然之意志力而防遏之於是磕培氏始悟精神之力有克勝外感之用而內界之恐怖實爲外感侵入之媒介云依愛姆黑爾賚氏之談著名神學家莫利志氏罹於癆症之際自爾氏以此病必能恢復慰藉之然莫利志氏自危特甚重以憂慮而病乃益篤勢將不起自爾氏不得已爲之延僧引導（引導出佛經我國南方於病者瀕危時延僧誦起身佛即此意）至此而莫利志氏自謂必死忽豁然大悟苦悶煩腦一切屏除由是而脈搏漸正熱亦下降三週後遂完全大愈又日本醫學得業士藤某久病肺結核憂懼殊甚各名醫之門無不有其足跡然結核益重皆斷以必死藤某遂置死於度外逍遙自得一切藥餌悉屏勿納乃於不知不識之間病勢日退後竟霍然而愈意志強固之人不罹疾病自昔即有此語此亦有眞理在焉昔日本勝安房羅虎列拉不服一藥而愈以氣壯也又衛生學大家動滕氏及其助手恩枚利希氏反對古弗氏

之學說謂吞服培養之虎列拉菌而卒不死者亦以自信力之强固故耳白爾惠耳氏之說曰人於青年時代無執著心故雖罹疾病亦易療治又身體虛弱者於職務煩忙之際病魔無侵入之空隙故不攖疾病然一旦閑散往往有忽發重症而死者世俗又有財多身弱貧能消災之說蓋財多之人身體懶惰最易爲二豎所侵若夫貧窶之子朝夕忙迫無思念疾病之餘暇偶稍有感冒等症亦不得休業其精神自然振奮故雖飲食粗糲又或時有不攝生之事而疾病終較鮮少也

諺有之曰病由氣起此言實能說明精神作用與疾病之關係者也此中之關係佛教之經典中亦曾記載之佛醫經分身病之原因爲十原於其中加以憂愁瞋恚之精神的原因又阿含經有曰心如王病如賊而散壞素問亦分疾病爲內外二因內因中列舉喜怒憂思等此非自古卽知精神作用與疾病關係之明證乎大白眞人謂欲治其病先治其心古經謂心亂則百病生心靜則萬病息亦謂疾病由精神作用而生也大凡精神健全則全身之細胞亦受其影響活動而富於抵抗力精神萎靡則身體細胞之作用亦弱而易爲病因所侵襲故對於因精神作用而起之疾病必當以精神的療法治療之其有解剖的變化之疾病因精神作用之影響而或增劇或輕減者亦往往

而有故醫者甚不可不注意於此彼熱病患者偶聞不快意之事熱度亦直卽昇騰此於腸窒扶斯之恢復期特爲顯著肺結核患者憂慮最爲其禁忌其以憂慮而致病狀增劇者每每見之又糖尿病患者如勞斂精神其豫後亦多不艮故在於病人精神之寧靜及慰安最爲必要也

自古以宗教之信仰及祈禱禁厭等而疾病痊愈者時有所聞識者多視爲虛誕無稽之談而一笑付之然精神作用與疾病之間既有一種之關係則亦決不能以虛誕無稽視之夫有解剖的變化之疾病固不能以精神作用而痊復然由於精神之慰安使疾病之經過佳艮而其向愈自速此亦吾人所共認者也至於由精神作用而起之官能的神經精神病可不須醫藥之力而專以精神療法療治之徵諸歇私的里神經衰弱等之實驗固可無疑如彼禁厭祈禱等雖由迷信而起然實可視爲一種之精神療法故在官能的疾患諸種之神經病往往全愈在解剖的疾患其症狀亦稍稍輕減泰西各國現今亦有以信仰治病之一種宗教的團體千八百六十六年時愛志狄夫人於美國發起稱爲枯利斯湯撒伊恩斯 Bhristian Scienec 之團體卽專以正心强體及精神作用消除一切疾病爲目的者次之則有牧師達威氏設立統一基督教會

專以禱於基督療治信徒之疾病而特建祈禱治療病院彼之作用惟一意迷惑無智之信徒而詐取金錢一行演說亘金立集其信徒迷信之度實不減於我國近時又有牧師會斯氏者亦建立應用精神療法之教會然此惟療治神經系之疾患若夫有器質的變化之疾病則尚辭以不能蓋有鑑於前之達威痛詈醫師排斥醫藥專以稱誦祈禱療法之功德爲務致爲識者所詆斥遂一蹶而不復振也

余輩對於宗教本視爲迷信之結晶故若神若佛皆在排斥之列然如祈禱禁厭等事施於迷信之人實爲一種之精神療法其奏效之理與催眠術之暗示相同故余輩對於愚昧迷信之人亦不必排斥宗教的信仰若醫者但以物質的研究之結果療治一切疾病則不唯往往失敗而已且或反爲邪教淫祠魚餌之驅亦未可知故醫者實際之治療當注意於精神與疾病之關係應於患者之知識而處置之如徒拘泥於醫學之理論而不知臨機應變之道對於可以精神的療法治療之病者而强以藥劑或勸其遷地則將徒增病者之憂悶煩鬱而一無效果彼患者或偶行祈禱禁厭等而竟得全愈勢必以醫術爲不足恃而惟邪教淫祠之歸依將來或罹於必須醫術之疾病亦將狃於前者之奏效而依然惟祈禱之是務矣故醫者於此點宜豫爲注意也

茲尚有一言當陳述者。卽近時普通之人於生理上亦多有一知半解而恐怖疾病之念益甚瀏覽俗間流布之衛生書言傳染病之如何可恐肺結核之萬無生理故偶罹疾病神經卽非常震恐至於患肺結核者則尤如受死刑之宣告恐怖憂悶不可名狀其本可痊愈之肺結核亦將漸次加劇而陷於不治之狀態故醫士對於肺結核患者務須懇切告以決非不治之症以安慰其精神蓋憂慮恐怖能作用於全身動脈之平滑筋使其管壁收縮而致諸器關之貧血蘭氏早言及之故肺結核患者若起憂慮恐怖之念則肺臟之血行減少抵抗力愈益衰弱更促進結核性病變之進行日本黑崎擇之治癆篇於肺癆關係於精神作用之理言之綦詳其中有曰凡罹此病而死者醫殺之也醫書殺之也親戚殺之也自求而死也此數語可謂淋漓痛切故凡性質活潑不甚以疾病爲念之人雖偶罹疾病其恢復殊速又平時宗教信仰心極強之人自信冥冥中必有神佛爲之庇護其疾病決可無虞而毫無恐怖煩憂之念故其疾病恆能速痊至對於醫士之關係亦然病者平時信用之醫縱使其處方極爲平常藥劑之效力極薄而其效驗亦必昭著蓋其信念實足以減退病勢也語曰醫者意也患者之意果深信某醫之藥劑豫想其必能奏功則藥劑亦必如其意而效若其意毫不信用醫

者之知識技能縱極高明而效驗亦必微弱反不如所信庸醫奏效之神速也

又世之醫者講述衛生之法多惟注重於豫防疾病之方面所謂消極的衛生是也余所講述者則兼注重於克制疾病之方面即所謂積極的衛生也而講求積極的衛生之道於鍛鍊身體增强對於外因之調節抵抗機能以外又當注意精神上之修養涵養愉快之感情及堅强之意志德國文豪該的氏嘗謂精神之力能强固身體使免外敵之侵襲即我國古代之學者亦洞悉此中之關係莊子曰平易恬淡則憂患不能入邪氣不能襲素問曰以恬豫爲務以自得爲功形體不敝精神不散醫學源流論曰人之精神完固則外邪不敢犯此等皆最宜玩味之名言余觀現時醫學之風潮則殊有未能躊躇滿志者蓋現時醫學全由物質之研究而發展而於精神方面之關係則篾視殊甚凡百疾病皆以肉體的研究之結果處置之故於醫學上療病之道實不完全此余所最爲抱憾者也今醫者見淫祠邪教之流行禁厭祈禱之迷信莫不深惡而痛斥之然一觀精神作用對於疾病之影響可知此等淫祠邪教所以博世人之信用實無足怪故爲醫士者於物質的研究之外又當努力於精神的關係之研究由客觀及主觀兩方面並行考察以講求治療之道如是則於醫學究極之目的庶得而全矣

論生活之本能

丁福保

吾人果以如何目的而誕生斯世此古來哲學家焦心苦慮而求其解釋之問題也然平心思之如此之問題實迂闊無用之至者自宗教家及哲學家之眼光觀之殆以吾人之生非等尋常、若奉最高之使命秉兩間之靈氣而特降生於下土者然自生物學上觀察之則人類固爲萬物之靈長然實亦一哺乳動物與貓犬之生實無以異蓋吾人亦循於一般生物界之原理種屬繼續而繁殖與禽獸蟲魚初無別也而古來之哲學家則特高舉人之位置使與天地相對峙而稱爲天地人三才以與一切生物相區別然此等思想其虛幻已甚無心無我之宇宙寧有如人之自尊自貴之思想及目的者日月星辰之運行四時之循環唯爲綱維宇宙之自然法則之表現如謂宇宙有神秘之目的則亦夢想耳蓋哲學家徒馳騁一己之暝想而武斷爲神或宇宙之理想更以此武斷者演釋於人類之上遂以爲有生來神秘的之理想及目的哲學家解釋之由來不過如此而已

宗教家謂人由神之恩惠而生或由前世之業因而生然此等宗教之教理一旦與科學之思想相觸接如草頭露之向於旭日而直即消滅今者科學進步凡事非有實際

上之證明概排斥而不之信而哲學及宗教上之信仰遂大爲動搖而無以自固矣

然吾人自呱呱墮地以後亦如他之各生物具有保存自體之一種本能（即生活本能Sebensmstinkt）與他競爭以求其生活必需之物質故人生之根本目的惟在於生活之維持及繼續此人之於世所以或苦或樂或泣或笑有千態萬狀之現象也

在下等動物不藉意識的或無意識的行爲之助力而自能達其保存自體之目的然稍稍進化之動物則或以黏液層掩護其體或排出固有之代謝物或藉他物之援助以防禦其敵或混淆其敵之眼藉以保全其生活蓋避免危險而自全其生實一切生物通有之本能也然動物對於死之觀念尚未發達惟肉食之獸具有識別生動物與死動物之能力者亦頗有之其感知爲死動物之故或由於臭氣或由於不運動故惟食生動物之獸類從無食及死動物者然彼惟能以臭氣與運動辨別生死對於死之觀念甚不完全故若以人工令死物運動或生動物而佯爲不動則彼即將被欺而誤於識別矣即在高等之哺乳動物亦甚缺乏死之觀念見同類動物之屍體毫不驚異且時有啖其肉者然見同類之屍體而知恐怖者亦頗有之例如馬過死馬之前即驚懼而他逸牛於屠牛場中見他牛之被殺即觳觫而不安然於死之必不能免及對於

生活運命之觀念則高等動物亦尚闕如蓋惟吾人始完全具之也生活本能之發達卽爲怖死之感情而外現如德國之大厭世家曲噴氏以寂滅爲樂者也然於千八百三十一年虎列拉流行之際亦去伯林而之夫蘭夫富爾以避之又其所著意志及觀念之世界Die weltals wille und Vorstellung有曰最大之惡物死也最大之苦痛死之苦痛也又英國大詩人拔伊龍氏亦以對於死之恐怖爲吾人一種之本能然吾人之生活本能乃隨於年齡之增加而漸次發育者在於此點實與他種之本能大異如飢渴及情慾等本能的感覺一旦饜足之際則卽行靜止其雖對於飲食物或接於婦人亦毫無欲望反時有厭嫌之者至於生活本能則愈近暮年而愈益强大雖髮白齒墮肩聳背傴體態龍鍾精神委頓似一無生存之樂而其於世亦可謂饜足矣然如此之老人每貪生而惡死多有人而無死其樂如何之異想此非與他種之本能大相殊異者乎法國某地老年之婦女甚多古稀之齡尙多以弱齡目之至九十歲以上則猶希冀百歲云

年愈高而貪生之念愈强固可異矣然觀歐洲之統計老人自殺者反視壯年者爲多則又何也此非以生活本能之消失實多以踽踽無助生計困難或久困病蓐奉養無

人不得已而出此末策耳

夫人於身心日衰崦嵫漸迫之際而尙貪生怖死不知饜足此可謂生活本能之極不調和者矣欲匡救此本能之不調和饜足其貪生無厭之心而使作往生彼界之想則宗敎尙焉救都氏嘗謂宗敎之敎理多關於死之考察 Das Leben eines philosophen besteht im beständigen naehdenben über den 誠可謂得其當矣又古代以來之哲學亦有多爲死之考察者索克拉底希綏洛每謂哲學家之生活常在於死之考察云

世之愚夫往往禱於神而求長生佞於佛而求涅槃然脫離形體而精神獨存實決無之理故未來界之希望實迷信之甚者也然吾人生前之事業即精神所寓之處事業不敝即吾人之精神長存蒸汽機運轉之中華德之生命在焉電線所達之處富蘭克令之生命存焉故吾人之肉體雖不得不死而精神實可藉事業以長生福斯氏曰人體雖化爲塵埃而精神則託於其事業而永存世之求長生者其亦一思此言乎

聽器之解剖要領

邯鄲郭雲霄竹庵譯述

聽器解剖上分外耳中耳及內耳三部。然由其官能。則區分爲音響傳導裝置（傳音系）與音響感受裝置（感音系）二部。外耳及中耳。屬於前者。內耳屬於後者。

一　外耳

外耳分爲耳翼及外聽道二部。

（一）耳翼　以軟骨爲基礎。被以外皮。名其外圍之含有軟骨部。爲耳輪。與耳輪殆平行之突隆部。名對耳輪。其上端分爲二枝。上枝名對耳輪上脚。下枝名對耳輪下脚。此上下兩脚間。名三角窩。對耳輪之下端。稍膨大突出。名之爲對耳珠。前方與之相對。尚有一突出部。名之爲耳珠。耳翼之下端。卽耳珠及對耳珠之下方。不包軟骨。名此部爲耳朶（亦名耳垂）。又在耳輪與對耳輪之間。有弓狀凹窩。名舟樣窩。對耳輪幹之前方。爲耳殼窩。由耳輪櫛分爲上下二部。耳殼下窩之最前部。有外聽道口。

（二）外聽道　由二部成立。甲爲骨性外聽道。位於內方。乙爲軟骨性外聽道。位於外方。兩部互由結締組織而連結。於其水平面上。呈S字狀彎曲。各以自己之長軸。爲螺旋狀迴轉。卽於外聽道口部爲後壁。漸進於內方。變爲後上壁。又於外聽道口部爲前壁。漸進變爲前下壁。而外聽道之矢狀斷面。詳言之。即對外聽道軸爲直角之斷面。各部不齊。概呈不正橢圓形。其長徑在入口部殆爲縱走。然漸進於內方。向前方傾斜爲甚。

軟骨性外聽道之基質軟骨。不呈完全之圓筒形。在後上方有缺損部。結締組織代之而展張。其他尚在前下壁。有二個軟骨缺損部。名之爲桑突里尼氏截痕。血管淋巴管等通過此部。而此軟骨缺損部。爲臨牀上最宜注意之點也。何則。因係炎症由外聽道波及於近鄰部。或由周圍組織進襲於外聽道之通路故也。又軟骨性部之皮膚。具細毛。有耵聹腺及皮脂腺。於骨性外聽道與軟骨性部之移行部。向前下方屈曲。而於骨性外聽道之直前方。有下顎關節。又上方界於中頭蓋腔。後壁由乳嘴突起成。而後壁依乳嘴蜂窠之多寡。厚薄不一樣。是亦臨牀上宜注意之點也。下壁甚厚。向上方隆起。其最多突出之部。在內三分之一。名之爲峽部。外聽道內之異物。存於此部之內外。治療上因之有難易之別。下壁之最深部。移行於鼓膜之處。有凹窩。小異物及水滴等。常滯留於此部。名之爲外聽道竇。

外聽道之全長　其外端由耳珠之外緣計算。則爲三五密米。其中二一密米。屬於軟骨性部。一四密米。屬於骨性部。(以上據畢佐爾篤氏計算)然於其外端耳殼窩屈折於外聽道部之平面計算。則上壁爲二一密米。下壁爲二六密米。後壁爲二二密米。前壁爲二七密米。平均爲二四密米。而其三分之一。屬於軟骨性部。(以上據突勒爾奇氏計算)

二　中耳

總稱鼓室歐氏管及乳嘴突起部三部爲中耳。

(一)鼓室　由固有鼓室與鼓室上腔二部而成。其相互之境界。爲鼓室內壁之顏面神經管隆起。

固有鼓室之大　固有鼓室。爲不正方形。上下徑約十乃至十一密米。前後徑約十三密米。內外徑由部位著有差異。於鼓膜臍部。最少僅算二密米。

鼓室上腔之高　平均爲五、五密米。最大幅約爲六、五密米。

鼓室區別爲內外前後及上下六壁。

外壁　在固有鼓室部。大部分由鼓膜成。其下方一小部。由外聽道下壁之骨質成。在鼓室上腔部。全由顳顬骨成立。

鼓膜　乃界外聽道與中耳之一薄膜。展張於骨性外聽道之最深部之骨溝。此骨溝非全爲環。而於上部缺損。名此缺損部爲李味泥氏截痕。鼓膜從該部直接附着於顳顬骨。

鼓膜之形態　有如兩個不等之圓截片。相互連接者。其大截片爲附着於鼓膜溝之部。名爲緊張部。殆占鼓膜之大部。小截片、位其前上方。此乃直接附着於顳顬骨之部。其構造與緊張部不同。稱之爲修懶撲乃兒氏膜。亦稱之爲弛緩膜。而緊張部之形態。一般爲橢圓形乃至卵圓形。

鼓膜之內面。殊由緊張部之前上方、向中央、有一個斜走細長之骨突起。名槌骨把柄。其下端呈黃色。名之爲突拉伍突忙氏黃斑。此部鼓膜陷爲漏斗狀之最深部。稱之爲臍。

槌骨把柄之上端。顯向外方突出之部。爲槌骨短突起。其前後各有一皺襞。稱爲前皺襞及後皺襞。在正規狀態不著明。然於鼓膜內陷時。則顯爲發現。而此皺襞與弛緩膜及緊張膜之境界相一致。

鼓膜之大　長徑爲九密米强。短徑爲八密米强。

鼓膜之構造　鼓膜由內中外三層成立。外層爲外皮層。乃由外聽道之外皮移行者。（鼓膜行局所痲醉困難者乃基於有乏吸收力外皮之性狀）中層爲鼓膜固有層。由富彈力纖維之結締組織成。更分爲二層。其外層爲放線狀纖維。其內層爲輪狀纖維。而輪狀纖維。以中帶（卽臍與周緣之中間帶）之發育最良。鼓膜之漏斗壁。被絞榨向外聽道而凸隆。內層爲黏膜層。而移行於中耳黏膜。鼓膜之血管。在外層與中層之間及黏膜層。由槌骨把柄尖端。向周圍放散。而爲網狀吻合。較大之血管。從上方沿槌柄而走。

內壁　卽迷路壁。於固有鼓室之後上部。有二個窗。其一名卵圓窗。介馬鐙骨板而連於前庭。距此卵圓窗之後下方。約三密米而又有一窗。所謂圓窗是也。以薄膜展張。接於蝸牛殼管。兩窗之前下方。向外方突隆。稱之爲岬部。又於兩窗之後上方。有顏面神經管隆起。包藏發爾羅屁氏管。其管壁有時甚菲薄。加之屢有骨質缺損部。當中耳疾患。容易併發顏面神經痲痺。更於其後上方有表面平滑之骨隆起。與側半規管相一致。名之爲側半規管隆起。或外弓隆起。屬於鼓室上腔之內壁。又從內壁移行於上壁之部。卽於歐氏管鼓室開口部之上方。有骨隆起。向鼓膜緊張筋。而形成半管。

上壁　上壁名鼓室頂。爲中耳與中頭蓋腔之隔壁。不惟屢爲紙樣菲薄。時有爲罅隙或缺損部者。以與頭蓋腔直接相交通。而當中耳化膿之際。有易續發腦膜炎之危險。

下壁　爲中耳與頸靜脈球之障隔。其厚甚爲不同。有爲强厚緻密者。有爲紙樣菲薄者。乘時有骨質缺損。頸靜脈球突隆於鼓室內者。在斯時行鼓膜截開術。損傷靜脈。來劇甚之出血。致陷於危險。

後壁　下部由骨質成。其內緣恰與卵圓窗下緣一致之部。有向前方突出之稜錐狀隆起。名之爲錐狀隆起。又在由後壁移行於內壁部之骨質內。包臟顏面神經管之下行脚。後壁之上部。有直徑約六密米寬之骨間腔。由之鼓室與乳嘴竇相聯通。故稱此部爲乳嘴竇口。乃所謂皷室上腔之別名也。

前壁　由下壁漸次移行而呈弓狀。其下部隔骨質而接於內頸動脈。故其骨壁之骨瘍。時有侵襲頸動脈。致來大出血而死者。又依內頸動脈之異常經路。骨壁顯向內後方突隆。該動脈之搏動。傳達於蝸牛殼神經。常有感可厭之噪鳴性耳鳴者。其他由前壁移行於上壁之部。有歐氏管鼓室開口部。其高四、八密米寬三、四密米。

鼓室之內容　鼓室除滿充空氣之外。尙包藏三個小聽骨。卽槌骨、砧骨及馬鐙骨是也此三骨各以關節互相結合爲連鎖狀將由外方達於鼓膜之音波傳達於迷路液。

槌骨　爲棍棒狀之小骨。區別爲頭、頸、及把柄三部。槌骨把柄。乃附着於鼓膜內面之部。其上方與頸部之間。有短突起。突隆於弛緩膜直下部。於頸部前面。與之殆同高之處。有細長之突起。名爲長突起。又在頭部之後面。有對砧骨體之鞍狀關節。槌骨惟把柄部。存於固有鼓室內。頭部及頸部。聳立於所謂鼓室上腔內。

砧骨　其體部由大關節面、連接於槌骨。於體之後方。有二突起。大小各一。大者謂爲長脚。距槌骨把柄之後方約二乃至三密米。且與之殆平行垂下。小者由結締組織。連繫於鼓室後壁。而砧骨之體部。位於鼓室上腔。惟長脚居於固有鼓室內。長脚之最下端。有關節面。連接於馬鐙骨小頭。

馬鐙骨　呈鐙狀。其基底板。篏入於卵圓窗。由輪狀靱帶而研着於迷路壁。其運動甚爲容易。

小聽骨之靱帶　小聽骨如上述互相連接之外。有左記數靱帶。保持之於鼓室內所定之部位。且兼制止其過度之運動。

(甲)上槌骨靱帶　由鼓室上壁而發。附着於槌骨頭。以制止槌柄之過度外轉。

(乙)前槌骨靱帶　由槌骨頭及頸部之前面而發。前方乃至顱拉載兒氏破裂。內包容槌骨長突起。

(丙)外槌骨靱帶　乃於鼓室外壁由李味泥氏截痕上部、至槌骨頸部之櫛之靱帶。亦有制止槌柄過度外轉之作用。歇爾謨和兒滋氏特名其後部爲後槌骨靱帶。而槌骨於前後兩槌骨靱帶連結線中。有迴轉軸。故總括兩槌帶。而稱爲槌骨之軸靱帶。

(丁)後砧骨靱帶　由砧骨短突起發。附着於乳嘴竇口。

小聽骨之筋　有二個。

(甲)鼓膜張筋　由鼓膜張筋半管及軟骨性歐氏管壁起。爲細長之腱。於鼓室內壁之蝸牛突起。殆屈折爲直角。橫經鼓室。附着於槌柄上端。而本筋受三叉神經運動枝之支配。

(乙)馬鐙骨筋　在鼓室後壁之錐狀隆起中。惟其腱由小孔現出。附着於馬鐙骨小頭之後緣。顏面神經枝。分布於本筋。

鼓室之黏膜　鼓膜之內面。岬部及小聽骨。以單層扁平上皮細胞而被覆之。爾餘之部。以氈毛圓柱上皮細胞而被覆之。腺甚少。惟存於底面及鼓膜面之下部、並上壁之外部。鼓室內黏液分泌。一部由該腺所營爲。一部由圓柱上皮之黏液變性黏膜一般爲非薄。與骨膜密着。富於血管。與骨組織內之血管相交通。故當急性及慢性中耳炎之際。骨質亦屢被侵襲。

(二)歐氏管　爲連絡鼓室與鼻咽腔之管。專司鼓室之換氣。區別爲骨部與軟骨部。其全長平均爲三六、九密米。其連於鼓室之部。約三分之一。屬於骨部。又接於鼻咽腔之部。(即內方)約三分之二。屬於軟骨部。

歐氏管之形狀　如兩個細長圓錐狀管。以其尖端而互相連接者。其一爲骨部。他爲軟骨部。而兩者之移行部。最爲狹隘。長徑約有三密米。短徑零乃至一、五密米。名之爲歐氏管峽。距咽頭側壁約二、六仙米。

歐氏管骨性部之外端。開口於鼓室前壁上部。其長徑計五密米弱。短徑計三密米強。接於骨性部之內上壁。有鼓膜緊張筋半管。又在其內下方。有頸動脈管。俱隔骨壁而隣接於歐氏管。

軟骨部之內端。開口於咽頭側壁。其形狀不一定。或呈三角形。或呈腎臟形。或呈橢圓形。或呈罅隙狀。其長徑爲六乃至九密米。橫徑約五密米。距咽頭後壁平均一、五仙米。距鼻中隔二乃至二、五仙米。距鼻腔底面。約在上方一仙米之部位。

歐氏管之方向　由前下內方向後上外方斜走。

歐氏管之構造　歐氏管軟骨部。專由軟骨而成。換言之。卽其內壁(後壁)全部、上緣及外壁(前壁)之上部。包藏軟骨。爾餘之部。由彈力性結締織膜成。其內有軟口蓋擧筋及軟口蓋張筋。

歐氏管之黏膜　於骨性部、薄而平滑。且與骨膜密着。在軟骨性部者。厚而有縱皺襞。表面以毿毛圓柱上皮細胞被之。毿毛運動之方向。常由皷室向咽頭。以防異物之進入。又在軟骨部之黏膜。有多數之黏液腺、脂肪及腺樣組織。

骨性部歐氏管。常有空氣。然軟骨性部。於安靜時。其內外兩壁。互相接着。殆不留管腔。惟當咽頭或皷室內之氣壓變異時。或因從歐氏管走於軟口蓋之軟口蓋張筋及軟口蓋擧筋之收縮。而被開大。

(三)乳嘴突起部　上方以中頭蓋窩爲界。前方以外聽道爲界。後方以後頭骨爲界。下方連於固有乳嘴突起。又內後方接於S字狀靜脈竇。

形態　爲楔狀。其尖端向下方。此部表面粗糙。爲胸鎖乳嘴筋等之起始點。上界有線狀骨隆起。乃顳骨弓上緣之延長線。名爲顳顬線。此與內面中頭蓋窩之底面一致。故爲乳嘴突起鑿開術之好目標也。

外面後上部。通常有一乃至數個小孔。爲桑突黑尼氏靜脈之通路。該靜脈交通於橫竇。此乃臨牀上之緊要者。當耳疾患貼附水蛭之時。可選此部。據日本岡田博士之調查。則謂在外背與外後頭結節之連結線。距骨性外聽道外口之後緣中央後方三仙米之部。（在小兒約一二五仙米）

前上部卽外聽道口之後上緣。有一小棘狀隆起。名爲外聽道上棘。是亦爲乳嘴竇鑿開術之好目標也。

內部之構造　於乳嘴部之基底。通常有一個腔洞。名之爲乳嘴竇。約有豌豆大。前方距三乃至四密米。與骨性外聽道爲界。其最低部。在於外聽道下壁之下方數密米。此竇依竇口而交通於皷室。其他在於乳嘴部。有數多之骨蜂窠。爲放線狀與乳嘴竇聯通。

三　內耳（又名迷路）

區別迷路爲骨性迷路。與膜性迷路。

(一)骨性迷路　由前庭、三半規管、及蝸牛殼之三部成。

骨性迷路之前庭　位於迷路之中央。其外壁有卵圓窗。受理馬鐙骨之基底板。前壁下部。通於蝸牛殼。後壁有五個小孔。以連於三個半規管。又內壁殊其後下部。有前庭導水管之開口部。

骨性三半規管　一在水平面上。名之爲外或側半規管。一位於外半規管之前上方。名之爲前或上半規管。在鉛直面而與顳顬骨錐狀體之上緣。直角交叉。又一位於上半規管之後下方。亦在鉛直面。與錐狀體上緣。同其方向。稱之爲內或下半規管。三者在平面上。互相直角交叉。而各半規管之一端膨大。他端則否。名其膨大部爲壺腹。上半規管之內脚。與下半規管之上脚。相合而爲共通管。開口於前庭。

骨性蝸牛殼　爲蝸牛殼狀。有二回半之迴轉。其基底接於內聽道。頂點面於鼓室內壁。位於骨性歐氏管之上部。

其橫斷面之中央。有紡錘狀骨基質。名之爲螺旋狀紡錘體。以廣基底起於內聽道壁。達於蝸牛殼頂點之近傍。此骨質內爲神經及血管貫通之處。而由該紡錘體之側面。向蝸牛殼管腔內。發骨性突起。名之爲骨性螺旋板。由此骨板及與其附着之膜樣部。

區劃管腔爲內外兩道。其在於外方者。名之爲前庭道。交通於前庭。其在於內方者。名之爲室鼓道。達於圓窗膜。兩道於蝸牛殼之頂點。而由一小孔相交通。稱之爲螺紋殼小孔。

(二)膜性迷路　由前庭囊與膜性三半規管及蝸牛殼膜樣部成立。

前庭囊　由二個小囊成。一名橢圓囊。一名正圓囊。前者位於骨性前庭之後部。以五孔而連於膜性三半規管。後者在其前方。依歇恩榛氏細管。而與蝸牛殼管交通。兩囊俱偏在。而非完全充實於骨性前庭。各與其內側癒着。故於兩囊與骨性前庭之間有空隙。是卽外淋巴腔也。

兩囊之壁。由纖維性結締織及與其接着之硝子膜與上皮細胞層成。於聽斑部。(橢圓囊聽斑、在其前外壁、正圓囊聽斑、在其內壁)結締織纖維。最密且厚。上皮之性狀亦不同。卽內面之磚狀上皮。於此部爲高圓壔狀。可區別爲二種細胞。其一名爲支柱細胞。他名爲聽細胞。後者向其表面之端有皮緣。皮緣上載細毛。聽斑部之上皮。以透明半流動之黏液樣物而蔽之。此黏液樣物。死後凝固而變爲聽石膜。包藏炭酸石灰之結晶。卽所謂聽石是也。

前庭神經。入於聽斑部之結締織間。穿通其硝子膜。漸失髓而爲微細之纖維束。經支持細胞間。至聽細胞而纏綿之。

膜性三半規管　其形態雖與骨性半規管同。然大僅有其三分之一。因之不能充滿其管腔。而偏於凸側壁。兩者之間。有外淋巴腔。

該半規管之壁。其構造與橢圓囊同。卽於神經進入部位壺腹之聽櫛。上皮爲圓柱狀。有二種。一具聽毛。一具聽石膜。亦有具聽石者。全類於橢圓囊之聽斑。

蝸牛殼膜樣部　爲蝸牛殼神經之末稍分布域。郭爾奇氏機關存在之所也。

從骨性螺旋板之遊離緣。發二膜。一在於其延長面上。而達於對側骨壁。名之爲基礎膜。一由其上部發。而附着於上外壁。卽賴斯奶兒氏膜是也。因之前庭道更區分爲二道。名此成立之三角形道。爲蝸牛殼管。此爲內淋巴腔。前庭道及鼓室道。共爲外淋巴腔。

基礎膜由骨性螺旋板之遊離端發。至於對側之螺旋靱帶而附着。在蝸牛殼基底迴轉之始而最狹。漸至殼頂而益廣。其構造由基質、內層及外層成。(1)基質爲不能見其構造之薄層。而細長放線狀纖維。展張於其間。恰如樂器之絃線。其數據勒求嗣氏計算。約二萬四千條。(2)外層爲觸接於鼓室道之外淋巴液層。由與骨膜連繫之結締織與扁平上皮之單層成。(3)內層爲有郭爾奇氏機關之上皮細胞層。而內螺旋溝之類扁平上皮細胞。至與基礎膜之移行部。則頓增其高。而爲堤狀隆起。稱此三四列爲內支持細胞。次有內聽細胞之一列。其遊離端有細毛。接於內聽細胞。而有郭爾奇氏弓。由內外之柱細胞成立。在郭爾奇氏弓之外方。並列三乃至四列之外聽細胞。有戴鐵爾司氏細胞。與之交互介在。而爲其支柱。戴鐵爾司氏細胞之外端。相結合爲篩狀板。名之爲網狀膜。外聽細胞之細毛。穿通此膜而聳立於蝸牛殼管內。次於外聽細胞。有歇恩榛及枯老德有嗣氏支持細胞。該細胞漸減其高。終則移行於螺旋靭帶之低細胞。

郭爾奇氏膜或蓋膜。由螺旋櫛發。以蓋郭爾奇氏機關。與聽能有密接關係。然其發生造構及機能等。今尚未詳。

蝸牛殼神經。於螺旋狀紡錘體內。而形成神經節。包藏多數之兩極細胞。有髓神經纖維由之而發。通骨性螺旋板內。於其外端而作網叢。於此處失其髓而經螺旋櫛。達於郭爾奇氏機關。過郭爾奇氏隧道。而至於外聽細胞。然神經末梢之終處。與聽細胞如何之關係。則尚未能詳悉。惟近據勒求嗣氏之檢索。則謂其末稍分歧而纏繞聽細胞云。

前庭導水管　爲由正圓囊以及橢圓囊所發之兩細管相合者。通過內聽道後方之前庭導水管破裂。經錐狀體。以入於硬腦膜囊。由之而發通於硬腦膜下淋巴腔之細管。

蝸牛殼導水管　於圓窗膜之近傍。由皷室道之小孔起始。至於錐狀體之下面。而開口爲漏斗狀。爲營迷路之外淋巴腔與蜘蛛膜腔之直接交通者。

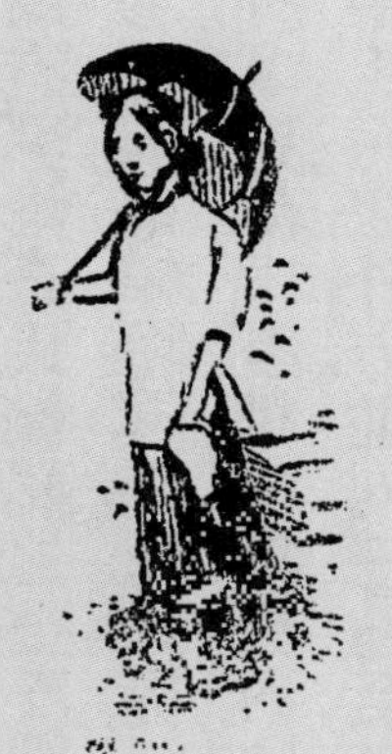

發疹窒扶斯

泰興張彭年介侯譯

發疹窒扶斯。乃急性發疹性傳染病。其病原未明瞭。感染力極强。故一朝發生。卽大起流行。最宜注意者。本病與腸窒扶斯。無何等之關係。絕少再發。其主因多由於接觸感染。然有時自無生物之間接傳染者亦復不少。

本病流行之際。有一定之素因。而於戰爭飢饉時。最爲猖獗。故有飢饉窒扶斯及戰時窒扶斯之稱。

原因

關於細菌學的方面。古來雖不乏熱心研究者。然唯一之病原菌。至今尙未確定。試自血液、脾臟、糞便及尿中等所發見之諸細菌。列擧如左。

高特烈虛氏自赤血球中發見固有運動之一生物。卽所謂原蟲類。(Protozoen)作爲本病之病原菌其後馬爾克氏亦贊同之。又如怕那瓦氏發見連鎖狀球菌。滿納氏及攷鞋氏自患者之血液及尿中。發見類似埃拜爾特菌(Eberth-bocillen)之桿菌。萊瓦壽氏發見螺旋菌。島亞納氏及加爾密特氏發見微生原蟲。都必夫氏及布納爾氏發見雙球菌。然此等之菌。皆係一已之發見。而不能博一般學者之證認也。

本病感染之素因不一。大都爲營養不良。急性傳染病之恢復期。慢性及亞急性疾患。而體力衰弱者易罹之。季節雖與本病無甚關係。然大流行多在冬季及初春之候。至夏則漸稀少。蓋在冬季大都因枯居密室。窗戶閉塞。換氣不良所致耳。

本病與年齡關係殆少。然男子較女子之罹病爲易。蓋其接觸危險之處爲多也。

傳染徑路

發疹窒扶斯之傳染力。於初期及極期最大。潛伏期較弱。其傳染之徑路。雖未確知。然一般學者之攷究。多由個人之接觸、患者之使用品及空氣等之媒介而來。由蚤虱之傳搬者亦有之。其他患者之分泌物及排泄物。皆含有病毒。而尿尤爲危險。此外尚須注意者。健體於不知不識之中。病毒附著於衣服及頭髮。而亦發生本病焉。

症候

本病因時與地。而其症候有不同。不能一概論之。茲述其一般之症候如次。

潛伏期　不一定。多爲八日至十二日。長時有十四日之久。

本病之發生。多爲突發性。初爲一二回之惡寒戰慄。次體溫昇騰。忽達於三十九度左右。患者全身倦怠。頭痛。遂至昏憒。繼則惡心、嘔吐、腹部壓感、諸處之關節痛、腰痛等。顏面潮紅。呈腫起狀。眼球結膜、鼻黏膜呈加答兒症狀。并有輕度之安魏那。夜間不眠。呈不安狀態。同時食慾減退。至翌日舌被厚苔。口腔黏膜乾燥。患者頻渴。有時下肢有緊張之感。便祕結。下痢者少。熱多稽留於三十九度以上。脈搏頻數。在百至百二十間。經三日至五日。始發疹。漸次蔓布全身。患者益覺不安。有時呈躁暴性。意識溷濁。舌益涸渴。容易出血。經數日後。達於極期。患者愈覺興奮不安。輾轉反側。并有幻覺、錯覺等。脈搏微弱不整。薔薇疹之一部。漸成出血性。若無其他合併症時。十日至十四日後。體溫下降。而他之症狀。亦漸次緩和。而入恢復期。

各種症候

熱型　本病與腸窒扶斯異。體溫昇騰甚速。一日中卽達三十九度至四十度而稽留之。其朝夕之差。約〇、五度。發病第四日。尙稍昇騰。達於四十一度或以上者有之。下熱多起於十二日至十五日之間。起於十六七日後者甚少。一旦分利而歸於平溫者。頗爲罕見。多爲渙散性而下降。有時呈分利前擾亂症。在重症者熱候持續四週間。若於不幸之轉歸。屢見死戰期前體溫昇騰。

發疹　普通呈淡紅色。夜間微弱燈光之下。難於識別。其形不正。周圍之輪廓不明。如帽鍼頭大至豌豆大。浸潤頗輕。由指壓而褪色。放之則再現。普通罹病後四五日發生之。漸次蔓布於全身。大都數日而消失。至七日或十日後仍存在者甚罕。呈汚紅色或銅褐色。遂帶純然之出血性。故分發疹期爲二。卽充血期及出血期是也。若出血性發疹多。且皮膚及皮下組織。有出血時。豫後極不良。薔薇疹之初發部位不一。初多生於下腹部、肩胛部。次爲背部、胸部、四肢等。至手掌及足蹠。殆不見之。現於顏面者亦少。

其他皮膚症狀爲發汗。有特異之臭氣。鑑別上頗重要也。

皮膚落屑。往往見之。而於發疹多時尤著。顏面匐行疹較腸窒扶斯爲多。又在重症。每起中等度之黃疸。

脾臟及淋巴腺　初卽腫大。發熱第一日。已可觸知。第二週之初則縮小。下熱後脾腫存在者甚少。亦有無脾腫者。

循環系　脈搏一般頻數。約百至百二十間。初週尙正常而充實。至一週之末。緊張少而脈軟。見重複脈者亦少。高熱及於二週。則脈搏益弱。難於觸知。在重症者屢屢不正。又在恢復期。每見遲脈症。(五十左右)豫後雖良。若下熱後尙見速脈時。(朝八十至九十夕一百)須察其合併症之有無焉。

本病屢與心筋炎合併。由心尖搏動之微弱、心音低弱、脈搏之頻數及不正可察知之。與心內膜炎、心囊炎合併者頗少。

神經系　發病初期。每訴頭痛劇甚(多起於後頭部)及關節痛、睡眠障礙等症。其他譫語、不安狀態精神朦朧等多起於第二週之初。有時呈輕度之精神異常。要之神經系之障礙。一般較腸窒扶斯頻繁且烈。在重症者雖至恢復期。尚見殘留此症。此因毒素作用所致。

呼吸器系　常見者爲鼻腔、鼻咽頭腔及氣管枝黏膜之加答兒。後者每誘起氣道出血或氣管枝肺炎。而合併纖維性肺炎者頗少。有肺結核患者。感染本病。其症狀增惡。有時續發粟粒結核。

血液所見　赤血球雖不呈何等之變化。然在重症者。每急速減少。血色素含量亦減少。白血球之增加不一。

脫馬斯氏之測定。爲九〇〇〇。

伽萊西斯高氏之測定。爲一二〇〇〇至一四〇〇〇。

如上表。怕爾特氏以之與腸窒扶斯鑑別。其血清無凝集窒扶斯菌之作用。

消化器系　舌於第一日已被白色或黃褐色之苔。後遂乾燥。生裂隙。食慾常減退。腸管無著明之變化。多便祕。有時下痢。

泌尿器系　尿爲熱性尿。富有尿酸、尿酸鹽時。常含少量之蛋白。混有血液者頗少。顚亞屋、音巔岡反應。(ヂアッオインヂカン反應)有時著明。至恢復期。則呈定型的多尿症。惹起腎臟炎、尿毒症者甚少。

生殖器系　本病之經過中。惹起睪丸炎者甚少。月經病中停止者有之。

病理解剖

皮膚疹死後退色。死後強直。其持續之時甚短。腸管內無特異之病竈。脾臟呈所謂傳染性脾臟之象。肺屢見氣管枝炎或加答兒性肺炎。

診斷

於流行時。本病之診斷雖易。而散發性時。甚爲困難。宜先注意熱型、頻脈、軀幹及四肢之薔薇疹等。至於脾腫、便通之狀態等。亦宜留意焉。

類症鑑別

痘瘡　初期每發疹於顏面。大腿及上膊之內面。且體溫於發疹前。常一時下降。然有時兩者之鑑別不易也。

敗血症　伴出血之敗血症。多呈强度之白血球過多症。其他宜就細菌學的方面鑑別之。

再歸熱　初期無發疹。於脾腫存在時。鑑別雖屬困難。然由熱型及血液所見等。則易識別之。

腸窒扶斯　由脈搏與熱之關係、脾腫、血液所見及吳託爾氏反應（ビイダール氏反應）等。甚易識別。又以發疹之粗密。亦易區別之。若腸窒扶斯發疹甚多。一見如發疹窒扶斯之狀者。是宜注意也。

豫後

本病之豫後。較腸窒扶斯甚爲不良。高齡者、酒客、心臟病者及肺結核患者。罹本病時。其豫後尤爲不良。

死亡率　由流行時之一般狀況而異。大概平均二〇至二五%。最高時達於三六%。醫師之死亡率。甚至五〇至六〇%。

豫防法

發疹窒扶斯 八

本病由個人之接觸或無生物之傳染。某地方發見本病之流行時。凡交通之機關。須嚴密注意焉。若自流行地方運來之物品。必須行嚴密之消毒而後可。又本病自下等社會流行者爲夥。蓋彼等之住宅。不論其爲大都會。而其於衛生狀態。每多設備不全。故欲防患於未然。不可不於衛生上三致意焉。其他多數人民羣集生活之處。例如兵營、寄宿舍、工場、監獄等。於衛生之設備。尤不可忽也。而最要者。爲空氣之流動及日光之射入。至於塵埃、汚物等之堆積。亦須極力除之也。如營養不良者。須給以新鮮良好之食物。幷力避過勞、不潔、暴飲、暴食等害。若不幸而本病發生。於初期不可不講撲滅之法。凡有疑似本病之患者。亦不可不行正規之處置。以防病毒之蔓延也。

一旦接觸患者之食具、寢具及衣服等。須施蒸氣消毒。若毛皮之類。當以五%之石炭酸處理之。曝諸日光。至於收容患者之病室。須行嚴密之消毒法。尤不待言也。

患者之喀出物、糞便等。亦須消毒。

屍體傳染之危險雖少。然死後當急以昇汞水或石炭酸所浸之布片纏絡之。

患家亦如病室。必須嚴重消毒。開放窗戶。以謀空氣之流通。幷禁人之出入。又其家族。須隔離一週間以上。

患者退院之時。命其數次入浴。以加爾撲爾石鹼或列照兒水。(Sapo carboli, ag. Lysol)洗滌頭髮、口鬚爲宜。患者退院之時期。於皮膚落屑後始可。

本病有激烈之傳染力。一方又有强力之免疫性。若以曾罹本病者。從事看護。較爲適宜。否則須選健康者充之。且看護之人。必使充分睡眠而後可。又醫師及看護人。直接從事治療患者。因起臥院內。宜避外界之交通。

要之本病有猛烈之傳染力。故須嚴重消毒。遵守傳染病之規定。且下等社會之一般衞生狀態。尤宜留意焉。

療法

本病之病原未確定。故有種種之療法。或行刺絡法。或用吐劑。或用規尼涅。或行血清療法。然僅能蒙一時之讚賞。而至今無特殊之療法。足奏良效。玆就一般療法述之如下。

本病患者發生之際。必須迅速隔離。命其絕對的安臥。避精神之興奮。雖在輕症。亦當謝絕閒人之會晤。以免煩惱。醫師當診察之際。所宜注意者。不在合併症之有無。而在脈搏之性狀也。

病室　宜廣闊而通空氣。以免病毒之鬱積。凡繪畫、鏡臺及其他强放色彩之物品。宜悉去之。總之除看護必要之物品外。均可勿置也。其他當依一般傳染病。行正規之消毒法。

睡眠狀態　本病之治療上。其最宜注意者。爲患者之睡眠障礙。以致精神興奮。陷於苦悶不安而惹起病熱之增惡。故於不眠狀態時。宜與以委魯那兒、(Veronal)亞單林(Adalin)等之催眠劑。或配伍莫兒比湼、阿片奇沃寧(Dionin)古埃乙湼、(Codein)棚篤蓬(Pantopon)等。若不眠頗甚。用此等藥物無效時。可給以莫兒比湼或其誘導體與委魯那兒之混合物。即以〇、〇一莫兒比湼、奇沃寧、古埃乙湼、棚篤蓬等。與〇、五委魯那兒混合用之。

食餌療法　本病對於消化器系。無大變化。故其食餌雖不必如腸窒扶斯之嚴格。然大體與腸窒扶斯及其他熱性傳染病之食餌療法相似。即初期及高熱時。與以流動之食物如溫湯、肉汁、牛乳、雞卵等。至恢復期無熱時。可漸復常食。若意識明瞭。能充分咀嚼時。雖有高熱。亦可給以少許之固形食物。在酒客初期與以少許之酒類。頗得良效。

飲料　用里母那垤、攝爾台兒、水淨水、冰片、赤酒等。

血清療法　當法國本病流行時。萊格林氏始試用之。卽以本病恢復期之患者血清。注射二至三瓱。惟該氏之施行者僅十二例。死亡者一例。故尚不能斷定其效果云。

大氣療法　爲菲爾登弗郎氏所首唱。乃本病治療法中最重要者也。其後一八七六年至一八七八年。伯林大起流行。苦爾血茫氏採用此法。該氏於良好之季節。命患者臥於室外。與外氣接觸。雖在冬季。亦使廣開窗戶。以通空氣。故其結果雖不能直接使體溫下降。然對於神經系大得偉效。卽不安狀態消失。譫語、頭痛、不眠等症。亦自減其勢云。

水治療法　本病患者。每訴劇甚之頭痛。故頭部宜置冰囊及水枕。又易興奮之患者。可用拿泰爾氏冷却裝置。(Leitersche kühler)又一日二三回。以冷水拭全身。發汗頗甚者。以醋酸滴入冷水用之。其他所賞用者。爲全身浴。對於體溫下降。雖無顯著之作用。然對於中心神經系、呼吸器及循環器。頗收良效。

藥物療法　解熱劑對於本病雖屬不良。然在高熱與劇甚之頭痛及其他不快之熱性症狀時。亦不得不使用之。然本病侵害心臟之傾向大時。則所用藥物。尤不可不細心選擇之。如撒里矢爾酸、撒曹、安知歇貌林等。對於心臟。呈毒性作用。故不可使用也。至於規尼涅、安知必林、弗那攝精、剌苦篤弗甯等。對於心臟官能。毫無障礙。故可應用也。又手及足部之知覺過敏。行局所浴。可輕減之。若用少量之阿斯必林、別臘密童等。亦奏奇效。

對於嘔吐。可用冰片、胃部之冰囊、攝爾台兒水、古加乙涅水等。

脈搏不正。乃心臟衰弱之豫兆。則心臟部宜置冰囊。若陷於虛脫時。則行實芰答利斯。斯篤落仿司、樟腦油等之注射。腦症烈時。行脊椎穿刺法。頗奏偉效。

此外整理大便。對於皮膚。可以酒精性液、樟腦精、薄荷精等摩擦之。其他患者之散步入浴。與他之熱性傳染病同。

口腔加答兒（博醫會作口炎）

葛　鈞叔宗

（一）原因　本病諸多之黏膜。與加答兒同。其原因有器械的、溫熱的中毒的及傳染病。又因鄰接器官炎症之波及傳播而起者也。

器械的原因。以銳利齒牙之刺衝爲主要。溫熱的原因。基於過熱飲食物之火傷。中毒的口腔加答兒。不僅基於服用腐蝕性酸類、滷汁、及其餘之毒物。又在酒客及喫煙人。有由亞爾個保爾及煙草之刺戟而發者。

哺乳兒之口腔。哺乳後未曾清拭。其殘留且分解之乳汁。刺戟口腔黏膜。以至起本病。又口腔清拭之際。若用粗布、或加暴力。則亦發本病。而此時之原因。存於器械的刺戟。不待論而明矣。

其他由藥物之內用或外用。亦間有釀成本病者。例如於沃度加里、臭素加里、亞砒酸、水銀劑是也。

傳染的口腔加答兒之起也。多爲續發性。在他傳染病（腸窒扶斯、痲疹、猩紅熱、痘瘡、黴毒）之經過中見之。出於原發性者甚稀。淋毒菌着於口腔黏膜接踵而起者有之。

傳播的口腔加答兒。總起於齒牙之疾患者殊多。哺乳兒齒牙發生。本病每接踵而來。

其他鼻腔、咽頭、獨胃之加答兒。往往亦招本病之續發。

(二)症候解剖的變化、診斷及豫後　由本病經過之長短。區別爲急性及慢性。起於酒客及喫煙人者屬慢性。其他有限局性及廣汎性之稱。

急性口腔加答兒。以患部之潮紅、腫脹及灼熱爲主徵。時或黏膜之淋巴濾胞。呈高度之腫起。遂來表層黏膜之物質缺損。患者既覺口內灼熱。復感疼痛。哺乳兒往往以自己手指。亂抉口腔壁。欲鎭制疾苦。且哺乳之際。中止乳房之銜吸。或嫌惡諸般食物之攝取者甚多。唾液分泌。由反射的刺戟而亢進。小兒皆因漏泄多量之唾液。刺戟外皮。呈線狀之潮紅。印唾液之溝痕。

舌覆以灰白色或類黃色又類褐色之苔。是因食物殘餘、剝脫且脂化之上皮細胞、分裂菌、就中雷蒲篤里克斯。(桿菌分裂後。互相連接而爲長線狀者。其原文爲Leptothrix)又有時因古蕾矢台亞林板(爲極稀有之結晶。呈無色板狀。其板往往互相重積)及石灰結晶而成者也。舌緣及頰黏膜。存齒牙之壓痕。呈凹窪形。其他屢放口臭。起黏滑不快之味感。口渴往往劇甚。哺乳兒每致體溫昇騰。

本病數日卽當治愈。常無危險症狀。

慢性口腔加答兒。黏膜變色。呈赤褐色。屢伴上皮之肥厚及溷濁。現灰白色之斑紋。其他每於黏膜生疼痛性之皸裂。不然。往往呈口腔灼熱及被創之感。酒客及喫煙人。終身患本症者雖不少。然是非危險之疾患。

(三)療法　必先除其原因。施原因的療法。其他當以二、五%鹽素酸加里水。使於每食後洗滌口腔。哺乳兒哺乳時及哺乳後。當浸潤該藥液於淨布。拭淨其口腔。慢性症。則最好塗布〇、三%昇汞水或二%硝酸銀水。

潰爛性口腔炎 博醫會作口瘍炎

萬鈞叔豪

(一)原因　本病原因有二種。一爲傳染的。二爲中毒的。

(二)傳染的口腔腐爛症。每爲一定處之流行性而發。例如監獄、兵營、孤兒院、病院、學校等衆人密居之所是也。蓋換氣不良。溼潤之房屋。能促本病之發生故也。他如不注意口腔之淸潔及營養不良者。亦易罹之。所以本病多流行於貧民間也。小兒於各種之口腔疾患。有易罹本病之素因。就中於貧血性、佝僂病性、腺病性及衰弱之小兒。尤易犯此。

土地及氣候。關係於本病之發生不尠。霖雨之後。酷暑之候。發本病者甚多。故本病多於夏期。

按本病特有之黴菌。尙未證明。鏡檢上但見崩壞之細胞塊及橙黃色釀膿性連鎖狀菌而已。

(二)中毒的口腔腐爛症。基因於水銀劑之內外兩用。用多量之水銀劑時。若對於水銀劑有感受性者。易發此疾。

(三)症候解剖的變化、診斷、豫後　本症爲口腔黏膜疾患之一。主要之症候爲發於齒齦之壞死性崩潰也。齒齦顯著潮紅及腫脹。多發於下顎齒。且左方之犬齒部最多。齒齦於是鬆疎。由些少刺戟而出血。遂變爲褐色或黑色之壞死面。以鏡檢之。則得發見圓形細胞。赤血球、滴蟲及無數之分裂菌。有時齒齦黏膜。甚形崩潰。齒牙因而弛緩易動搖。逢僅微之外力。卽不疼痛而自易脫落。

本病僅發於齒牙存在之部分。其缺損部則不起。故哺乳兒無罹本症者。患者口腔內感疼痛。攝取食物時最劇。唾液由反射的刺戟而分泌亢進。從口腔流出。屢帶血色。且放不快之臭氣。頤部之皮膚。爲放線狀潮紅。呈輕度之炎症。且分泌旺盛。則唾液逆流於喉頭。或出口腔。溢流於枕上。妨礙睡眠。致使患者起身神倦憊。他如患者因口臭起自覺的異常之味感。嫌忌飲食物。患部鄰接淋巴腺。初惟於顎下腺起炎症性腫脹。漸次釀成身體衰弱。顏貌呈灰白色。陷於悪液質因而登鬼籍者不少。體溫往往有來輕度之昇騰。是獨於小兒爲然。

然本病多數常赴治愈。據阿意氏之所見。患者中取敗血性之轉歸者。只有一名耳。由經過之長短。別爲急性及慢性之兩症。急性症歷一週乃至二週而治愈。慢性症須亘數月也。

治療法不得其宜。相對向之創面。必起癒着。依手術除去之。甚爲困離。例如與頰黏膜或舌緣相癒着是也。本病有時侵害下顎。使之陷於壞死。

(三)療法　原因的療法。在禁水銀劑之使用。選定健康之住居。及適良之食餌。對症的療法。每食前後。當以三%之鹽素酸加里水行咽雷法。食餌以流動性滋養物爲最良。如牛乳、雞蛋、肉羹汁、柯柯阿、稀薄之葡萄酒、麥酒等是也。攝取過熱物及固形物。喚起口腔內之疼痛者。必避之。

口腔白斑症（博醫會作舌病）

萬鈞叔豪

(一)解剖的變化　本病主於舌之表面。生灰白色類黃色乃至類褐色之斑紋。往往又起於口腔黏膜、懸壅垂、扁桃腺、口蓋弓等部。有時口腔黏膜之大部分。被以一個融合之巨斑。白斑邊緣。由鄰接之健康面而擡起。間如呈角質變性之觀。以鏡檢之。則見表在層之上皮增殖。最上層鬆疎且膨脹。乳頭被壓迫而爲扁平。血管擴張。圓形細胞集簇於表皮下組織。要之本病不外爲慢性口腔炎之變形症。

(二)原因　在口腔黏膜之刺戟。如喫煙人酒客齒牙之破損是也。其他有發於黴毒、胃病等者。男子易遇上述之原因。所以每罹本病。

(三)症候　本病往往不覺何種疾苦。而第有經過。有時口腔起破創、灼熱及疼痛之感。來味覺鈍痲。患者每抱胃病及黴毒爲不治症之恐怖而起比卜昆垤里性鬱憂。

(四)豫後　不可輕視。何則。時或有續發上皮癌故也。

(五)療法　宜先鑒其原因。對黴毒當處以沃度劑之內用及外用。在胃病。當飲用加兒爾斯泉鹽。或用烏希泉。又有試以亞砒酸之內用者。

處方　亞砒酸加里液　五、〇　苦扁桃水　五、〇

右混和。一日三回。每食後服十滴。

外用則行乳酸、格羅謨酸之局處的腐蝕。昇汞、硝酸銀、沃度丁幾之塗布。及電氣燒灼。

答醫師居於病者之住室外而繫系於病者之脈處觸其系以診斷之是謂系脈

問系脈診病有無貽誤否。

答醫師之診脈固全依銳敏之觸覺而知之然行系脈法時觸覺雖甚敏捷仍不能保無貽誤也。

問何謂脈摶。

答按手指於手腕關節之部則感觸一種跳動名曰脈摶

問脈摶之起因。

答脈摶起於心臟之鼓動而波及其枝幹故以脈摶之正否得推知心臟之強弱及身體之狀態

問健康人之脈摶幾何。

答健康人於一分時間內其脈摶之數計六十乃至八十次

問脈摶與年齡有關係否。

答脈摶常隨年齡而異老人之脈摶自七十乃至九十摶小兒之脈摶自一百乃至一百四十摶此通例也

問脈搏分幾種。
答脈搏大別爲二種。曰增脈曰減脈。
問何謂增脈。
答一切熱症之脈搏恆在八十搏以上。名曰增脈。
問何謂減脈。
答如黃疸神經刺戟心臟神經痲痺腦膜炎初期及大動脈孔狹窄等之脈搏恆在六十搏以下。名曰減脈。
問溫度增高與脈搏增加爲如何之比。
答溫度增高與脈搏增加爲一與八之比。卽熱增高一度。則脈約八搏是也。
問何謂脈調。
答研究脈之調子之整齊及不整齊者。曰脈調。
問脈調有若干種。
答脈調有多種。如正脈不正脈交代脈變細脈等是也。
問何謂正脈。

答脈之調子甚整齊者曰正脈。

問何謂不正脈。

答脈之調子不整齊者曰不正脈。

問不正脈又分幾種。

答不正脈又分兩種其一爲二搏或三搏後休息瞬時再起搏動其規則甚正整者曰不正脈中之正脈其一以爲其二三搏後一歇忽繼續至二三十搏以爲其連續至二三十搏者忽三四搏後卽止極無規律者曰不正脈中之不正脈。

問何謂交代脈。

答小兒患腦膜炎時一個高脈波後卽來一個低脈波高低相間者曰交代脈。

問何謂變細脈。

答患氣管狹窄或心臟病其呼出空氣時之脈搏如常吸入空氣時之脈搏甚細或全無者曰變細脈。

問何症現左右不同之脈。

答左右不同之脈於動脈瘤及動脈狹窄症見之

問何謂疾脈與徐脈。

答研究脈搏收縮與緊張之速度者曰脈之疾徐。

問何症現疾脈之徵。

答心臟機能之增進強大或心左側之肥大等均現疾脈之徵。

問何症現徐脈之徵。

答徐脈在大動脈狹窄等見之間有老人之脈搏亦現徐脈之徵。

問何謂大脈與小脈。

答研究脈之高低者曰脈之大小。

問何症現大脈之徵。

答心臟肥大或大動脈瓣閉鎖不全等其脈必大。

問何症現小脈之徵。

答心臟孔狹窄衰弱等其脈必小。

問何謂脈之虛實。

答研究脈力之強弱者曰脈之虛實。

達爾文之幼時

丁福保

發見進化之大法闡明生物之起源於醫學及一切思想界起一大革新之千古偉人達爾文氏世人殆無不震其名而欽仰之以其事業而觀意其人必自幼穎敏而肆力學問有非常人所能及者而孰知不然當其少年時實一最平凡無能之人也達爾文氏嘗自言其父每叱之曰汝於游獵逐犬捕鼠之外一無所事累代家聲將於汝墮矣嘗居斯留士倍利數年所學皆不成其最喜者惟吟詠和烈伊司氏之詩篇而已後徙於愛丁巴拉習醫學然心不好之閱二年其父使爲僧侶弱冠時讀倍阿孫氏之信仰論知基督教義之足信遂有志於牧師而游於根普利志提焉然既至其地仍惟以游獵射擊爲事時而轟飲縱歌頹然自放不知天壤間尚有何事業云達爾文氏少時之行事大率如此夫史乘上有名之大人物其自幼碌碌無能者甚多如達爾文者亦其一也吾人於此可知人才非必早熟大器晚成之語固往往而信蓋注重實驗研求眞理之科學家非如彼之英雄文豪以活潑英敏爲要素但能肆意鑽研思慮綿密沈著鞭辟百折不回自必有成效可期不難使聲名洋溢乎學界也

千里眼　一

丁福保

達爾文之幼時　千里眼

千里眼　二

世人所謂千里眼者。其範圍殊爲廣漠。自吾人考之。則當別爲三種。卽透視。Hellsehen。空間的遠隔視 Raumliehes Fernsehen 時的遠隔視 Zeitliches Fernsehen 也。透視云者。乃通過不透明體而明視其中物體之謂。空間的遠隔視者。能明視極遠距離。（通常萬不能見之距離）之物體之謂。此卽狹義之千里眼。或稱爲天眼通者也。時間的遠隔視者。乃英語所謂克來阿罔斯 Clairvoyanec 卽豫知未來事之謂也。

以上三種奇異之現象。乃自昔科學家斥爲虛誕無稽。或指爲詐僞欺罔。或謂爲偶合者也。然洎於近世。經實地研究之結果。殆漸認爲可能之事實矣。近年日本有御船千鶴子長尾幾子等之千里眼婦人出。其不可思議之能力。頗足聳動一時之觀聽。自今村福來二氏從事於實驗研究。殆可證爲確然無疑之事實。雖物理學家藤原氏等。頗有異說。力詆幾子之所爲。全爲欺世惑人之舉。然藤原氏等之研究法。至爲鹵莽。且缺學者之態度。故不能得一般識者之同意。蓋藤原等對於幽玄隱微之現象。而單以物理的說明。從而排斥之。如此偏狹之處置。實余輩所不能欽服者也。且僅以一次粗疏之實驗。而遽斥之爲詐僞。殊失學者愼重之態度。蓋可謂輕率之甚者矣。今千鶴子已仰毒死。幾子亦以病肺而逝。東方更無千里眼之婦人可資研究。然彼歐美諸學者。實

驗鑽研之成績固亦可確證千里眼之非誣妄矣

雖然徵諸歐美近時之實驗具透視之能力者頗爲稀有如法國學者利希愛氏其所實驗者雖至極豐富然確實證明其能透視者殊不多見若夫狹義之千里眼（卽空間的遠視）則其實例甚多茲略舉於左

當千八百三十八年時法國阿卡台米之會員伯爾丹氏嘗懸三千佛郞之賞金購募不藉眼及光線之力而能明視物體者其時有醫士三人自謂能之然皆無能得此賞金之資格蓋其中二人之透視均係詐僞他一人則全無透視力也又利愛薄爾、倍隆哈伊姆、福來爾、威的爾斯脫蘭特、摩爾氏等催眠術家被其術者各有數千人之多然從未報告透視之一例萊溫福氏嘗檢驗自稱瞑目而能於胃部讀書之歇私的里性一處女而發見其完全閉目之時實不能讀書蓋此女不過能細小其眼縫讀書而已

大凡自稱能透視者用此狡猾之手段或其他詐僞之法以欺矇試驗之人者當必不鮮雖然眞具透視之能力者實確有其人無可疑也昔利希愛氏嘗向於被催眠者使透視藏置二枚信封中之卡特試驗十六次其中五次確能透視無訛其餘七次唯能言卡特之色而已然其後更以名刺試驗之則多失敗又希蘇伊克氏者以富鐵札（

即發財票）置紙匣中使之透視其號數試驗多次其能透視無誤者惟二三次耳倔拉色氏嘗就一睡游者使透視藏於不透明物中之文字其第一次雖得成功然於蒙伯利阿之阿卡台米委員會行第二次之試驗則全然失敗云

依上述之成績觀之似尚未能確證有透視之能力然尚有他之試驗可證明透視者之確有人在也姆輕氏嘗令歇私的里性之妙齡女子全閉其眼使讀印刷物及書狀之文字又利希愛氏偶使其透視其懷中一複雜之器械（測定器）亦有確實之成績巴克曼氏嘗使一十四歲之被催眠者透視其近傍一紳士懷中錢袋中之貨幣竟能確舉其數路特爾夫繆爾來兒氏使某婦於催眠狀態中透視其近側一紳士之懷中時計所言之時刻與時計適相符合又使透視此紳士之胃亦明言其內容之狀態及潰瘍瘢痕焉

徵諸以上所述歐洲透視之試驗較諸日本千鶴子幾子等百驗百效之良成績雖有所未逮然透視者之確有其人固無可疑也雖然透視他人之體內而診斷其疾病則吾人實未之能信蓋彼等即能透視然無解剖學病理解剖學之素養及知識焉能察知身體內部臟器之病變乎希來台的志來賚脫氏嘗言睡游者透見人體之內部而

述其病狀全出於想像云利希愛氏亦言五十三次之試驗中雖有十五次能診斷病狀然其所言範圍廣漠而無可捉摸云云夫無醫學智識之人而陳述病狀實可稱爲滑稽之極不足信也吾人既認透視之確爲可能之事然其理由果何在乎自生理學上論之網膜於某一定之時會固有受倫德根光線、溫線、越紫線刺戟之性能又或謂拉衣亨巴哈氏所謂靈氣光Odlicht之一種光線（或謂即今日所稱之倫德根光線）如感於有靈感性之人即可於暗夜見物又雖包被之物體亦可得明視然此非所論於通常之光線也以余觀之此透視者實與空間的遠隔視（即天眼通）之本性相同皆由僞同一之機轉而發起者耳

關於天眼通之事自古有數多之傳說佛典之所謂六神通者天眼通實居其一蓋謂宇宙間之森羅萬象無一不映於目中也釋尊弟子阿尼律陀之得羅漢果也釋尊曾示以可見天地一切事物之天眼法云雖然關於天眼通之記載史乘上殊不多見其確實可信者惟著名哲學家斯烏愛氏之天眼通而已千七百五十六年斯烏愛氏在哥丁堡能見及五十英里以外之蘇脫克霍爾謨火災云與伊同時之哲學家康德氏曾以此事報於其友蓋極確實可信者也

千里眼

近時哈志特克氏所報告睡游者恩馬氏之天眼通亦頗爲可信蓋有某少年自利巴伯爾旅行於美國音信久絕其父母憂思不已遂商諸哈志特克氏使屬睡游者恩馬觀其子之所在及其近況恩馬氏諸之遠視某少年之居所及近況言之綦詳後少年歸國所語於其父母之事與恩馬氏之說若合符節云又日本長尾幾子自讚岐之丸龜遠望某男子在海外之住所及其狀況報告於某男子之親戚後以詢諸某男子果然世人或以此等之事不過偶然暗合然既與實際之事實全然相符似亦不得謂爲偶合也況歐美諸學者屢屢實驗固確有可信者乎又巴克曼氏曾報告有二十六歲之下女其在催眠狀態中能見及遠隔數英里某家內居人之狀態（此家爲彼下女素所不知者）且能言其家所懸之畫幅及一婦人所閱新聞紙之名絲毫不爽又記述有十四歲之一少女能遠視一湖中溺死者之所在此溺死者蓋久經探索而未能發見者竟由此少女遠視而獲之異矣

利希愛氏嘗使一睡游者遠視某學士所辦精神病院之狀況睡游者於此病院夙所未知乃述入院患者之形態及其衣服之狀竟毫末無誤云

達富惠及阿是阿姆氏亦報告一極有興味之實例蓋有某殺人犯者以其凶器匿於

某所竟無由發見嗣問之睡游者彼言其凶器爲斧棄於某池之水底且詳述池之位置及凶器所在之處歷歷如繪警吏如其言往索之果得凶器云

依上所述則世間實有天眼通之人殆毫無疑義然其理由所在則尚無由正確解釋之唱道士批利企斯姆斯論者以此歸於士批利脫之所爲然亦不過一種之空想萊溫福氏視此爲尚未明瞭之一種作用井上哲次郎亦謂自然科學決不能發明此等事之本性然據枚求尼哥夫氏及加藤弘之博士之說謂千里眼之奇異現象實人類祖先動植時代之視覺偶然復現者其理由如何一讀日本田中祐吉所著人性之醫學的觀察中人類機能之退化卽可恍然矣

動植物之壽命

丁福保

病理學大家亨氏所著進化及病理Dezsendenz u· Pathologie中自然之死一章其末附記動物之壽命茲揭示於左

象	九十歲	猫	九至二十歲
熊	五十歲（最高）	羊	十五歲
馬	三十五至五十歲	狐	十四歲

動植物之壽命

獅	三十五歲	兎	十歲
牛	三十歲	栗鼠	六歲
猪	二十五歲	天竺鼠	六歲
犬	二十歲(最高)	卡那利阿鳥	十二至十五歲
鷹	百十八歲	白鼠	六歲
金鷲	百十四歲	家雞	十至二十歲
烏	百歲	金雞	十五歲
鵡鸚	百歲以上	白頭鳥	十二歲
杜鵑	三十二歲	鳩	十歲
鵠	二十歲	鶯	八歲
龜	百歲以上	蟹	二十歲及以上
鯉	百歲以上	蚯蚓	十歲

又植物之壽命依裴隆大學教授枯洛湼格爾氏之說則扁栢及楡在二百年以上常春藤四百五十年普通之楓樹五百年落葉松五百七十年栗六百年橄欖樹七百年

杉及橙八百年菩提樹千年栟千五百年水松二千年以上又某種扁栢可至六千年云

食人及人身供犧

丁福保

當草味之世不論何種族人民皆有食人之風如三千年前已開文化之埃及亦以食死人之肉爲一種儀式此固信而有徵者也蒙昧野蠻之人種其食人肉也非惟充飢饜足味覺而已尙有以他之種種關係而啖之者如亞細亞大洋洲南阿非利加之蠻族以尊敬親愛死者之故而食其肉西藏人以自身被尊者所食爲無上之名譽澳斯大利亞洲人以食死人爲功德之最高者南美之克志枯毛斯人種常食友人及戀愛者之肉且食且歌曰汝埋黃土中無寧宿吾腹中央澳斯大利亞洲之由爾根廷人種其戀愛者死亡之時卽啖食之且歌曰汝當爲吾肉誠可謂慘無人道者矣亞細亞之撒莫愛特及奥斯査克兩人種謂食長者之肉長者當以爲至樂涅爾普太河口之哥德種族則以生食久病之人及老者爲死者之功德此等皆現世生存之人種考諸古代亦多然者古代之馬撒該的台爾皮折斯等蠻族多殺老人及病者而食之又如昆斯蘭特人迄今尙有一種慘酷之思想謂食勇者之肉卽爲勇者食小兒之肉可以長

生云他如北美之脫林該德族及南美之耶馬斯族亦皆食戰死之勇者之肉且啜其腦髓焉反是如亞細亞之韃靼印度之阿哥拉人種、婆羅洲之巴志太克族及革林蘭德人則以食死者之肉爲對於其人最上之罪惡而要其有食人之風習則一也然如斯泰因枚志資博士之說在太古時代不論何人種殆無不食人肉者惟於數多之國此種蠻習漸次廢除其以迷信之結果作爲一種儀式而常存不廢者亦頗有之又迄今亦尚有以人肉爲食品之一者

古代所行人身供犧之俗蓋亦食人之遺風所可見者也其以人肉供獻於畏敬之長者或鬼神之實例東西各人種無不見之雖今日文明之國民其歷史上亦無不遺留人身供犧之跡者希臘之古代其例甚多如供人之肉血於小狼神 Zeus Lupcuos 及貪食神 Zeus Laphistios 是也舊約全書亦載莫阿普王枚撒供其子於黑門豫言者愛撒亞氏之祖父馬那志色氏投其子於火以供莫洛霍氏蓋巴比倫俗以投子於莫洛霍氏之火爲贖罪之法也揮尼該阿有供人於霍阿之俗迦太基亦染此風習戰勝之時必以兒童二百爲人犧以供之焉其他如墨西哥百留等此例亦甚多印度之土人空特供人肉於地靈倍拉本奴卡爾加太之市中至今尚有供人身於女神加利之

習在於我國古時此例亦數見不鮮西門豹爲鄴尹時所禁革之以人祭何伯事亦其最著之實例也

熱帶氣候及於人類勞動力之影響

丁福保

人類於攝氏二十度以上其先天的所有之勞動心即行減少至二十五度以上則殆全無思動之意Ratzel, Erde I. I, S. 542故熱帶地方之人不十分使用其勞動力亦理之當然也至熱帶居人憚於勞動之事經濟學家洛隨爾氏經濟原論 Roscher, Grundlagen. S. 96中所記之印度俗諺即可證之其諺曰

坐善於立臥善於坐睡眠善於醒覺而最善者惟死而已矣

印度人之怠惰而傾於厭世思想者殆悉由於此故於熱帶地方欲興起生產事業必設立經濟學上所謂強制的勞動制度Zwangarbeitsystem使其居民爲強制的勞動而後可彼之所云奴隸或苦力制度殆皆爲南方熱帶地方之產物如爪哇地方荷蘭之殖民政策能有異常之成效至爲殖民制度之模範者全以荷蘭政府善於行此強制制度之結果也

酒精與肺病之關係

熱帶氣候及於人類勞動力之影響　十二

法國某名醫嘗研究肺病之起原謂實與酒精有關係彼嘗調查法國北部二十八州其飲料多爲酒精（如白蘭地及威士忌等酒）約住民十萬人中患肺病者二百三十人此外各地多飲葡萄酒以十萬人爲比例患肺病者減其半可知葡萄酒實爲肺病之大敵故凡患肺病者宜多飲葡萄酒絕不宜飲酒精以益其病曾著一論說勸世其題爲酒精與肺病之關係云

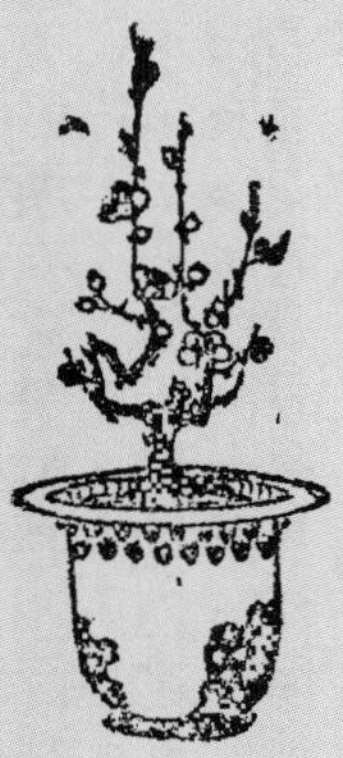

廣濟醫科大學記事

天聽

滕更梅博士。英國名醫也。挾其救世之道。不遠千里。航海來杭。創設廣濟醫院。籌備西醫學堂於吾杭大方伯。已歷數十寒暑。求診者踵相接。無不應手見效。故浙東西人士。咸以梅博士醫術之神乎其技。交相稱頌。名重一時。由來久矣。當時梅博士深慮求診者日衆。幾有如入山陰道上。應接不暇。若不教授生徒。則分身乏術。普濟為難。惟當其時風氣尚未大開。求學者猶鮮。各界鉅子。尚視醫學為無足重輕之舉。不得已附設學堂於廣濟醫院。募集生徒。悉心講授。非從簡也。實時勢使然耳。前清光緒末葉。當道崇尚維新。事事改革。卽陸軍各醫。悉禮聘西醫以為之領袖。而各界搢紳先生。亦咸以講求衞生為人生之必要。於是求過於供。聲價十倍。醫學昌明。要未有盛於此時者也。歲丙午。梅博士有鑒於此。且日見負笈從遊者谷衆。自應力謀擴充。以期普及。是以另設廣濟西醫學堂於直大方伯。廣招生徒。延聘劉君銘之、劉君銘新、林君洞省、朱君延谷、余君頌恩、樓君會翙、鍾君更生等。分科教授。一時濟濟英才。萃聚一堂。越五年。咸稱為精深可造之才。辛亥歲。武漢事起。四方響應。效力於上海、金陵、浙江十字會及軍隊服務。其最得力者。大都係出諸博士之門。則博士之創辦醫學。有功於吾浙。已可概見。夫梅博士創辦醫學。招集生徒。以十學期爲畢業。學期凡五年。分作兩科。前二年爲預科。又三年爲正科。歷屆辦理。有條不紊。故中西各國醫學博士。咸推重梅博士之盡籌碩畫。已非一日。癸丑歲。創議擴充廣濟西醫學堂。改爲浙江廣濟醫科大學。經各醫學博士先生公決。以金陵醫學堂改設預科。二學年畢業後。逕送浙江廣濟醫科大學肄業。嗣後廣濟醫科大學。專設正科。以民國四年爲實行之期。蓋民國三年爲廣濟醫學預科畢業終期。庶幾事歸畫一。秩序井然。玆已經公家許可。以廣濟西醫學堂更名爲浙江廣濟醫科大學。且不日卽須廣購材料。以建造巨厦。規模之宏大。行將更勝於今日云。

韓載陽字竹山年四十歲京兆武清縣河西務人務關公立施藥局董事平素熱心公益專以濟人利物爲已任

金文郁字從周年四十八歲京兆香河縣西雙街人務關公立施藥局發起董事熱心提倡地方公益事宜

徐壽祥字吉甫又字靈伯現年廿五歲浙江紹興府會稽縣人宣統二年畢業於江南高等學校現從丁福保先生習醫於中西醫學俱有根柢

黃衡石字冠林年四十一歲江蘇海門縣法政畢業生經理外科兒科一切雜症於東西醫理尤有心得

蔡杏南號闢塵年三十九歲福建泉州晉江縣晝船浦人現移居蚶江鄉花映處爲新醫學講習社最優等肄業生在鄉設立闢塵醫室內容有演說醫事所閱書報所專以普及鄉人衞生智識爲已任創辦人道藥房新發明中國藥各種藥水以及丹膏丸散挽回中藥之利權且志在振興實業在香港與二三同志發起閩組織陶畜牧種植農業會社擔任獸醫之職

鄭永川字與桑號幼仁年四十歲福建省閩縣人家傳醫術獨具心得而於東西實學

亦研究有素曾畢業於閩長福三縣公立自治研究所甲午歲充福清縣資壽堂醫員兼衛生社講習所演説員現遊歷南洋泗里末中華醫藥局醫生常與東道林君庭槐（係醫學選科社社員）每多盤桓互以醫家奥妙生理衛生相切磨學識優長誠不愧醫中人也

萬鍾原名寶書字伯英年二十八歲江蘇無錫人曾受業於丁福保先生之門精內外科及按摩術鎮江衛生醫院醫員編有家庭診斷學男女婚姻衛生寶鑑

金育驥字調良江蘇無錫人現從丁福保先生習醫

王家珉年十九歲江蘇無錫人現從丁福保先生習醫

薛承俊字康侯年二十歲江蘇無錫人現從丁福保先生習醫

陸應錡字士均年二十二歲江蘇無錫人現從丁福保先生習醫

陳謨字綸華年二十歲浙江鄞縣人現從丁福保先生習醫

王家瑞年十六歲江蘇無錫人現從丁福保先生習醫

少年之模範敍

丁福保

敍曰古來勸善之書夥矣大抵荒陋鄙倦言不雅馴爲通人學者所不樂觀余力矯其失乃於讀史時見有嘉言懿行可爲少年進德修業之模範者輒隨筆疏記之考宋史吳玠傳玠善讀史凡往事可師者錄置座右積久牆牖皆格言也元史脫脫傳脫脫日記古人嘉言善行服之終身蓋古之人已先我而爲之矣惟二十四史三千二百四十三卷嘉言懿行不可勝紀古事有不能行於今者如臥冰割股等槪不選錄其事迹有相類者則舍此取彼繕存什一以示準繩非云該備也每條事迹之下皆注明出於某史一則講解時便於檢查一則使學者知出於正史非稗官雜書之可比也揚子云務學不如務求師師者人之模範也今以二十四史中之賢人君子爲師其足爲少年之模範者不更大且博乎

第一章 勤學之模範小敍

迴憶二十年前士夫之勤於學業者尚多今則官吏搢紳士女皆飲食游戲相徵逐而荒於嬉矣童年習見父兄家長之所爲由習慣以成自然其卽揚子雲所謂模不模範不範歟輯勤學之模範

第二章　自治之模範小敘

吾人日用力於克己復禮之一途。則日進於高明。可以為君子而寡過。反是則日蕩心游。筋駑肉緩。快意於廣衆。抱慚於衾影。日就小人之域而不自知。嗚乎。一室之內。自有千秋之業。曾子日三省。顏子不貳過。吾少年可以取法矣。輯自治之模範。

第三章　孝之模範小敘

魏晉祖尚玄虛。描摩莊列。少年每以跌蕩為高。通脫是務。阮籍居喪。則食蒸豚。胡母輔之之子。則直呼父字。為彥國。弟子之繩檢盡去。而天下之風俗隨之矣。遞來後進。澆浮舊章。陵替父子。異部姑婦勃谿。小則兆門祚之衰。大則為國家之妖。又非居喪食肉直呼父字之可比也。嗚呼。袖中之簡。三歲可以出之。（趙簡子書訓誡與次子無恤三年問之無恤誦其辭甚習求其簡出諸袖中而奏之）千里之書。終身可以誦之。（馬文淵千里還書誡其兄子見後漢書）何其敬之深。篤而勿逆勿怠也。漢制。使天下誦孝經。選吏舉孝廉。而當時人才特盛。忠孝成俗。非崇本之效歟。輯孝之模範。

第四章　弟子之模範小敘

惠棟曰。漢重經師。其上章也。必稱聞之師。曰以明所受。於其死也。則必自表。師喪棄官。

行服故經義莫明於漢人才亦莫盛於漢自經師亡而仲山之古訓不存夫子之雅言亦絕陵夷至今動違矩則雖登堂請業者恆數百人轉盼即成陌路荀卿言倍師之人明君不納諸朝士大夫不與之言可慨也夫輯弟子之模範

第五章　兄弟之模範小敘

兄弟者分形連氣之人也方其幼也父母左提右挈前襟後裾食則同案夜則傳服學則連業遊則共方雖相愛不知同堂塤篪之樂也乃一轉瞬間盛年儵謝風木遺悲兄既齒危弟亦髮禿桑榆暮景歡娛讌飲之日無多矣奈何有各妻其妻各子其子同室操戈鬩牆起釁者風俗日益澆薄可慨也夫輯兄弟之模範

第六章　夫婦之模範小敘

夫婦爲造家之本雞鳴之詩專美賢夫婦相警之辭蓋夫婦能相警則家道成矣今之少年大抵溺於色荒衣食粗足即有買妾之舉豈即荀子之所謂貴易交富易妻歟嗚呼婦雖賢淑夫實不良夫婦之道苦矣輯夫婦之模範

第七章　交友之模範小敘

吾見今之所謂友者未嘗不自以爲奇偉魁特之士相與論古今成敗得失往往慷慨

悲歌至於泣下亦有貌示肫摯煦煦然握手相問語歡愛若家人者然不逾時而已爲途人反眼若不相識矣甚至乘瑕抵隙狺然相牙噬造蜚語以相中傷效投石下阱之所爲者亦時時有之更寧有古所謂道義之交生死不相背負者乎嗚呼讀後漢書范式傳可以興矣輯交友之模範

第八章　尚武之模範小敘

顧寧人曰天下興亡匹夫有責蓋生爲斯國之人卽有捍衞斯國之責也爲將者申明紀律以死報國爲兵者服從指揮奮不顧身勍敵在前何足懼者輯尚武之模範

第九章　服官之模範小敘

觀覽史傳歷代名臣流芳百世者大率淸愼廉正以不貪爲寶國爾忘家公爾忘私有利必興無害不除權貴不能屈豪猾不敢欺懿茲往哲吾見亦罕詎今人不能勝古人耶輯服官之模範

第十章　敎子之模範小敘

顏之推曰凡人不能敎子女者飲食運爲恣其所慾宜誡翻獎應訶反笑驕慢已習方欲制之捶撻至死而無威忿怒日隆而增怨逮於長成終爲敗德孔子云少成若天性

習慣如自然諺曰教婦初來教兒嬰孩誠哉斯語輯教子之模範

第十一章　殉國之模範小敘

汪踦殉魯童而不殤孔子以爲宜士大夫食國之祿即宜死國之事古人並論忠孝而忠居首豈無故哉屈身事讎爲後世詬病生而辱何如死而榮乎輯殉國之模範

第十二章　雜識小敘

此就以上各章外而意尚有未盡者復躡入焉端木貨殖西河文學雖義非一類而事盡可師拾遺摭言蓋取不賢識小之義志雜識

無錫吳禮讓堂啓事

敬啓者無錫侯楨子勤先生所著詩文集及禹貢古今注通釋等書刊行以來備受四方學者歡迎敝處無任感激近又搜獲先生硃批圈點孝經集注謹嚴超特足資研究已請人繕寫將精印公世（定明年九月底出書硃圈套杭連史印精裝一厚册收回工料洋五角學堂圖書館等公處憑圖章來索者一概奉贈惟須先惠郵票十分）想讀過子勤先生之書者必以先睹爲快也惟查先生遺著不止上列數種尚有詩經箋雅爾雅箋注等要書並逭青崖先生傳等鉅篇均以稿失無由廣傳竊謂先生博通經

無錫吳禮讓堂啓事　六

史著述宏富當時游跡所至自江蘇而山東而京師旋及河南江西福建等省途中頗有著作手稿不免遺溷在外倘有遠方學者得藏先生未刊遺稿而肯　惠寄敝處抄讀一過俾能補刻行世則欽仰奚似原稿當由敝處保存寄還如須獎酬儘可　示知稿請寄江蘇無錫大成巷中吳日永收可也　民國四年十月一日無錫大成巷中吳禮讓堂謹啓

再啓者古杼秋館遺稿自印傳以來深蒙閱者嘉許紛紛函索不數月初板已罄近者印費過重敝處以後難徧應愛讀者之求茲定自民國五年正月一日起每種收回紙工洋五角但公處憑圖章來索者仍照舊章奉贈

民國四年十月無錫大成巷中吳禮讓堂白

商 **所羅挨** 標　'SOLOID' 商標 TRADE MARK

商 **內淨** 標　'NIZIN' 商標 TRADE MARK

所羅挨內淨瓶樣

所羅挨內淨西名錏化硫安尼林酸醫藥界業已證明其滅穢效力較勝他種錏鹽類。有激發性。水易溶化。如按分劑作藥消水。施於洇膜上。無刺戟發毒諸弊。據醫者之經驗。謂治急性白濁症有良效。射尿脂與陰道。用二釐至六釐。0. 13 Gm至0. 389 Gm化水一量兩。實有良效。不致痛癢。亦不發炎。用此所羅挨內淨。既極簡便。又可縮短療治期。又按此分劑之藥消水。洗頑瘍（久不收口之頑瘡）爲最妙之消毒激發藥。各種皮膚頑症。洗之亦效。治眸白濁炎、眸炎積血及他眼痛。皆有靈驗。其良方如左。所羅挨內淨二釐　所羅挨硼强酸六釐　水一量兩溶化。用眼盃洗之。每日四五次。爲最廉最美之眼藥水。

本行著有大寶來醫藥淺說一書。爲醫界最有用之本。如蒙函索。當即郵奉。惟須詳示姓名地址。並提明因閱中西醫學報而知云云爲要。

英京　上海　寶威大藥行

著名良藥

商標 'KEPLER' TRADE MARK

COD LIVER OIL WITH MALT EXTRACT

商標 解百勒

麥精魚肝油

此圖由眞式縮小

解百勒麥精魚肝油含。有兩種最可貴食物要素即。純鱉魚肝油與解百勒麥精是也。○鱉魚肝油。醫學界久已承認。爲消耗諸症與疾病匱乏育質者之最妙食品。惟其氣味每爲病者厭惡。又胃消化力不强者。亦常不能受容。因此不能得其實益。是爲憾事。自有解百勒麥精魚肝油以來。此種缺憾。悉行解除矣。即因鱉魚肝油一化入麥精中。其滋味便成佳美。不第食性乖僻者。易於進服。即虛不受補者。亦可得其化育之功。○解百勒麥精涵有茁壯大麥之濃厚育素。亦有消化作用之糟粕。以增鱉魚肝油之效力。且使別種食物。亦易消化。○解百勒麥精魚肝油。既有此兩種寶貴食物。則其自爲各症匱乏育質之妙品。癆瘵瘰癧虧弱人服之。其恢復元氣之效力。堪稱無雙。病者藉此强壯之力。得以止遏病勢。更因此得以健痊。其於肺體炎症。以及各種熱病。難進飲食者。惟此可容納而消化之。○久病未痊重症新愈。此爲至寶至美之食品。○稟賦柔弱。小兒單薄。按法投服。獲益匪淺。力量增加。○乳母日常服之。身體强健。乳汁濃厚。○解百勒三字。爲此品之商標。如果所服者爲眞解百勒品。其獲益也。必如願以償。 此品有大小瓶兩種。

上海 英京 寶威大藥行

中華民國四年十二月出版

中西醫學報

第六年第五期

本期之目錄

論說

學說

叢錄

本報全年十二冊本埠洋八角四分中國境內洋九角六分日本臺灣洋一元零八分香港南洋各島洋一元三角二分零售每冊洋一角上海英大馬路泥城橋西首龍飛馬車行西間壁三十九號丁福保醫寓發行

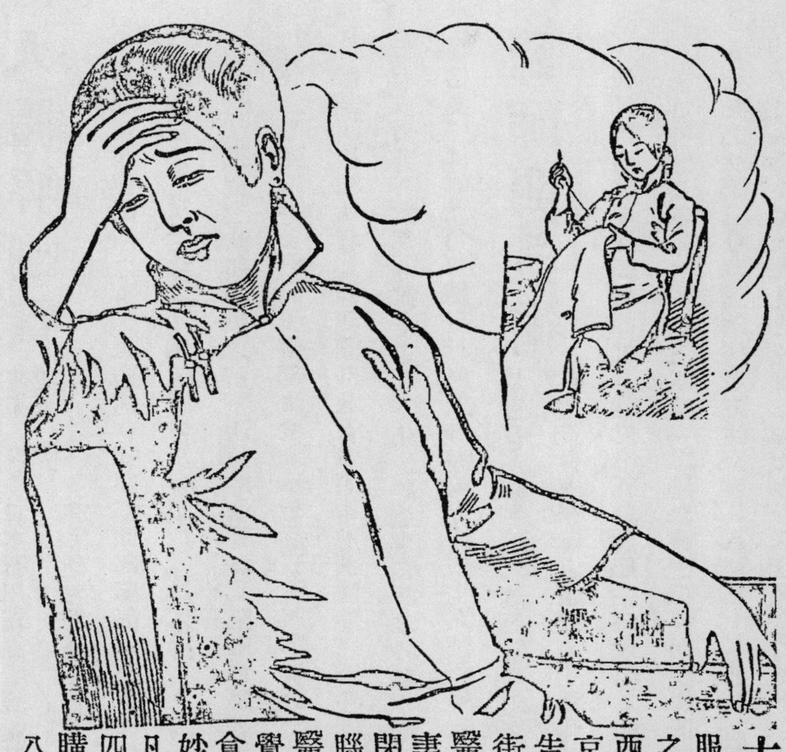

夫人長享健康幸福

服用韋廉士大醫生紅色補丸治愈彼之疾病

西醫張綏之君歷充浦口第一師與南京第三師衛戍軍醫院一等軍醫近來告退行道於南京城中設硯於黑廊大街金陵大藥房據其來函云韋廉士大醫生紅色補丸誠爲婦科之聖藥由余妻親自之經驗而言也余妻曾患月經閉止腰痛腹脹飲食少進皮膚呈貧血腦力薄弱四肢痠痛余卽將韋廉士大醫生紅色補丸與之試服連服數瓶頓覺諸症全消而月經有序兩月以來飲食照常精神煥發誠世界第一婦科之妙品也

凡經售西藥者均有出售或直向上海四川路九十六號韋廉士醫生藥局函購每一瓶英洋一元五角每六瓶英洋八元郵力在內

人體解剖實習法

日本石川喜直所著。無錫孫祖烈萬鈞江陰徐雲合譯。上編緒論。述解剖之注意。解剖使用之器械。死體之處置。下編各論。分五章。第一章筋及筋膜關節之解剖。凡腹部背部頸部頭部胸部上肢下肢筋內之解剖法檢驗法皆詳焉。第二章內臟之解剖。(含心臟及會陰)凡咽頭舌及喉頭(附氣管食管甲狀腺)腹腔內臟男性尿生殖器女性尿生殖器(附直腸)會陰胸部內臟之解剖法檢驗法皆詳焉。第三章脈管之解剖。(附局部解剖)凡上半身之動脈腹腔之動脈下半身之動脈解剖法檢驗法皆詳焉。第四章神經之解剖。凡腦脊髓脊髓神經腦神經五官器之解剖法檢驗法皆詳焉。我國自教育部頒布解剖條件以來各省醫學校相繼實行解剖。顧解剖手術必先胸有成竹非可貿然一試。是書即本此情。詳述解剖時之各種手術。爲實習者之津梁。庶術者得此可事半而功倍矣。　每部九角　總發行所上海靜安寺路三十九號醫學書局

醫師開業術

是書日本立神正夫著。無錫萬鈞譯。上編總論。分五章。第一章述開業之難。第二章述社會與醫師之情狀。第三章述爲醫之術。并所以羅致患者之策。第四章述醫師應有之學識經驗品性及態度。第五章述學生時代至於開業時代之準備。而都野之利害。診察室之設置。亦備載焉。下編各論分三章。第一章述診察之機樞。而望問聞切諸方法。亦備載之。第二章詳述診斷疾病生死之法。第三章詳述治病之方法。全書凡八章。三十八節。於醫師開業之法則。詳載無遺。且適合於現在社會之心理。醫者苟熟讀是書。則必爲社會所歡迎。營業之發達。可操左劵焉。每部八角。　總發行所上海靜安寺路三十九號醫學書局

研究醫學者鑒　有友人自日本歸帶有日本醫書多種皆未經譯過漢文者因有專他適擬將所有各書均照原價出售現均寄存敝局惟此書每種祇有一册如欲購者宜從速滙欵當可即日寄上謹將各種書目實價列後若要議價或欲論折扣者概不函覆

病理通論　山田良叔纂譯　上　二元　下　二元　學校衛生瀨川昌耆著　全　六角　新撰衛生試驗法須田勝三郎著　全　一元七角　衛生試驗法　小山哉編纂　四元五角　治療新典　今井莛大郎編纂上　四元二角　中　四元二角　下　四元二角　和洋菓子製法　五角五分　脚氣治療法　三浦守治述　六角　脚氣之病理　三浦守治述　卷一　九角　卷二　七角　卷三　七角　三輪外科叢書三輪德寛著　第三編　一元四角五分　婦人之生理上衛生　牧野清可著　五角五分　醫化學講義額田豐述　上卷　一元　人體解剖學　石川喜直編　第一卷　一元二角　病材料觀察法實習　山極勝三郎著　一　二元二角　二　一元八角　三　一元八角　四　一元八角　五　二元二角　柔術生理書　井口松之助著　全　一元　醫士新聞　五百六十七號至五百八十號　每册一元二角　五百八十一號至五百九十二號　每册一元二角　五百九十三號至六百零四號　每册一元二角　六百零五號至六百十六號　每册一元二角　六百十七號至六百廿八號　每册一元　六百四十一號至六百五十二號　每册一元　六百五十三號至六百六十四號　每册一元　治療新報　二　四元二角　三　四元二角　四　四元二角　五　四元二角　六　四元二角　七　四元二角　臨牀講義　七角　心理療法

全 井上圓了述 五角五分 病理學細菌學的檢究術式綱要 渡邊鼎 野口英世纂譯 全 一元四
角 學理應用催眠術自在 竹內楠三纂譯 四角五分 寔驗自在 動物催眠術 竹內楠三解說 四
角五分 催眠法奧義催眠術心理全書 熊代彥太郎著 四角五分 暗示法詳說 催眠術實地傳習
四角 家庭衛生訓千葉勝景 鹿島叔男編 全 四角五分 學理應用遠距離催眠術 澁江易軒著
四角五分 施術自在催眠術全書 熊代彥太郎著 四角 醫術開業試驗問題前期答案集 小貫邦義
編纂 前編 七角 種痘法釋義 北村晴際著 四角 醫術開業試驗問題後期答案集 松尾繁編纂
六角 人體之害蟲 佐佐木忠次郎著 四角 禪上催眠術 岡田摘翠著 五角 衛生法規全書
高根達編纂 九角 診斷學 下平用彩纂 二元六角 衛生學粹 山田董譯補 全 二元 解剖講
本 上坂熊勝編著 卷一 二元八角 學校衛生書 坪井次郎著 全 七角五分 新撰精神病學
石田昇著 一元八角 輓近肺結核早期診斷及治療論 一元七角 近世解剖學 二村領次郎著 前
編 三元四角 後編 三元九角 結核病特殊診療法 高田畊安譯 三元二角, 中庸組織學 奈良
阪源一郎著 全 二元七角 顯微鏡使用法·高野與祖次郎著 六角 波路氏微菌學 陳世華譯
三元六角 按摩法手技·全·中原貞衞 八角, 免疫學說概要 柴山五郎作纂譯 一元二角 結核
早期診斷法 爾見淳太郎 西川義方著 一元二角 實用婦人科學 左藤勤也編纂 全 一元七角
衛生學綱目 川原汎撰 三元 精神病學 門脇眞枝著 二元二角 和獨羅對病名字典 寺尾國
平著 六角 醫學中央雜誌 第一卷 一元七角 新撰生理學 舟岡英之助纂著 上 二元二角

中　二元五角　下　二元六角　簡明胎生學　奈良阪源一郎著　全　二元　心臟病及其療法　一元
肋膜炎及其療法　竹中成憲著・一元　副鼻腔蓄膿症及其療法　赤松純一編　一元　生理學粹
山田董　谷口吉太郎譯　二元　近世病理學總論　金褣著述　三元　人體解剖學　石川喜直編著
第二卷　一元四角　三浦內科學纂錄　三浦謹之助著（第五十六編）一元　耳鳴及其療法　和田德
次郎編（第五十二編）六角　痔漏及其療法　和田德次郎編（第五十一編）一元　病理學纂錄　佐
多愛彥著（第五十九編）六角　外科學纂錄　三輪德寬著（第三十六編）七角　肺出血及其療法
森文男編（第六十八編）六角　精神病學纂錄　三宅鑛一著（第五十五編）七角　內科學纂錄　岡
田榮吉著（第三十五編）一元　須氏內科學　飯高芳康原田八十八譯　上　八角　中　八角　下
八角　生理學教科書　山縣正雄著　全　八角　實用外科各論　覺池常三郎纂箸　上　三元二角
下　三元四角　教育病理學　富士川遊　吳秀三　三宅鑛一講述　一元四角　組織學講本　澤岳太
郎譯述　一元八角　神經衰弱之預防法　狩野謙吾著　五角五分　脚氣病倫　山極勝三郎述　八角
再有日本醫學報一百數十種　每冊實價一角

函授新醫學講習社廣告

本社定學額一百名。講義僅印百份今已足額。而報名者尚源源而來本社再擴充學額五十名。講義已囑印刷所添印矣。此次額滿再不增添因添印講義頗不容易故也。

凡社員試習一二月。或有事故不能專心學習者。請函知本社退學實爲兩便。

半夏消痰丸

每瓶大洋一元

功效　一治溫痰、寒痰、燥痰、濕痰、以及老年痰多等症。二治各種痰之不易吐出者。能將氣管內之分泌液化薄。故爲袪痰藥。三治晨咳、夜咳、燥咳、寒咳、勞咳、以及傷風咳嗽等症。故爲鎭咳藥。四治呼吸器病之喘息及心臟病之喘息。故又爲呼吸困難之緩解藥。有此四端。所以咽頭炎、氣管支炎、肺勞病、百日咳、流行性感冒、氣管支喘息、肺炎、肋膜炎、等。皆可治之。

用法　每食後服四粒至五六粒爲止、一日三次、用開水過下、

衛生　房內空氣宜流通。嚴禁煙酒。宜習練深呼吸法。深呼吸者。在日光下潔淨之空氣中。挺身直立。緊閉其口。將肺內之濁氣。從鼻孔盡力呼出。呼至不能再吸。於是將外面之清空氣。從鼻孔用力吸入。吸至不能再吸。第一次行完後。休息片時。再行第二次。每日朝暮可作二回。每回可作十餘次。其效果能使肺臟擴張。肺內之容積變大。肺葉之尖。因深呼吸之鼓動力。亦能盡其功用。以營其呼吸。預防肺病之法。莫妙於此。

無錫丁氏監製

上海英大馬路泥城橋西首龍飛馬車行西間壁第三十九號醫學書局

通信治療規則

問 姓名（或男或女）年歲及通信地址。

答

問 職業及起居嗜好。

答

問 親族健否。如有死者。所患何病。

答

問 產生若干日。（患者如非小兒、此行圖去、）

答

問 月經、或妊娠或產蓐。（患者如非婦女、此行圖去、）

答

問 過去之疾病。

答

問 現症發起時之狀況。（如悪寒、戰慄、機能障礙、及各種自覺的苦痛等、）

答

問 自發病之日以至今日。共有幾日。

答

問 發病後第幾日最重。第幾日最輕。第幾日竟似無病而後復發。

答

問 自始病至今日之治療法。

答

問 體格。（身長若干、骨格大小、筋肉肥瘦等、）

答

問 睡眠若干時。時時驚覺否。睡時向左乎。向右乎。向上乎。轉側需人乎。

答

問 顏面之色澤。容貌之憂樂。面部有無腫脹。

答

問 全身皮膚之色澤（黃白榮枯等）性質。（乾燥溼潤）有無發疹、浮腫、瘢痕、蓐瘡等。

答

問 有無發熱。發熱已有幾日。

答

問 眼之色澤。眸子之有神無神。視物清爽否。

答

問 脈搏每分時有若干。至其性質（直線狀、蜿曲狀、或硬結等、）若何。

答

問 呼吸數（每分時若干次）及呼吸式。（呼吸時、腹動乎、抑胸動乎、）

答

問 患者自覺之症狀。（頭痛、眩暈、怔忡、嘈雜、及某處有無疼痛等、）

答

問 知覺有無障礙、運動有無障害。

答

問 唇舌及咽喉。有無病狀。口渴否。食慾若何。（每日食量若干、）

答

問 有無嘔吐。吐出之物。其味若何。其色若何。

答

問 大便每日若干次。或幾日一次。糞便之顏色及性質（或乾燥或稀薄）若何。

答

問 手按腹部。（胃部、肝臟部、脾臟部、）有無疼痛及腫大處。

答

問 胸廓之厚薄。或扁狹。或廓張。

答

問 有無咳嗽及喀痰。痰色若何。

答

問 心臟部有無異常。

答

問 生殖器有無病狀。

答

問 放尿時有無疼痛。尿意頻數或失禁否。二十四時內之尿量若干。尿色若何。尿中有無可見之物質。

答

問 以上諸症狀之外。尚有他種症狀否。

答

通信治療簡章五則

一 各處之問病者。須將通信治療規則中所問之語。逐條答覆。即寫於所問之後。

二 答語寫完後。即將原紙寄來。住處亦須注明。以便答覆。

三 通信治療診金。第一次四元。以後減半。空函不覆。

四 郵滙不通之處。可以郵票相代。惟郵票以一分者最爲合用。一角以上之郵票。一概不收。

五 處方內之各種藥品。敝處可以代辦。惟藥資亦須先行寄下。

回件乞寄上海靜安寺路三十九號丁福保醫寓

人種改良問題之大呼聲

美國Herbert E. walter原著（錄進步）　佩我

一　人種如何改良

人種改良有二要素一曰改良個人一曰改良人種改良個人者由已有之遺傳性範以適宜之境遇以教育發展其內儲之能力是也改良人種者由適宜之個人遺傳其優美之性情於精質因而生優美之個人是也第一說之效果近而易見爲近代所已注重者而第二說則猶爲將來之理想也

吾人對於第一說稱之曰改良生活之科學對於第二說稱之曰改良生產之科學此二科學者咸爲人種改良之原素有連帶關係而不可偏廢不可判分者何則遺傳性固萬不可輕而所以造成遺傳性者要根於教育特遺傳性而惡劣則教育亦有所不能施耳此二者固相與有成無輕重之可分也然世之生物學家每不認教育之重要其謬誤與社會學家不認精質之重要相等夫無佳教育何以有佳遺傳無佳遺傳何以發展其佳教育有佳教育而不能發展則佳遺傳之重要可知無佳教育而佳遺傳不能發展則佳教育之重要亦可知膠執一見以求事理之平多見其無學識耳本篇所論注重於改良人種之第二說。若改良個人之第一說。姑俟異日論之。

二　調查事實之必要

人之反對遺傳性者。多以事實爲根據。故研究遺傳性者。亦以調查事實爲必要。大抵人類之知識。每以目見爲眞。耳聞爲假。事實爲眞。理論爲假。致有多數問題。雖極確鑿。而竟不能見信於普通人。如本題之人種改良。亦其一也。故非有顯著之事實。以爲佐證。於相傳之謬說。有根本之推翻。則人種改良之前途。斷難有美滿之結果。近者於調查事實一方面。已漸見進步矣。此乃孟特爾生理發明之復興也。

夫人種改良之學說。於今日猶爲幼稚時期。研究此學識之最有次序。最有成效者。推美國育養會書記丹文博士之人種改良年報爲最。此年報創始於一九一〇年。對於調查事實之問題。竭力主張。偶有所得。卽一一宣布。以公天下。因茲影響。而勞林氏亦有調查人種改良處之設。於冷泉海口浪島紐約均有之。此調查處之宗旨。卽調查遺傳之關係。於人種改良上。有若何之重要也。調查處中。甚喜受人詰問而答復之。且對於婚嫁問題。時加研究。而勸勉於人種改良之實行上。頗有大功。吾人謂此調查處爲人種改良之實驗室可也。此外人種改良之年報。亦有踵丹文博士而發起者。二十五年前。華盛頓倍耳博士。曾有浮耳脫調查處之設。專集各種耳聾者而攷驗之。經其攷驗者。凡二萬餘人。一九〇五年。英國亦有人種改良試驗處之設立。曾有刊行一種報告書。名曰人類遺傳之寶庫。其他關於人種改良之調查表甚多。大概自最可依據之書中得來者。聚各種報告而觀之則人類缺陷之原因略可知也

三　進知識於實行

人之知識每較人之作爲爲進步無論何種事其知識上類能曉其若何工作則可有完美之進步然實行上則不逮焉人種改良之理知者已多惟均以之爲理想而不循之以實行顧理想無益也必以此知識一一灌於人類之腦中而使於人種改良重要之所在一一實行之且使知果能改良實爲極聖潔之事今社會之罪惡無非爲社會各分子之惡劣而來而各分子之惡劣固罔不根於精質之傳流精質而不佳則有害於社會者綦大於世界之進化亦有阻礙是改良人種即所以改良社會而亦所以促世界之進化也凡此思想苟銘刻於人人之心肺俾時時不忘則世界之文明當現一日千里之觀矣

夫吾人對於動植物之培養已莫不知選種之爲要矣此選種之手續又莫不現諸事實而奏奇效矣奈何於改良人種之道反遲迴不進尙屬於理想之階級坐令社會墮

落。文化不振。是固誰之罪歟。言至此。吾人其亦可覺悟而奮起直追矣。

四　限制不佳之精質

丹文博士。始創限制不佳精質之說。蓋欲人類血統臻於純潔也。其言曰。盡去彼敗壞社會不能發展之惡精質。則社會之惡種自絕。而世界之文化自進。美政府今已採用其言。由漸實行矣。其法有五（一）限制僑民之不健全者入境（二）規定婚嫁資格（三）發展人種改良之公共意見（四）精質惡劣者禁止其婚姻（五）若謂禁止婚姻法。稍嫌太過。則精質惡劣之人。施以閹椓之手術。以絕其繼續。玆即以上五者。分疏如下。

（一）限制僑民之不健全者入境　美政府强制執行。限制不健全僑民入境之律。凡有稍背於此律者。咸拒絕之。以此等人之精質不佳。一旦侵入美社會。將受無窮之害也。例如一九〇八年。伊立司島攷驗入口僑民。退回原籍。凡愚蠢者六十五名。腦力薄弱者一百二十一名。瘋癲者一百八十四名。無賴者三千七百四十一名。傳染病者二千九百名。有肺癆病者五十三名。曾犯罪者一百三十六名。娼妓一百四十二名。共計七千人。此七千人中。精質大半惡劣。被其侵入。無形中必受若干損害。律雖似苛而實非得已也抑美政府之律猶有未盡善者彼檢查員之所檢查僅表面而已可見者而已若其蘊於內部而不可見者則仍能混入而遺害於社會且其中有病目之輩檢查員亦未能一一詳攷之此種目病有遺傳子嗣之恐怖此而不加拒絕則浸漸而全社會有病目之危險矣又檢查員於各人之錢袋未能一一啓視當知其錢袋空虛者則是其能力薄弱無自立之資格亦一種不健全人物之最易試驗者也

檢查之最完備者必由其歷代之血統而定之不見彼著名之畜馬者乎其定馬之優劣雖先察其馬身然必也溯其血統而後決之人每有外視無他而實則蘊有血統相傳之劣點者苟非並此而檢查則其檢查不能謂之完備也或謂檢查血統過難而不可行顧設能多派調查員於各大城中按次而詳查之亦非必不可能之事雖所費甚鉅而其效果則甚大與其遺留惡種致長久耗費社會之生產力則何如一朝鏟除之後此可一無所費乎此所謂一勞永逸者是也近頃美政府農林部嘗派員至各國調查各地之動植物擇其最佳者運諸美國而培養之以期盡汰其次劣者其調查之費亦頗可觀夫對於動植物而尙如是乃對於人類而竟吝惜之乎

(二)規定婚嫁資格　世界各族無古無今咸必有規定婚嫁資格之舉然其規定非

必有人種改良之意味也則不涉於本題範圍之內茲不贅述今請述其人種改良一方面之意見丹文博士之言曰婚嫁之道由數方面觀察而各各不同自小說家言之則婚嫁者人類情愛之所釀成也自法律家言之則婚嫁者兩系統之混合也自社會家言之則婚嫁者人生對於社會之本分也而自人種改良家言則婚嫁者乃人類繼續之試驗品而已今美政府已將實行禁止腦力薄弱者與愚蠢無賴者之婚嫁余甚望此嚴厲之律即日頒行且推廣之至於全世界則人種之改良庶有豸矣夫取締婚嫁者非禁人之生殖也禁其間惡劣者之生殖也雖初行之際必致驟增私生兒若干以重社會之墮落然整本清源非此不可今世除正當婚嫁外猶有於未締婚時以私通有孕而從速結婚者此固為保全女子名譽起見然有時係惡劣之精質所成則他日所產即不能有佳人物是當嚴行禁止者也達爾文之言曰世界人類斷無愚蠢之極甘使惡劣之畜類生殖而培養之者然而於同類之人乃有之其言有味哉

(三)發展人種改良之公共意見　阻遏惡劣精質之繼續者舍法律以外要莫善於發展人人之公共意見法律含強制性質且僅能及其形於外者苟非人民悅服即無效力之可言而發展人人之公共意見則屬於自然的其效力無微不至久而益彰此

種公共意見現已由漸發展如親族間之婚嫁反對者甚多不健全之彰著者無人願與通婚婚嫁之選擇對於道德才能等咸甚注意共以爲不關重要者今則視有重大之關係凡此皆公共意見之表現而可以打消惡劣精質之繼續者也由此公共意見所打消者按其實較諸法律所禁遏者爲效不啻倍蓰故欲改良人種非使普通人有改良人種之公共意見不可

(四)禁止精質惡劣者之婚姻　人有遺傳性上之缺點者或爲疾病或爲惡德或爲蠢愚此皆一國之莠草當禁止其蕃殖而絕其根株者也乃今世之人對於疾病與蠢愚初不以爲可懼平淡視之任其婚嫁似以此種缺陷乃社會中之所不能免而爲世界之所公認者抑何謬妄乃爾不知任惡劣精質而常有繼續是直加增社會之不幸也克萊孜脫之言曰世間無數精質惡劣者亦欲於社會間與吾人享同等之快樂同等之權利夫是項權利與快樂乃吾輩精質優美者之所專有彼等所享實出於强奪故社會間當有自護之義務勿任其侵入而繼續致增吾社會之重負旨哉斯言也社會間更有極危險之一事則彼自詡人道主義者發其慈悲心以金錢供給不健全之人物也非僅使能生活於世且由漸而使之有婚嫁事在彼方以此爲造福社會之

一端而不知引狼入室揖盜開門至他日產出惡劣之人物足以增社會之重負則不啻社會之大罪人矣。戈登氏嘗述意大利北境之一事曰。某山谷中聚族而居者咸有鵝喉病。此病根於遺傳。且能傳染。乃數世紀來。鄰居此處者。每捐無數金錢。以振濟之。以是此族蕃延。迄今而不斬。然彼捐金錢者。多數皆血汗力作之農民也。自顧一己猶虞不給而以慈善之熱心強撥一部分以養彼有鵝喉病者。卒之軀體衰弱百病叢生未幾而亦染鵝喉病病鵝喉者乃日多矣。遊其處者天晴之日見道旁鵠立汚穢可怖者皆鵝喉病之人也而其所以繼續存此謬種者則慈善家之貽禍也。一八八〇年有況潘者調査其處其結果該處居民受禁止婚姻之法律然羅馬教會仍不悟其非有結婚者依然為之行婚禮至一八九〇年而始絕而一九一〇年之報告病者之數遂銳減此可證人物之不健全者精質之惡劣者當然受禁止婚姻之法律初非虐政而無庸慈善家為之惋惜也。

(五)處精質惡劣者以宮刑　對於已經驗明之愚蠢者。有遺傳病者。無賴者。處以宮刑。以絕其惡劣精質之繼續。是亦改良人種之一法也。此種手術。於男女之其他機體上。並無危險。美國已有十五州。實行此制。果此制而能推廣行之全美則四百年後罪人病人瘋人至少去其十分之九而彼養老堂監獄醫院等咸可廢止不用矣。

五　保存優美之精質

上之所述。均自消極一方面籌所以限制之策。今請討論積極方面而籌所以保存之法。既限制其惡劣者。復保存其優美者。則人種改良之理想庶幾可演爲事實矣。一般慈善家莫不甘擲其金錢以變更彼惡劣之人。使幾於優美。然苟能以同樣之金錢使優美者更發展其優美。效果不更大乎。夫今人之對於畜牧事業。罔不主張存優汰劣。萬無優容劣種使繼續發生。視如優種者。又一社會之領袖人物。恆較其被指揮之庸碌者爲重。而教育家之教授。一班之中。更經意於資質優秀之學童。則人種之優美者。設法以保存之。發展之。非當然之理乎。下列各法。咸所以保存與發展優美之人種與上述限制惡劣人種各法並舉齊行。則其收效之速。不可限量矣。

(二)資助精質優美者　所謂資助云者。其理頗難說明。請述一事以表顯之。雖事之眞僞不可知。然由此頗可以見資助之需要也。一九一一年十二月十一日。柏林有哈荷色者。大教授也。上一條陳於德皇。蓋欲組織一特別日耳曼族。此特別日耳曼族之異點。將如猶太人然。一望而卽知。德皇閱畢之後。頗加贊許。惟未見實行。而其法已有

人種改良問題之大呼聲

十

人傳述簡言之乃形式上同等之婚配也凡男子年必在三十以上女子年必在二十八以上男子高應達五尺七寸女子高亦須達五尺六寸男女之髮均必深紺色介乎深黃與灰白之間目必蔚藍無黃色斑點面必慈善勿露凶色膚必柔靱鼻必高而狹頷必方枕骨必突出男女均必為純粹之日耳曼族其名必為日耳曼人所通用者語言亦必操德語體質則由醫生檢驗而給以證書凡對於上述而均能一一合格者則結婚之後國家歲給金百二十圓既生兒更增加之若結婚之後夫婦喜居外國者聽云云夫果此條陳而現諸事實者則新日耳曼族成而日耳曼之人種眞可當改良之稱矣然於此亦尚有缺點則僅注意於外表而不重內德當知人種改良者外表與內德並重者也

(二)改良精質優美者之境遇　多數精質優美者乃以境遇坎坷埋沒而無從發展是於人種改良上有絕大之阻力也補救之道必改良其一切生活與學校家庭使無往而不安適愉快則優美之點發展無遺而優美精質可因以推廣矣

(三)防阻優美精質之耗費　世有無數優美精質以社會之阻力或強迫的死亡而致繼續斷絕不能顯揚其光輝於後日是亦人種改良上一重要之問題也試分述如

下。

(甲)強迫的死亡　所謂強迫的死亡者卽戰爭也戰爭之對於人種改良爲無上之大罪惡蓋彼赴沙場而血戰者非壯健之人民不入選一入選則殘廢死亡有不可倖免者矣死一戰士於國家言失一干城而於人種言則銷滅一優美之精質一戰之死亡何止千萬則其結果卽千萬之優美精質銷滅此何如可惜事也且易一方面言壯強者出而赴戰孱弱者則居而遺傳而易一代之人物乃悉爲不健全者是戰爭之影響既爲滅絕優美精質亦爲繼續惡劣精質也昔者三十年之役德死六百萬人拿破崙之役法人之血河流爲紅約丹氏嘗曰鄉民之困苦非由數百年來受貴族之壓制乃優秀之人物悉死戰場而精質惡劣者遺留不健全之人物所致也富來克令亦曰戰爭之果不結於戰爭之時其索逋之帳單閱數十年而始至

(乙)社會上之阻力　社會狀況多有阻礙人種改良之進步者如生計之日高致勞力者不獲及時婚嫁而優美之精質乃埋沒無從發展及其成婚而適當之運用時期已去矣又有多數學校之教授與醫院之看護者由婦女任之致其家庭之小孩託諸無識傭婦之手不能加意護持而終釀有害社會之人物夫此原因亦由生

活之艱難而社會之罪也在昔黑暗時代更有喜捨身修道者此則毀滅佳血統而有害於人種改良尤大幸今日已漸見絕迹矣

六 精質優劣標準之難定

於實驗人種改良間有極難解決之問題即精質優劣之標準也今人所稱之優劣標準類由外表得之且按廣義一方面言可謂世界無完全優美者亦無完全惡劣者則按極端的人種改良言之豈將以一點微細之瑕而遂棄置連城之白璧乎抑吾人常見無數孱弱之兒童按常情所測莫不以爲不能長大且不能有爲然及其後日則往往爲世界之聞人且爲世界進化之原素者如牛頓喀爾文海痕浮耳塔斯賓塞司蒂芬生等其初咸有不健全之外表者也則精質之優劣果將以何物爲標準乎

若謂自其內德定之然亦有不可恃者如愛德華之祖母塔忒兒者女子中之最美者也體格英挺志意强固各種學問咸臻極頂所惜道德不完致犯奸淫而爲夫所出則其精質宜乎惡劣也且塔忒兒有一姊曾自殺其子有一弟曾親弑其姊則塔忒兒精質之惡劣固昭然明甚也然其遺傳之愛德華則高尚而足爲人類之表率或曰愛德華之所稟或由其祖父而非由其祖母顧當其祖父既出塔忒兒後曾復娶一婦生子

五女。一此五子。一女者。毫無表見之處。碌碌庸庸。斷非可冀及於愛德華者。則愛德華之非禀其祖父遺傳。萬無可疑也。謂精質之優劣。可以外表定之乎。則上說不可通也。謂以內德定之乎。則下說又不可通也。故醫學博士查賓氏嘗對於婚嫁必需醫士查檢之律。而發表意見曰。遺傳之原因。繁複紛紜。非今世人類之知識所能別。常有檢查所得。以爲其遺傳之人物必屬極佳者。而孰知其事實適處反對之地位。反之檢查者指爲無希望時。而絕世之偉人適由之產出。故檢查者不盡可恃者也。

然則人種改良之問題。將由此而打消乎。非也。特其原因紛複。非今日人類簡單知識之所能解。今日之人類。能審判其目所及見者而已。若目之所不及見者。必自知識進步而後可。而精質優劣之標準。要當再事研求。企及有解決繁複原因之一日耳。

豐城瓘山牛痘局乙卯開局演說

熊鳴旭可怡

自顯微鏡發明以來。而黴菌之說。大昌於世。醫學遂由此開一特別新例曰。凡屬傳染諸症。均係各種黴菌繁植人身而生。痘亦傳染病中之一種也。西哲復由前例而深究之。以爲人罹痘症等傳染病。經治愈後。其血質中之抗毒力遂强。故罹該症一次。以後可無再行傳染之患。此種證治。於人生最爲緊要。欲求變重爲輕。化危爲安。則非預防接種不可。此種牛痘與種天花之原理皆然也。雖然。牛痘天花。接種固同。而其所以接種之法。則大異。苟非深考詳察。未易得其眞像。嗚旭非素業醫者。然於斯道三致意焉。請一一爲我族比較言之。

一痘漿　牛痘之漿。先取於天然痘。由牛身種過。取其間接而毒始輕。　天花之漿。亦先取於天然痘。乃直接於人身。故其毒不能少減。

二定量　種牛痘用漿。點以牙鐵。濃而不淡。限於刀口。少而不多。故發出之痘。皆如其漿分量。一定輕淺。　種天花所用之漿。水化有濃淡。手滴有多少。故出痘或輕或重。重者委之以先天胎毒。孰知其用漿之過乎。

三部位　牛痘接種於人身。其部位在肢部之小動脈上。適當易於感受痘菌之處。故雖發出數顆。遂可增其血質中之抗毒力。　天花乃由鼻道而入氣管。由氣管而佈大小循環。從外入內。復由內發外。使遍身出透而後已。亦不過增其抗毒力也。

四宜忌　種牛痘時。起居飲食如常。無煩忌風忌口。因所感受之菌毒不甚多也。　種天花。起居飲食。禁忌甚多。偶一不愼。爲害匪輕。因先犯內臟而後達於皮膚也。

五辨法　有種必發。瘖痲皆然。何況於痘。牛痘局類皆實事求是。略無迷信。誠可謂保赤中之文明事業。天花設壇。求神福佑。此乃痘師種法不良。善果難必。歸諸神功。免招怨謗之術耳。

六成效　接種牛痘。百無一失。即接種數次後。間有復出者。亦不過數百中之一二。況隨時治療。悉可保全。又何患焉。接種天花。難保全紅。雖種後永不復發。即此當前損失。其數已較牛痘之後患尤多。

即此六端。足徵牛痘之價值。決非天花所能及。故家大人（印匹劉號亦侯現充同邑敬業學校敎員）對於此舉。早已非常注意。爰於庚戌春。捐貲提倡。立局延師。迄今已六年矣。然鄉鄰父老。聞風赴種者。固不乏人。其疑信參半。仍舊吹種鼻苗者。亦在在皆是。風氣難開。莫此爲甚。茲年開局又屆第七期矣。所望父老兄弟。首肯吾言。永收牛痘之實效。弗信天花之迷談。來種者免取分文。於經濟不無小補。有疾患即時投報。在嬰兒可保無虞。大小一致。遐邇同風。斯鳴旭之至願以得。即蒼生之幸福亦在是也。敢佈不敏。請嘗試之。

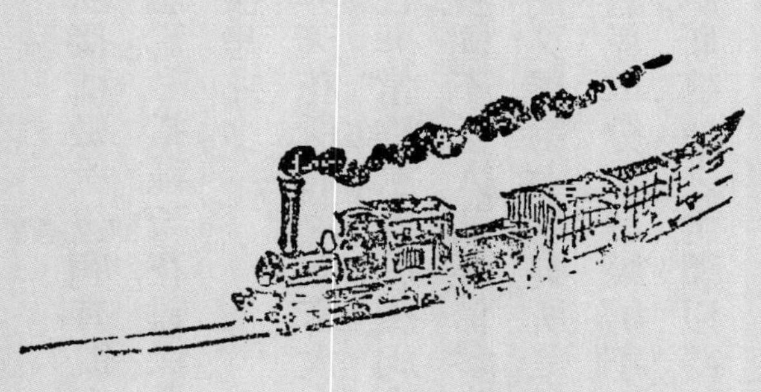

對於我國醫學現狀之積極進行計畫

陳邦才 藝丞

嗚呼居今日之世界而論我國之醫學戞戞乎其難言矣謂我國而無醫學耶則庸醫且比比也謂我國而有醫學耶則良醫實寥寥也我敢一言以斷之曰我國醫學尚在幼稚時代苟長此終古醫學或且有歸於自然淘汰之一日而其影響所及實足以亡國滅種而有餘前途茫茫何堪勝言思之思之日夜思之不知其內容者猶可說也既悉其現狀者未可忽也吾願醫界諸子各具有改良醫學之決心積極進行無時或懈則醫學界日趨於發達之地位而强國强種之效果不難指日而待醫界前途庶有豸乎用是不揣謭陋略抒鄙見與同志諸君一商榷之

强國强種之道端在注重醫學業醫者之多寡與國勢及種族之强弱成一正比例此言也無論古今中外與夫醫學家暨非醫學家殆莫不公認者矣顧余觀我國醫學界之現狀獨未敢附和其說願以一言進告國人曰循是以往業醫者愈形發達而民命愈覺危厄終且至於國亡而種滅蓋我國之醫生大抵良醫少而庸醫多也試觀今日之醫生亦云盛矣然與之語解剖生理病理診斷等學科則瞠目而不能對即不然肝居右而以爲居左肺五葉而以爲六葉心運血而以爲君主腎泌溺而以爲藏精其所

對於我國醫學現狀之積極進行計畫　二

謂解剖學生理學者仍茫然其不知也至於病理之不能明瞭診斷之不能精確更不待言祇知略誦湯頭便可懸壺行世不學無術莫此爲甚國亡種滅勢所必至吾言今日醫界之現狀吾心怦怦動吾汗涔涔下吾筆將擱置而不能書矣

夫醫學豈小道云乎哉其理極精微又甚奧博斷非淺嘗薄試者流所能道其底蘊必也費幾多歲月耗幾多精力孜孜兀兀研求不倦而後始可以有心得始可以行醫道今日之醫生果何如耶吾知今日一般醫生非學是求惟醫是利視民命如同兒戲而罔少顧惜實爲社會之蟊賊一國之梟獍苟不嚴行取締人類幾何其不滅也吾是以悄悄然憂而悄悄然悲也

或者曰居今日而欲謀我醫學界之改進必貴有積極進行之計畫若僅以取締庸醫爲要務仍屬於消極的一方面毋乃急其所緩而緩其所急哉余則謂今日我國之醫學界積極的計畫固急宜籌措消極的方法尤不容疎忽苟不先從消極的方法着手則積極的計畫末由進行而醫學界永無改良之希望此余所以有取締庸醫之主張而爲實行積極的計畫之準備也至積極進行之計畫約有數端請再分析言之

(一)添設醫學專門學校也　醫學專門學校之宗旨在教授高等醫術養成專門人

才此固部令所載斑斑可考者也惟我國對於此項學校之設施尙寥寥無幾是亦當今所急宜添設者何也吾國人口號稱四萬萬以五百人而需一醫生則全國應有醫生八十萬人現我國醫生之數雖無確實之統計料亦不足支配於國內有可斷言者況實行取締庸醫之後又不知減少醫生幾何則產造醫學專門人才之所詎可付之缺如是則添設醫學專門學校之舉誠不可須臾緩矣

（二）創辦醫學講習所也　按我國教育部所定醫學專門學校之規程其入學資格須在中學畢業其修業年限須入本科四年世固有稍窺醫學門徑而欲前進者徒因資格及年限之關係竟不獲遂其素志良可浩歎欲補救斯弊厥惟醫學講習所是賴醫學講習所者猶師範學校之講習科也其資格祇求有醫學門徑而不必拘拘於中學畢業其年限約修業一二年而不必待四年之久此所以爲有志補習醫學者計而非爲造就醫學完全人才者計實亦當今之急務也且自實行取締庸醫後全國或且有缺乏醫生之一日苟不豫先養成若干醫生以供彼時之需求則其前途有不堪言者在是醫學講習所因時勢之要求而產出詎可視若無足重輕也哉

（三）攷察先進國之醫學實况也　攷察先進國之醫學實况者所以吸取彼邦之眞精神而灌輸新文明於國內此亦謀改良醫學之一助也惟攷察彼邦醫術者究應派遣何如人方可勝任斯乃一研究問題就鄙見言之（一）宜熟悉外國語言文字（二）宜有高尚之品行及學識（三）宜富有醫學之經驗具有以上三種資格而後始可以攷察彼邦醫術非然者藉譯人之繙述不免有扞格之虞因品學之未粹不免多指摘之端尚何吸取精神灌輸文明之可言哉至以無經驗之醫生而任攷察醫術之責其不貽譏猿游鳥國巢樹而顚者蓋亦僅矣吾固謂攷察先進國醫學之實况爲當今之要務而愼選攷察人格之舉尤未可忽焉

（四）開設醫學講演會也　今日最足以刺戟一般醫生及國民之腦筋而令其發生無數感觸增進無限知識者其惟講演醫學乎醫學講演會之目的約有二端（一）攷察先進國醫術者報告彼邦醫學之實况使一般醫生或有所感觸起而改良之（二）由有經驗有學識之醫學家講演簡單防病之策與夫普通療疾之法使人民皆具有醫學之知識果爾則醫學之勢力日益膨脹將由醫學黑暗之中國一躍而爲醫學昌明之中國吾恐德日之醫術亦且有所弗及者矣從可知醫學講演會之

效力甚大也

（五）改良醫學雜誌也　研究一種學術當有一種雜誌講教育者有教育雜誌治法政者有法政雜誌而謂攷求醫學者獨可無醫學雜誌耶夫醫學雜誌者一研究醫學之機關也或作危言以警國人或抒意見以供採擇或述心得以餉同志或揭疑義以待商榷其有裨於醫界前途者固重且大而影響於國家及種族上者尤匪淺鮮我國關於此項雜誌時有出版然多爲營業的性質殊鮮價值可言若專爲研究上起見而其內容又完善者殆與鳳毛麟角等絕無而僅有焉是則編輯醫報諸子急宜改變方針者也

右述五種計畫不過一時之感觸能否盡行於事實上尚未遑計及海內醫學家其有惠然指正者乎竊不禁拭目以俟之

梅毒淺說

錫齡

世有一種極可怖之疾患傳染蔓延於人類而演出喪身亡國之慘劇者吾人稱之曰花柳病花柳病實有微妙之傳染力蔓延於全世界各社會其病毒爲害之大實出人意料之外一旦罹之即聲音嘶嗄毛髮脫落目盲耳聾鼻骨腐蝕體呈畸形並誘起神

經精神等病侵及內臟則成爲不治症於足部則跛於背部胸部則屈曲不能侵及睪丸生殖器則失其人生固有之生殖機能遂遭殘疾或死亡之慘實數見而不鮮若病毒進行則其害波及於其妻卽有如早產流產死產等或遺傳於子孫而致亡家滅種其爲害之大誠非他種病所可同日語也

近世文明諸國一般衞生思想已漸發達如對於鼠疫霍亂喉痧等之急性傳染病類能警戒顧慮故此等疾患已漸見減少惟花柳病則益與文明相逆行而大肆其毒燄者約有三種原因吾人不能抑制其情慾之發作其原因一也於適當之年齡而不結婚其原因二也家庭組織不全男子徵逐於花柳之場其原因三也有此三種原因則患花柳病者遂由此而多焉

吾人通稱之花柳病實包括梅毒淋疾下疳而言在昔醫學幼稚之時此三病以同一名稱僅以爲種種之變症而已我國普通人士今猶襲用此義實則此三種疾病其傳染之機會雖同其爲害之病原物則不同且其病毒之爲害於個人及家族國家社會雖無大異然要以梅毒爲尤甚也

梅毒爲危險可怖之疾患人皆知之至於其如何爲害其爲害至何等地步則知之者

少。茲將個人家庭及國家之害毒分述如下。

（一）對於個人之害毒　第一爲生殖器之異狀。惡性者。陰莖全行脫落崩壞。幸而輕微。則數年後。突然再發。終至破潰。且此病毒潛伏體內。則白血球破潰減少。血液溷濁。精神遲鈍。常覺頭痛倦怠。終致促其生命。

（二）對於家庭之害毒　即將病毒傳染於其妻。與自身呈同樣之症狀。以致妊娠中絕。往往流產早產死產。即幸而安然產出。病毒必遺傳於胎兒。多不能生活。間能成長後。必發作。遂成盲目耳聾癡疾等。如是累世遺傳。必致滅種而後已。

（三）對於國家之害毒　人民相聚而成國。人民之强弱。即國家之强弱也。苟梅毒蔓延。則一般國民之元氣。爲所消耗。不能收强種强國之效。可不痛哉。

梅毒先發見於阿美利加。次蔓延於西班牙。其後一四九四年因普法戰爭。遂流行於全歐。再傳而至印度。我國及日本於四百年前始發見之。

在八百年以前。經德人 Schandinn及Hoffmann 二氏之研究。始知此係一種傳染病。稱其病原菌曰 Spirochaete pallida 其傳染之經路。概因與有梅毒者交接。男女之陰部。生小創。或因接吻。及由浴湯食具。衣服寢具等。間接而傳染者。亦甚多。其他有因乳母有毒而傳染於小兒。然其因父母有毒而胎內感受者。亦不少。世稱之爲遺傳。

Spirochaeta pallida 爲一種極微之微生體。非肉眼所能見。其傳染力之猛烈。繁殖力之猖獗。實出人意料之外。一旦罹此病。則受其蹂躪。雖極微之病毒。侵極微之傷部。一入體內。則大營其繁殖之作用。而蔓延廣布於全身。並誘起種種之續發症。及上述諸危險症。自醫學上論之。約可分爲三期。

第一期　約自感染期後三月之間。當其感染之初。全不現形跡。而潛伏一二週後。侵入部即現出症狀。發米粒大至圍棋子大之腫物。以指觸之。硬而不痛。此爲梅毒之原發症。即所謂硬性下疳是也。男子在陰莖龜頭冠狀溝。女子在大陰唇及後結合之一部。生前述之丘疹。後忽潰爛成小豆粒之創面。與周圍皮膚判然分界。此創漸次擴大。大腿附根之淋巴腺。亦起硬腫。觸之亦不覺疼痛。稱之曰橫痃。爲梅毒初期特有之徵候。

第二期　約自第一期以後二年間。此期最危險。全身之淋巴腺。即頸部。肘部。腋窩部等。起硬腫。肛門周圍生扁平之溼疣。皮膚面發稍隆起。帶白色或赤色。無痛之薔薇疹。胸部及背部之兩側。關節。手掌。足蹠等部。生指頭大無痛痒之疹。頭髮部。口腔。鼻之周

圍額部關節部陰部手足等發膿疱疹(俗名楊梅瘡)此外如聲音嘶嗄毛髮脫落眼鼻患病爪甲及齒牙變形頭骨關節疼痛身體倦怠全身貧血等

第三期　於第二期後三年至五年間此期病毒菌最易繁殖營破壞作用侵及皮膚黏膜筋肉腦脊髓內臟骨等部眼發虹彩炎角膜炎網膜炎而失明耳生溼疣起中耳炎而聾鼻起加答兒侵害軟骨膜而脫落其他全身內外各部到處發腫腫破則膿汁流出成褐色之瘻孔殘遺瘢痕更因是等原因誘起各種疾病而死

梅毒之治療。必先以有效之藥劑撲滅局所之病毒。始免侵襲全身。驅梅藥中。最效為水銀及沃度。水銀適於第二第三期。沃度則適於第三期。自Fhrlich及秦佐八郎兩氏發見六百〇六(Salvarsan)以來。於梅毒治療上。大放光明。未及一年即有新六百〇六(Nensalvarsan)製出。其進步甚速。蓋人體血管為梅毒唯一之巢窟故用以注射得藉血液循環之機能而速達驅梅之目的也

衛生寶鑑

譯錄世界青年報

文學大家伊姆生云。康健爲人生第一之財產。

伊姆生又云。欲成大事業者。非有特別健康之身體不可。

保羅云。爾其知爾身體爲神靈之殿乎。

哲學博士彼爾都云。身心二者。如能俱獲正當之發育。可使其靈性愼密勇敢。

伊爾文云。余信每日如能操練身體二小時。其所得益必倍徙之。

麥納云。心地靈敏而體弱無力者。則其一身之經過。鮮能滿意。蓋雖有大事業之發起。庶必以體力不能勝任而中輟也。

金氏云。人身之康健。由奮力而得。世間諸物。無有不費心力而得舉爲已所有者。則身健亦同一理也。

羅弗爾云。喜樂、節制、休息三者。爲衛生之秘訣。能阻止醫士之入門也。

外科診療要訣序言

醫書之中。以外科爲浩繁。診療之方。亦以外科爲複雜。故致力鑽研者。非閱數寒暑。不能窺其門徑。非更歷數星霜。不能得其要訣。然歲月梭傳。個人之精神有限。卷帙山積。學理之奧妙難窮。吾國醫學。尚在幼稺。外科一門。尤乏精本。若專示以浩瀚淵博之書。述以複雜無當之法。其不致望洋興歎。迷失方鍼者鮮矣。是則非有提要鉤元之著作。不克收事半功倍之效。余今歲初秋。適有事道經邯鄲。友人郭君竹庵。出近譯外科診療要訣一册以示余。且徵余爲一言。是書爲日本平賀精次郎原著。共分三十四章。凡消毒、防腐、痲醉、手術後之處置、及身體各部與臟器等。診斷之方。療治之法。學理確而成效著者。無不分門記載。網羅靡遺。選擇務求實用。首尾不圖貫徹。條分縷晰。綱舉目張。說理確切。譯筆清暢。願有志斯學者。各手一册。不惟可省無限之光陰。尤可免涉浩瀚之卷帙。臨牀家可以之爲指鍼。初學者可以之爲嚮導。其有裨於醫界前途。良非淺鮮。爰述其梗概。以弁簡端。時在中華民國四年八月中旬。江甯季杰人俊序

外科診療要訣

邯鄲郭雲霄竹庵譯纂

第一章　消毒及防腐

手指及皮膚消毒法

手指及皮膚之消毒。雖有種種方法。要以器械的方法。而除去附着物爲主。現時最良者。爲取加里石鹼。用殺菌刷毛。摩擦約十乃至十五分間。以殺菌水洗滌後。蘸約八十%酒精於綿紗。摩擦約一分間。更用千倍昇汞水洗滌。殺菌水洗滌。終用殺菌綿紗而清拭之。

顧樓西氏新法(Grossich)

近時由顧樓西氏之創意。於手術前夜或手術前。將毛髮剃去。用千倍沃度偏陣清拭後。再塗布沃度丁幾於手術領域。此法近頗汎行。

爲拭淨物質之海綿

制腐的拭淨物質。用殺菌綿紗。固爲最優。然在山間僻地。往往有不得已而用海綿者。此際宜注意打之。除去小砂貝殼。次用水洗之。搾去囊中之水。後入於一%炭沸曹達液中。但海綿由炭沸萎縮硬化。以之投入沸湯中。直將火消滅。經三十分時而取出搾之。更用炭沸之水。洗去曹達。貯於〇、〇五%昇汞水中。又以硫酸曬之海綿。入於昇汞水時。硫酸與昇汞化合爲黑色。故不可入於昇汞水中。

通常使用之藥液防腐法

通常使用之亞篤魯必涅液、鹽酸莫爾比涅液、鹽酸古加乙涅液、鹽酸必魯加爾賓液、耳臥達液等。或含有細菌。或能使細菌蕃殖。臨用時不可不行煑沸消毒。然數回熱之。則有起化學的變化之虞。故宜豫先消毒而密閉之。或加防腐液而貯之。防腐液爲石炭酸水。（石炭酸十分、加水一分而成者）於注射液三〇、〇中。注加二三滴足矣。

古加乙涅

古加乙涅液。不堪數回之煑沸。故現時多用斯突歪因、諾卜加因、阿乙加因等代之。

沃度仿謨偪里設林

沃度仿謨偪里設林。殺菌後能久貯之。而殺菌時在蒸氣中。一回加熱。須至四十五分間。或每三日十五分間加熱亦可。

亞爾密紐謨製器具消毒法

亞爾密紐謨製器具。不可用曹達水煑沸。

硝子注射器消毒法

硝子製注射器行煑沸消毒時。寒冷之時。急入於沸湯中。(卽滾水)或由沸湯中取出時而觸冷氣。卽行破壞。以之須豫入於微溫湯中而漸次加熱。取出之時。先由沸湯中移於微溫湯。然後取出之。

加的的兒、布其消毒法

加的的兒及布其。如爲金屬性者。可用煑沸消毒法。軟性者。則用硫酸安母尼亞之飽和液。煑沸五分間。或置入蒸氣槽內三十分間。此際須注意。勿使互相觸接。否則卽行膠着。不能行以上之法時。可用石鹼及刷子。十分清潔之後。金屬性者。則浸置於三乃至五％石炭酸水中數時間。軟性者。則浸置於千倍昇汞水中數時間。或置入於夫爾脈林蒸氣中二十四時間亦可。

尿道之消毒

插入加的的兒或布其於尿道之際。先使放尿。次用千倍昇汞水。拭尿道口附近。用硼酸水洗滌尿道內。而後於該器塗新消毒之阿列布油。又在注入藥液於尿道內之目的。用熱湯中消毒之偓里設林塗布。(以偓里設林易溶於水故也)

於患者自宅之手術

就患者之自宅而行手術時。總以選人不常居之室爲宜。撤去室內之帷帳字畫等。灑掃後少亦要經八時間。當手術之直前灑掃。甚爲危險。

第二章　局所痳醉

末梢及傳達痳醉法

皮膚及爾他各組織之痳醉。有末梢痳醉法與傳達痳醉法二種。甲用細注射鍼。注射痳醉藥於皮膚內。由此法浸潤痳醉之領域甚狹。反之由皮下注射。則來廣大浸潤。即由皮下結締織之傳達痳醉。使皮膚之知覺鈍痳。

皮膚之痳醉

皮下結締織爲知覺神經至皮膚之傳導路。或爲至淋巴腺之經路。或爲穿筋膜而進於深部。分布於骨膜之經路。(如頭部)以之從區域之廣狹。注射於一二或數處之皮下。則相當於浸潤部之皮膚痳醉。

痳醉發現之遲速

痳醉發現之遲速。關於種種之事情。有毛髮之部。由注射致皮膚隆出。則痳醉迅速。然如臀部富有脂肪之處。注入多量藥液。非要長時間。則不發現痳醉作用。

注射液之製法

注射液準步蘭恩氏之法。區別爲左四種。

甲號液

鹽酸古加乙涅 〇、一

(或諾卜加因 〇、二五)

生理食鹽水 一〇〇、〇

鹽化亞篤列那林液(千倍) 五滴

乙號液

鹽酸古加乙涅 〇、一

(或諾卜加因 〇、二五)

生理食鹽水 五〇、〇

鹽化亞篤列那林液 五滴

此液加倍量食鹽水則爲甲號液

丙號液

鹽酸古加乙涅	○、○五
(或諾卜加因	○、一).
生理食鹽水	一○、○
鹽化亞篤列那林液	五滴

丁號液

鹽酸古加乙涅	○、○五
(或諾卜加因	○、一)
生理食鹽水	五、○
鹽化亞篤列那林液	五滴

此液加食鹽水五○則爲丙號液

諾卜加因

痲醉藥不可不煑沸滅菌。於此點以諾卜加因爲優。製之時先於滅菌古爾賓中。(一種硝子製細長頸瓶）作生理食鹽水。按所要之比例。使溶解諾卜加因。而後於重湯煎上。加百度之熱五分間。分其一定量於無菌夏列。(一種硝子製皿)更滴適量之鹽化亞篤立那林液。供於使用。又用少量時。用試驗管代古爾賓亦可。

注射器

所用之注射器。用曹達水煑沸消毒後。必用殺菌水或生理食鹽水洗去曹達。注射鍼有大小種種。

注射之場所

注射不可在切開部之直下。須距其部保一定之遠近。豫用小鍼注入於皮膚二處或四處。作菱形或圓形之浸潤。而後用大注射鍼注入藥液於該刺鍼部。

深部神經之麻醉

凡病竈之神經。非由病部周圍進入。而從深部直接來者。須由周圍之皮下組織。向病竈直下十分注射。而注射之形狀。爲輪狀或比拉米篤狀。（方尖形）比拉米篤狀之基底。使存於皮膚。又於皮下組織內有長神經幹之部。而注射之部分。要與其經過之長一致。

深部淋巴腺愈着時之麻醉

欲剔出深部愈着之淋巴腺。（如鼠蹊腺炎）先於皮下注射。俟現麻醉後。再至淋巴

食道加答兒

萬鍾伯英

（一）原因　本病臨牀的價值甚小。其起也。食道之黏膜。或受器械的刺戟。如强嚥硬固之食物。誤嚥非常之異物。插入粗暴之消息子。或由中毒的原因。如酸類亞爾加里、腐蝕劑之嚥下。及溫熱的刺戟。（卽過熱之食物）亞爾箇保兒濫用。喫烟過多等。或由傳染病原因。如發於痘瘡、痲疹、猩紅熱、腸窒扶斯、丹毒等是也。有時因胃加答兒、喉頭加答兒、咽頭加答兒、氣管枝加答兒、縱隔膜炎、心囊炎、肋膜炎等。蔓延於食道黏膜。而遂致本病。又於慢性心臟疾患及呼吸器諸病。有現鬱血性加答兒者。

從經過之長短。別爲急性及慢性。由其廣袤之大小。分爲汎發性及限局性之二種。

（二）解剖的變化　在急性症。患部黏膜之上皮細胞。顯成鬆粗。易剝離。且呈充血及潮紅。黏膜濾胞乏分泌物。因變爲透明之小結節。從病機之進。破裂而形成濾胞性潰瘍。他如上皮細胞、若亦甚至剝離。則呈上皮性潰瘍。

慢性症使黏膜變褐赤色。上皮肥厚。筋肉亦成炎性肥厚。食道擴張。黏液之分泌。甚爲旺盛。

（三）症候及診斷豫後　本病之症候。甚爲不定。患者於胸廓之深部、或脊柱及肩胛間部、起疼痛。及嚥下疼痛、嚥下困難、吐逆等。急性症、往往有吐逆剝離上皮細胞之嫛子。不可妄行插入消息子。蓋食道之知覺過敏。屢由消息子檢查。恐誘起反射的痙攣。且刺戟食道黏膜過甚故也。而插入之消息子。若其先端有饒多之黏液附着。且存血線。當知黏膜已形成潰瘍矣。

本病之經過及豫後。由原因之如何而異。

（四）療法　在急性症。與以冷却之液性食餌。疼痛甚時。當使嚥下冰片。行莫兒比涅之皮下注射。

在慢性症。可以海綿消息子。塗布收斂性之軟膏於局部。

處方

硝酸銀　〇、五　豚脂　五、〇

刺納林　五、〇

右爲塗布料。

必要者爲原因的療法。當嚴禁亞爾箇保爾喫煙等。

勘誤　本報第四期目錄之聽器之解剖要領下爲手民誤入（未完）二字

急性胃加答兒博醫會作胃急炎

萬　鈞叔豪

(一)原因　本病乃甚頻繁之疾病也。

本病之主要原因。在飲食之不攝生。卽如過量之飲食。熱冷失度之食餌。嚼咀不充分及攝取腐敗食物是也。哺乳兒尤易患本病。因乳汁之分解及醱酵而然也。此外原因。比較的爲少。

本病從其原因。類別爲左之數種。

(一)中毒性胃加答兒。基於亞爾箇保爾(酒精)之濫用。間有起自化學的毒物之嚥下。例如硫酸、硝酸、苛性加里等。或誤或故意攝取時。

(二)外傷性胃加答兒。由胃部之外傷而來。

(三)僂痳質斯性胃加答兒。繼發於胃部或全身之冷却。乃稀有之疾患也。

(四)傳染的胃加答兒。發於急性傳染病之經過中。如發於虎列剌、腸窒扶斯、赤痢、流行性感冒等是也。

(五)瘦削性或貧血性疾患。亦併發本病。如肺癆、黴毒、萎黃病、惡性貧血等是也。

(六)傳播的胃加答兒。由鄰接器官之炎症。波及於胃而起。例如續發於腸加答兒或腹膜炎是也。

(二)解剖的變化　剖見本病屍體者甚少。故本病之解剖的變化。其精確者亦甚少。主要變化。發於幽門部。爲該部之發赤及腫脹。並分泌旺盛之黏液。據顯微鏡的檢查。則於所患組織。見爲主細胞及被蓋細胞之顆粒狀溷濁。血管之充血。圓形細胞之增殖。

(三)症候及診斷　本病症候中最要者。爲食思缺亡。有時患者頻欲有香氣及鹽味或酸味之食物。口渴甚。目擊食物。或僅想像之。已發惡心。此外。屢起嘔吐。食物呈醱酵腐敗之狀態。而吐出。嘔吐極甚。終至出膽汁。又吐物每起苦味。是不獨混膽汁色素。而然又混百布頓(爲食物中之蛋白質。係胃液中酵素所變之物)故也。中等度之加答兒症。屢發噯氣噯逆。排出酸味之瓦斯。(瓦斯爲流動之氣質也)其他酸性之胃內容物。時或逆流於食道內。胃部或食道下部。發焮灼之感。此名曰嘈雜。診其局部。胃部膨滿。壓之發疼痛。患者每於該部起緊張及壓迫之感。胃液乏鹽酸。含有多量之黏液。胃之運動力減弱。因致食物久停滯其內。舌多被苔。放不快之口臭。患者起糊樣之味覺有時口唇邊緣發鮮黃色之小疹。小疹乾燥。則變爲非薄帶褐黃色之痂皮而脫落。卽口唇匐行疹是也。

便通甚爲不正。或秘結。或下利。利尿之量減少。呈褐赤色。比重增大。（欲測定之須用尿比重計）屢沉出尿酸鹽之煉瓦樣沉渣。

叔豪按欲試驗尿酸鹽之煉瓦樣沉渣者。以尿傾入試驗管內。置於燄上。待其透明。則可知其溷濁因尿酸鹽類而來。大抵尿酸鹽類每存於尿中。尿冷之後。則易沉出。而形成所謂煉瓦石樣沉渣者。若此尿酸鹽類之溷濁與他種之溷濁同來。則雖以尿加熱。必不變爲透明狀態。

全身症狀在疾病之重篤者。頗受侵害。患者覺全身倦怠。眩暈、頭痛。嫌忌職業。往往有中等度之發熱。設或全身症狀甚爲重篤。呈諸般之神經症狀。是謂胃熱。恐生於胃中之毒素。欲冒神經中樞也。此際之狀態。陷於腸窒扶斯狀。兩者之鑑別。間有困難者。然體溫昇騰之狀態。脾腫之存在。比較的輕度之胃症狀。全經過之持續。都非本病所示者。

本病之經過。亘數日乃至二週。苟不注意攝生。有再發者。而疾病經久。則終移行於慢性胃加答兒。

(四)豫後　本病大抵不致死亡。故其豫後爲佳良。患者攝養得宜。容易赴於治癒。

(五)療法　以原因的療法爲第一。有害之食物。停滯胃中。則當用吐劑排除之。

處方

鹽酸亞剝莫兒比涅　〇、二

蒸餾水　一〇、〇

右混和爲殺菌注射料。每次半筒。

洗滌胃部。雖爲頗有效之療法。然插入消息子。每使患者受恐。故必非可常行之法。若胃黏膜起强度之腐蝕時。尤必全廢此法。

胃中之腐敗性內容物體。既達腸內。當投下劑而排除之。

處方

甘汞　〇、五

藥剌巴末　〇、五

白糖　〇、三

右混和爲一包。頓服。

此外當使患者嚴謹攝生。禁固形食物。只用稀薄之茶、肉羹汁、牛乳、葛湯、粥汁等。隨其體力而使斷食。

對症的療法。貼溫石。或加溫之巴布於胃部。而使胃痛緩解。外此滴加稀鹽酸十滴於一盞之水。使服用於每食後半時間。嘈囃甚時。用亞爾加里鹽類。卽重炭酸曹達（省曰重曹）一小刀尖。（合一瓦）又當和以撒里矢爾酸那篤僧謨、（省曰撒曹列曹）爾珍。

處方

結晶重炭酸那篤僧謨
撒里矢爾酸那篤僧謨　各一〇、〇
右混和。每二時服一刀尖。（合二瓦）

處方

結晶重炭酸那篤僧謨　〇、五
列曹爾珍　〇、一
白糖　〇、五

急性胃加答兒

右混和爲一包。共與十包。每二時服一包。

內服石灰水一食匙。（合十五瓦）或煆製厤倔涅矢亞一刀尖。（合二瓦）亦有除噯氣之效。

起頭痛眩暈等。則當投安知必林或弗那攝精。

說遺傳

遺傳者。親之體貌、骨格、氣質、及病氣等。移於其子之謂。然親之形質。全移於其子者甚少。子之與親。往往有相異之點。其所以相異之故。則因外力之影響。而生變化。於生物之應化之一法則而起。蓋生物之進化不止。實由於遺傳與變化之力。遺傳不獨直進於其子。並有傳於其孫。及隔數代後而有顯其遺傳者。此名之爲潛伏遺傳。如子之面貌性質。不肖於其親。而或肖於其祖父。或肖於其曾祖父等是也。要之。生物皆因生殖之作用。而遺傳其特性於子孫。故利用此遺傳性。以改良人種。此非特人類爲然。卽如動植物中。畜類及米麥花卉等。藉此遺傳性而收功於淘汰上者。要亦無所容其疑焉。

問何症現虛脈之徵。

答大動脈系統衰弱者。必現虛脈之徵。

問何症現實脈之徵。

答心臟之壓力加進者。必現實脈之徵。

問何謂脈之軟硬。

答醫師診病人之脈。其手指所受抵抗力有大小者。曰脈之軟硬。

問何症現軟脈之徵。

答貧血症及熱症等。其脈常軟。

問何症現硬脈之徵。

答心臟之壓力增加。動脈筋層之痙攣等。其脈常硬。

問中醫所著脈法有可奉爲圭臬者否。

答中醫視切脈爲診斷上最緊要之事件。故關於脈法書籍。充棟盈几。然所著之脈法。每多謬誤之處。實鮮價值可言。其簡當可存者。惟張心在之持脈大法而已。

問張心在分脈爲幾綱。

答張心在所著持脈大法取八脈爲綱卽浮沉遲數細大長短是已

問浮沉二脈於何處得之

答浮脈輕手著於皮膚之上卽見沉脈須重手按於肌肉之下始見浮沉二脈以手之輕重得之

問浮沉二脈屬何病

答脈之浮沉與病之表裏有關係表病必脈浮裏病必脈沉不可不知也

問遲數二脈於何處辨之

答遲脈爲一息脈來二三至或一至數脈爲一息五六至或七八至遲數二脈以息之至數辨之

問遲數二脈屬何病

答脈遲屬寒脈數屬熱脈之遲數大有關於病之寒熱也

問細大二脈於何處判之

答脈狀細小如綫者曰細脈脈狀粗大如指者曰大脈細大二脈以形象之闊窄分之

問細大二脈屬何病

答脈之細大與病之虛實有關係細脈屬虛大脈屬實不可不辨也
問短長二脈於何處驗之
答脈來短縮曰短脈脈來迢長曰長脈短長二脈以部位之過與不及驗之
問短長二脈屬何病
答脈之短長大有關於素來身體之强弱短脈爲素禀之衰長脈爲素禀之盛醫師當注意之

第七章　檢尿法

問何謂檢尿法
答醫師用肉眼或器械視察尿之成分分量次數顏色氣味比重等並檢查其蛋白尿糖尿之有無者謂之檢尿法
問何故分泌尿液
答人所以有尿排泄者其故有三(一)入體內物質毫無變化者(二)由體質分解而成者(三)由外部攝取之剩餘者
問尿之成分

答。尿爲血液中之不用物。及水。分由腎臟。製造之。而尿素及尿酸。從近於馬氏小體之細尿管排泄。鹽類及水。從馬氏小體排泄。此尿之成分也。

問。常人一晝夜間分泌之尿量及次數若干。

答。常人一晝夜間分泌之尿量。通常在一千瓦。以上。一千五百瓦。以下。約分五六次排泄於體外。

問。泌尿之量男女有別否。

答。男子與女子。一晝夜間排泄之尿量。爲十與九之比。即男子約排泄千二三瓦。女子約排泄千瓦乃至千二百瓦是也。

問。泌尿之量與氣候有關係否。

答。泌尿分量之多寡。常隨氣候而異。夏日氣候炎熱。則汗多而尿少。冬日氣候嚴寒。則汗少而尿多。此大較也。

問。尿量多寡更須注意何事。

答。尿量之多寡。除原因於氣候外。則食物之性質。飲食之增減。運動之勤怠。體格之强弱。俱有關於尿量之增加及減少。是亦不可不注意者。

問常人之尿其氣味及顏色如何。

答尿爲一種液體有臭氣有鹹味常帶淡黃色或淡赤褐色

問常人之尿其比重如何。

答尿與水相較尿重而水輕其比重爲一〇〇八乃至一〇二〇

問疾病與尿量有關係否。

答尿量之增減與疾病有莫大之關係若一晝夜間之尿量少至五百瓦以下或多至三千瓦以上必疾病也

問何症起尿量增加及減少之現象。

答患糖尿病或腎臟萎縮等其尿量恆增加患腎臟炎或肋膜炎等其尿量恒減少惟患澱粉腎者之尿量時或增加時或減少也

問疾病與尿之比重有關係否。

答疾病與尿之比重有絕大之關係例如患急性腎臟炎者之尿比重甚高每達於一〇二〇乃至一〇三〇患萎縮腎者之尿比重殊輕恆降至一〇一〇乃至一〇〇五惟澱粉腎對於尿之比重恒無一定

問何謂蛋白尿。

答體內之蛋白質與其尿齊放出體外者曰蛋白尿。

問何謂糖尿。

答以至寶之糖質與其尿同時排出者曰糖尿。

問檢查蛋白尿之方法若何。

答入尿於試驗管內取酒精燈熱之熱後加硝酸少許管底有白色或褐色之沈澱者。卽尿中含有蛋白質之證也。

問檢查糖尿之方法若何。

答入尿於試驗管內少加硝着而熱之若生有黑色物者卽尿中含有糖分之證也。

問蛋白尿有屬於生理的否。

答常人食含有多量蛋白質之食物消化之時及身體過勞精神興奮溫浴等之後檢所排出之尿知含有蛋白之痕跡者是謂之生理蛋白尿。

問蛋白尿有所謂假性者否。

答因尿中混有血液膿乳糜等而呈蛋白反應者是謂之假性蛋白尿。

問糖尿檢查有簡捷之方法否。

答常人之尿鹹糖尿病之尿甘苟以味覺器官嘗之卽可知糖尿病之有無是乃檢查糖尿病之簡捷法也

第八章　打診法

問何謂打診法。

答醫師打患者身體中之腔壁而診察其所打部分內臟器之情形者謂之打診法

問打診之法則。

答打診之法則在以左手中指密着於所欲打之處而半屈右手中指輕打其上惟鎖骨上部可單以右指打之並不需乎左指也

問打診可能用器械否。

答以手指打之患者每感痛苦近世發明打診板打診槌等而打診法乃進步

問打診分幾種。

答因胸壁厚薄之關係打診時之用力乃有强弱之差故現分打診法爲二種曰强打診曰弱打診

問强打診宜行於何人。

答胸壁愈厚則必强打以使顫動而達於肺故筋肉有善良之發育並富於脂肪者當行强打診法

問弱打診宜行於何人。

答小兒與老人其筋肉之抵抗力多不及壯年之人宜行弱打診法

問何謂純濁音。

答全不含空氣之實物體打之常發極弱且短之音者曰純濁音

問何謂清音。

答含有空氣之臟器打之常發一定之音聲者曰清音

問清音分幾種。

答清音分二種曰鼓音曰非鼓清音

問何謂鼓音。

答鼓音者猶擊鼓時所發之音也其聲音之高低常因含空氣量之多寡而異

問何謂非鼓清音。

醫餘隨筆

無錫丁福保仲祜編述

船暈之新治法

船暈之際。戴赤色眼鏡。出外眺望。便可就治。乃曷達司坦博士之說也。據該氏之研究。色有莫大之勢力及於腦中之血管。赤色有送致血液於腦中之特效。故赤色眼鏡。有補腦中血液缺乏之功。可以兼治船暈。又據司葉蒲恩氏之說。吾人之醉於船或汽車。由二個之眼球而起。故閉一眼。便無不快之念。遂不至發船暈。夫閉兩眼乃船暈者之常事。豈知兩眼閉後。腦部起特別之感覺。不如僅閉一眼。方可治療船暈。

家庭間之職業

家庭之職業。不過將學校內所授之學科。反覆而脩習之。若習學校教科以外之學科。便不免有過勞之弊。然世間之人。往往望自已子女之智識。踰於他人。遂於退學後嚴責勉學。或試以無謂之暗誦。或課以艱澁之問題。是皆普通社會上所常有之事。究其實則非常誤謬。而流弊遂不可勝言矣。德國之某學者定家庭職業之時間如左。

下級每週三時至九時間　　中級每週六時至十二時間

上級每週自十二時至十八時間

某博士謂某小學校中有一九歲之女子。歸家後逢復習之嚴責。其次出外習琴及三味線。歸後又屢屢習之。雖正當之睡眠時間。亦至缺乏。未幾顏面蒼白。羸瘦。舉動無活潑之氣。眼光鈍麻。視向無定。時時假睡。論其成蹟。乃全級中之劣等。但在未習琴及三味線以前。則成蹟在中等以上。由是論之。世之爲父兄及教師者。對於子女之過事督責。觀此亦可反省矣。

小學校之兒童。雖不可謂家庭職業之絕對障害健康。然如夜間之過事職業。有害小兒之健康無疑也。蓋兒童之思考力。自生理的基礎上論之。一日中以三四時間爲適當。若越此範圍。便害腦部及其他之組織。故學校內規定之課程。須思考力者。決不可在三四時間以上。是乃教育家所公認之學說也。

塵埃之危險

塵埃之危險。眞有出於吾人意料之外者。冬季之空氣。乾燥異常。約歷數月之久。寒風劇烈之際。呼吸器病之患者。非常繁多。論其原因。係鼻黏膜之受塵埃刺戟。故掃除之時。若不注意。往往起結核等之室內感染。那衣買氏曾就掃除時間之前後證明空氣中之細菌數。據那氏之試驗。室內十立方立脫耳之空氣中。有八十至百四十個之細菌。經過二時間。有六十四個。經過四時間。僅有二十個。經過六時間。減少至四個。由此觀之。掃除後一時間內所呼吸之細菌數。較諸後之二十三時間所呼吸之細菌數。其多少相去懸殊也。

外國之死亡統計中。就德國而論。夭死者首推煙突掃除人。石細工次之。是皆與塵埃有密切之關係也。若就病理解剖或普通解剖之實習工考之。則多吸塵埃者之肺臟。呈汚穢色。掃除煙突者之肺臟。呈綠黑色。石細工者之肺臟。呈灰白色。其他如肺結核及結膜粗糙症。生活於塵埃較多之處者。罹之最易。要而言之。生活於塵埃中者。壽命必短。故予唱導勵行灑掃之學說。以救學校教師與生徒於塵埃之中。

煙草之毒性

煙草之有毒性。化學家、植物家、醫家、衛生家及教育家等均異口同音。認爲必要之禁物。惟劇烈與否。今日尙無確實之說明耳。煙草內含宜可輕油。每百分中有二分至八分之毒性。一磅之毒分。約有三百八十格倫。一格倫十分之一。犬食之經三分鐘而死亡。故一磅之煙草。足殺三百人。一個之葉卷煙草。足殺二人。數十年前僕兒加梅候意欲奪義兄弟之財產。即用宜可輕毒殺之。又亞非利加南部之土人。常殺蝮蛇。將煙草油一滴注下。幾如霹靂。片刻間卽行死亡。此外爲園事除有害蟲類之唯一資料。宜用煙葉之末。治小兒之頭瘡及面瘡。宜用煙管之脂。是亦利用煙毒之一例。又溼煙草之葉貼附於腹部。便起嘔吐。彼爲假病之兵卒。屢用此法而告病假。以避戰塲之臨敵。古昔之時。有一奸商。爲密賣煙草汁。將無數煙草纏於肌膚。卒至感其毒質而死。其罪惡仍因之敗露也。據利却特孫氏之研究。吸煙者所受之害毒。約如左之所述。

一、害血液

二、害咽喉

三、爲肺病之原因

四、爲心臟病之原因

五、爲胃病之原因

六、爲瘡之原因

七、煙盲

八、起神經病

據其他之研究。婦人之吸煙。能縮小子孫之軀體。又吸之過多。不能受胎。妓女之吸煙。或者爲避孕之故歟。

食事之時間

吾人之生活。宜抱嚴肅主義。守一定之規律。道德上與衞生上均不可缺。但規則之最宜嚴重者。莫若食事之時間。何也。當食事之時。思案、考慮、議論及其他感動精神之事項。均當避之。蓋使用腦力之時。腦神經均集注於此。而胃腸之消化作用。遂受不良之影響。除禁止使用腦力外。食事之時間。尤宜注意。大凡身體之各臟器中。惟胃臟最忌不規則之舉動。食事之時間。既養成一定之習慣後。雖食物未至胃中。而消化液即已分泌。徐待食物之來。若此時無食物送入胃中。該消化液遂流入腸內。過此一定之時間。始將食物送諸胃中。不特消化液之缺乏。食物必不易消化。甚至有滯留於胃中而絕不消化者。故越一定之食事時間。枵腹從事。往往食慾減少。消化不良。此爲吾人所屢屢經驗者也。其尤甚者。食時匆促而不及細嚼。食後疲勞而有睡眠之意。胃腸之疾患。由是起焉。竊願世間之人。愼勿目此等爲細微之事。致貽後悔也。

寢具與衞生上之關係

吾人光陰三分之一。都消磨於寢具之中。此猶指健康者而言。設有疾病。寢具中之時間。當在三分之一以上。故衞生家最宜注意者。首推寢具。寢具可目爲睡衣。當與晝間之衣服具同一之規約。因吾人快眠。往往起輕度之腦貧血。此不可不愼也。吾人睡眠之際。內部之血液。不及往於外圍。以致皮膚不能溫暖。血管不能擴張。故寢具之保持溫暖。當勝於晝間之衣服。否則外感寒冷。皮膚之血管。受刺戟而收縮。血液凑集內部。腦遂不能安息。此種不良之狀態。延時過久。遂至徹夜不眠。翌日之晨。精神疲勞。發數多不快之感覺。苟數夜不能安眠。易爲重病之原因。故吾人寢臥之時。當力保體溫。以圖長時之安眠。然則寢具果如何而能保持溫暖乎。約言之。普通之室溫。夜具之空氣層有四十米利邁當。內部之溫。方與皮膚溫相等。至天氣晴朗之日。務宜曝露於日光。蓋日光之效力。除撲滅細菌外。尚能使應用較久之寢具膨脹回復也。曝露之時間。以午前十時至午後二時爲最佳。

襯衣與健康之關係

人之健康與否。與所着之襯衣有關係。夫身有微疴之人。檢查其所着之襯衣。不問其爲麻布或木綿。不論其平素洗濯與否。决不能如健全無病者所着之清潔。常帶黃色或灰色與皮膚密接之部分。因着用之時期過長。其黃色尤著。詢諸洗濯人。則謂某氏之衣衫。固着污垢。已無法使之脫離。大約患某種之病云。凡患肝臟病者所着之襯衣。其色常如油浸者然。

口腔及齒牙之衞生

口腔齒牙之衞生。在齒科醫固無論矣。而今之普通人。亦較往時爲注意。近時細菌學家。亦頗注意於此。不觀夫博士留隨氏之論述乎。該論述記載於衞生及傳染病雜誌中。其宗旨不外口腔及齒牙之清潔法。以器械的掃除爲主。不用藥物漱口。（各種藥物均有腐蝕作用） 近數年來。又有主張機械藥物二者互相幷用之說。概言之。吾人之口腔。其黏膜充實强固之時。病原菌不易繁殖。然使有發炎浮腫等之狀態。則細菌之發育甚易。故各人之傳染病豫防上。口腔之健康保持。實爲一大要件。但欲口腔常保無菌狀態。勢有所不能。故除醫師所用之强力制腐藥（爲一時消毒之計）外。宜常用不害口腔（卽不陷於發炎浮腫之狀態者）之稀薄防腐水。洗滌口腔。又咀嚼運動。有制止細菌發育之作用。故在細菌最易發達之夜間。至清晨已達極度。吾人晨起後之洗滌口腔及齒牙。爲必要之務。不待智者而知之矣。治口腔黏膜之病的狀態。用百分之四十至六十之酒精爲含嗽料。固克奏卓效。然持續過久。有起充血及黏膜萎縮之虞。故行器械的掃除時所用之藥。以微溫之食鹽溶液（通稱謂生理的食鹽溶液卽〇、七%溶液）爲最佳。通行之過滿俺酸加里、過酸化水素、知屋兒畢寧、有加利丁幾、密兒拉丁幾、石鹼、福兒買洛、硼酸、硼砂等。多用之均屬有害。其次所賞用者。爲重炭酸曹達之二%溶液。用時亦宜微溫。

死亡者及疾病之種類

據美國統計局之調查。人口十萬中。死於十五種之疾病者。其平均數如左。

肺炎	一九一、九	肺癆症	一九一、五
心臟病	一三、四	下痢病	九五、一
腎臟病	八八、七	卒中	六六、六
癌腫	六、〇	老衰	五、四
氣管支炎	四八、三	虎列拉（幼兒）	四七、八
虛弱	四五、五	腦溢血	四一、八

江蘇省立第五師範學校講演衛生記事

衛生組主任陳邦賢述

書記組幹事 徐長年 尤廷堅 伏龍 孫壎 筆記

肺癆病大意及防免法

人之全體。自表面觀之、則有頭面、五官、軀幹、四肢。自內部言之。則有腦、心、肺、胃、腸、肝、膽、脺、腎、膀胱、諸臟器。各司其職。各致其用。蓋天賦使然也。吾人欲保此天賦之生活現象。而永保其健康。是謂之衛生。若身體一部分或數部分有異常之處。是謂之疾病。疾病大概分爲兩種。卽傳染病與非傳染病。傳染病者。由此人而傳染與彼人也。非傳染病者。病及己身而不染他人也。傳染病又分爲急性慢性兩類。急性者。如霍亂、痢疾、傷寒、天花、瘟疫、痧子、白喉、鼠疫等。約三十餘種。名目繁多。不及詳述。慢性者亦有多種。惟花柳病與肺癆病爲最劇。花柳病異日述之。茲先述肺癆病大意及防免法。

肺癆病自古有之。上古內經之所謂勞傷虛不足。後漢金匱之所謂虛勞。隋巢氏病源之所謂肺勞骨蒸。唐千金外臺之所謂風勞傳屍。金元朱丹溪之所謂勞嗽勞瘵。明王氏準繩之所謂傳屍勞。歷代名稱雖有區異。攷其症候不外今日之所謂肺癆病耳。英文譯名爲癆症肺癆。日本譯名爲肺結核。可見肺癆無古今無中外與吾人相搏戰久矣。茲錄其最近每年死亡表如左。

國名或地名	人數	每年死亡數	平均每日死亡數	平均每時死亡
美國	八〇、〇〇〇、〇〇〇、	一五〇、〇〇〇、		
日本	四五、〇〇〇、〇〇〇、	七五、二二六、		
中國	四〇〇、〇〇〇、〇〇〇、	八〇〇、〇〇〇、	二三三〇、	九三
上海公共租界	四七五、〇〇〇、	一、〇〇〇、		

以右表觀之。吾國人之死於肺癆者。每二分鐘時須死亡三人。其傳染之慘。雖兵凶戰危無有如是之巨且劇者。就家庭言之。往往有父傳其子。兄禍其弟。夫毒其婦。因之罹家庭之不幸者。就國家言之。每人每年所營職業以入欵百元計。今患肺癆病。非特此數不能入。並須損失百元。是國內多一患肺癆病者。卽多一分利之廢人。一人如此。以全國患肺癆病者統計之。其損失之鉅。殆出吾人意料之外矣。嗚呼。肺癆病對於家庭之關係如此。對於國家之關係又如彼。吾人又烏可不引撲滅肺癆病爲己任哉。

按肺癆病之症狀。可分爲三期。第一期曰疑似期。此時肺尖起最輕之炎症。（惟兒童

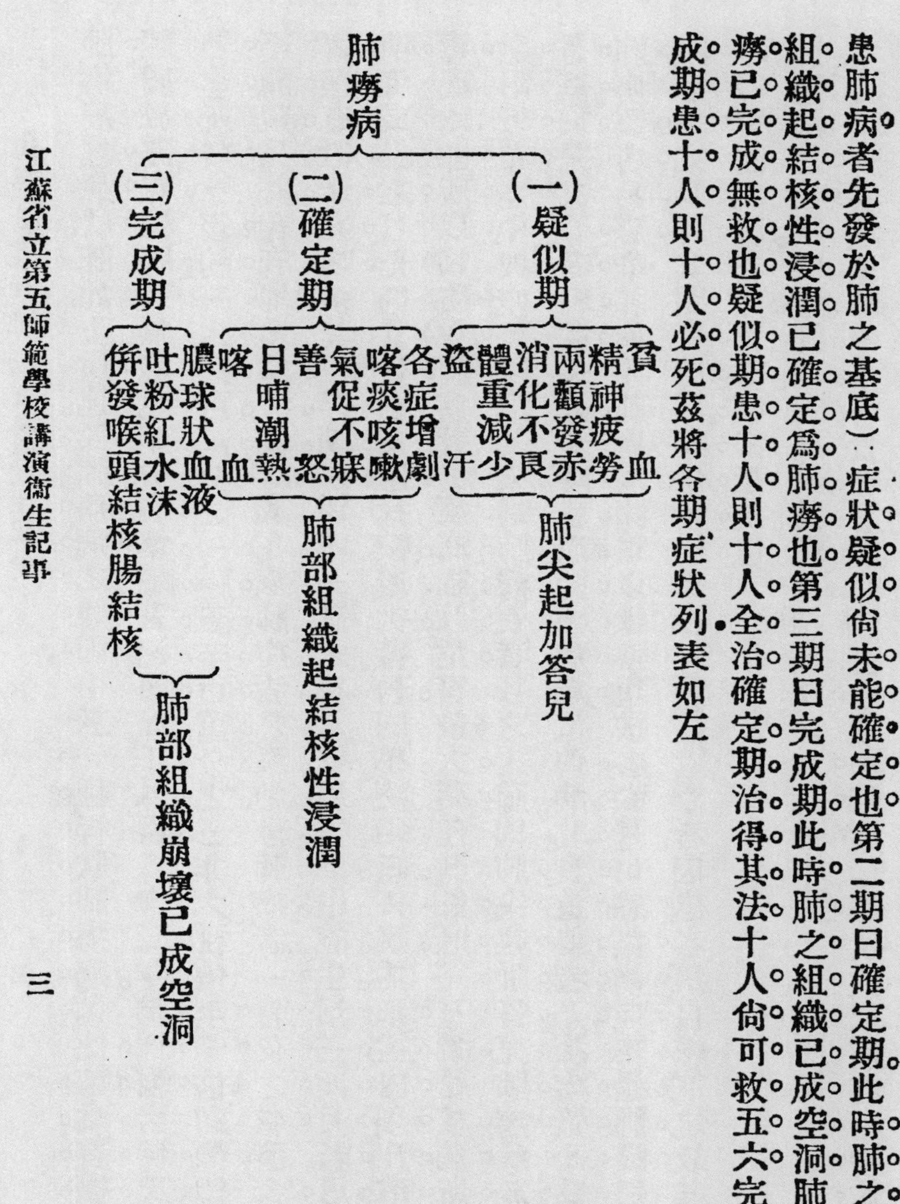

患肺病者先發於肺之基底）：症狀疑似尚未能確定也第二期曰確定期此時肺之組織起結核性浸潤已確定爲肺癆也第三期曰完成期此時肺之組織已成空洞肺癆已完成無救也疑似期患十人則十人全治確定期治得其法十人尚可救五六完成期患十人則十人必死茲將各期症狀列表如左

肺癆病之症狀。既如上所述。故肺癆病之原因。由於一種桿狀肺癆病菌。此菌爲有機體。屬於隱花植物類。無綠色素。分裂繁殖甚速。西歷千八百八十二年。爲德醫古佛氏Koch所發見。徑約一米突百萬分之一、五至百萬分之三。非六百倍至千倍顯微鏡不能窺見。其存在地。多爲汚穢處。或在病肺癆者之痰中。患肺癆者。一日夜之咯痰含桿菌有數千兆之多。其生存期久暫不一。置之尋常乾燥空氣中。能生活三四月。若用消毒或暴之日光。則其死亡甚速。我校屢次警告同學。痰須唾入痰盂。痰盂內須注消毒藥水。卽所以爲防免肺癆計也。痰涕亂吐。危害最大。苟任其亂吐。一旦爲結核菌所黏附。散布空中。與空氣淆混。其素爲肺癆質者。吸之入肺。則肺尖起加答兒肺癆病。於是基於是矣。在昔科學未進步時。咸以肺癆病爲遺傳病。其實遺傳者乃肺癆質。凡爲肺癆質者。易感染肺癆。非肺癆病卽可以遺傳也。按各臟皆可感染癆症。不過肺臟嬌嫩。感染尤易耳。其間有第三期併發腸結核（晨起泄瀉）者。因患者痰自嚥下之故。其不侵胃而侵腸者。因胃有鹽酸抵抗也。

肺癆病之症狀。概述既畢。茲述其防免及治療法之大意如下。

（一）精神療法　患肺癆病者。貴有解脫心。歡喜心。境無苦樂。從心所欲。已病者精神愉。

快則病自易療未病者精神愉快則病可防免否則精神抑鬱癆病未成而神經已衰弱矣

(二)空氣療法　有此病之疑者每日宜於最新鮮空氣中作嚴正之呼吸一二次蓋新鮮空氣有興奮作用含誘發炎菌甚少可以助消化增營養清血液使體格骨强健也

(三)日光療法　患此病者每日宜行日光浴一二次惟頭部及腹背部不宜直接觸接日光攷埃及古時皆於屋上設身體曝日之裝置誠以日光於療病上有極大之效力肺臟爲日光所照實足以障礙細菌之發育而得佳良之影響也

(四)營養療法　患結核之牛乳宜禁服患此病者宜富於滋養分動物品宜與植物品混食並宜注意一切飲食之攝生庶幾體重增長身體抵抗力强而肺癆病可防免也

四者之外更有皮膚强健法亦所當注意者皮膚不强則易於感冒常感冒則肺組織之水泡常潴留亦促進肺病之素因也至藥物療法世無殺肺癆病菌特效之良藥故醫學家衛生家罕有公認之者余尤極端不贊成藥物療法也此外我同學所當注意

江蘇省立第五師範學校講演衛生記事　六

者。即姿勢與運動。姿勢正確。則肺部擴張。運動勵行。則體格强壯。是皆防免肺病之良策也。其他尤宜注意者。即教室內之粉筆灰塵痰盂內之消毒藥水教室自修室寢室內。空氣之清潔。茲就管見所及。略義梗概。愿我同學。朝惕夕厲。其共勉旃。

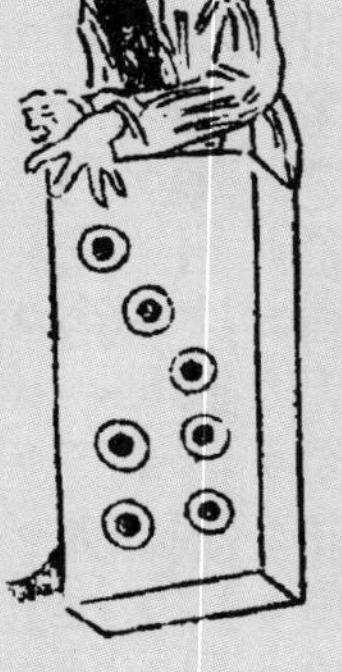

商標 **所羅挨** 標　TRADE MARK 'SOLOID' 商標

商標 **內淨** 標　TRADE MARK 'NIZIN' 商標

所羅挨內淨瓶樣

所羅挨內淨西名鉦化硫安尼林酸醫藥界業已證明其滅種效力較勝他種鉦鹽類。有激發性。水易溶化。如按分劑作藥消水。施於泗膜上。無刺戟發毒諸弊。據醫者之經驗。謂治急性白濁症有良效。射尿脂與陰道。用二釐至六釐。0.13 Gm至0.389 Gm化水一量兩。實有良效。不致痛癢。亦不發炎。用此所羅挨內淨。既極簡便。又可縮短療治期。又按此分劑之藥消水。洗頑瘍(久不收口之頑瘡)爲最妙之消毒激發藥。各種皮膚頑症。洗之亦效。治睥白濁炎、睥炎積血及他眼痛。皆有靈驗。其良方如左。

所羅挨內淨二釐 所羅挨硼强酸六釐 水一量兩 溶化。用眼盃洗之。每日四五次。爲最廉最美之眼藥水。

本行著有大寶來醫藥淺說一書。爲醫界最有用之本。如蒙函索。當卽郵奉。惟須詳示姓名地址。並提明因閱中西醫學報而知云云爲要。

英京　上海　寶威大藥行

著名良藥

商標 'KEPLER' TRADE MARK

COD LIVER OIL WITH MALT EXTRACT

商標 解百勒

麥精魚肝油

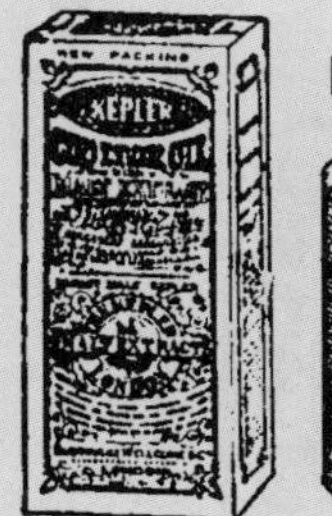

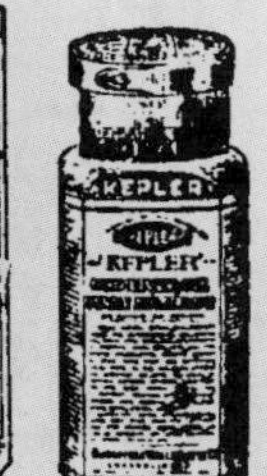

此圖由眞式縮小

解百勒麥精魚肝油。含有兩種最可貴食物要素。即純鱉魚肝油與解百勒麥精是也。○鱉魚肝油。醫學界久已承認。爲消耗諸症與疾病匱乏育質者之最妙食品。惟其氣味每爲病者厭惡。又胃消化力不強者。亦常不能受容。因此不能得其實益。是爲憾事。自有解百勒麥精魚肝油以來。此種缺憾。悉行解除矣。因鱉魚肝油一化入麥精中。其滋味便成佳美。不第食性乖僻者。易於進服。即虛不受補者。亦可得其化育之功。○解百勒麥精涵有茁壯大麥之濃厚育素。亦有消化作用之糟粕。以增鱉魚肝油之效力。且使別種食物。亦易消化。○解百勒麥精魚肝油。既有此兩種寶貴食物。則其自爲各症匱乏育質之妙品。癆瘵瘰癧虧弱人服之。其恢復元氣之效力。堪稱無雙。病者藉此強壯之力。得以止遏病勢。更因此得以健痊。其於肺體炎症。以及各種熱病。難進飲食者。惟此可容納而消化之。○久病未痊重症新愈。此爲至寶至美之食品。○禀賦柔弱。小兒單薄。按法投服。獲益匪淺。力量增加。○乳母日常服之。身體強健。乳汁濃厚。○解百勒三字。爲此品之商標。如果所服者爲眞解百勒品。其獲益也。必如願以償。 此品有大小瓶兩種。

上海
英京
寶威大藥行

西曆一千九百十六年一月出版

中西醫學報

第六年第六期

本期之目錄

本報全年十二冊本埠洋八角四分中國境內洋九角六分日本臺灣洋一元零八分香港南洋各島洋一元三角二分零售每冊洋一角上海英大馬路泥城橋西首龍飛馬車行西間壁三十九號丁福保醫寓發行

拜挪珍補系粉

改良養益品　補系復元藥

拜挪珍粉以純靜之奶胅粇膠麩糖與鈉鐠鎂之醑硄强礬集合而成無上妙藥味美適口凡體質虛弱病後新愈心神腦系耗竭失䗲損瘦諸疾功難盡述

拜挪珍之修合　拜挪珍粉係以純靜奶胅七成五特鍊粇膠麩糖二成加以鈉鐠之醑硄强礬百分之二鎂醑硄强礬百分之一集合製成

拜挪珍形式上之便利　拜挪珍成淡黃粉之形其性與水及流質易於調合味最可口若喜乾服亦無不可此粉經久不壞

拜挪珍功效之優勝　拜挪珍有以下之特別性質其包含之奶胅約與百分之十一分五釐三之氰(即養氣)相等其中之䊮粇皆最易消化入人體質其雜合之醑硄强礬如平常食品中之非莚底質(即無機底質)不致令人便祕

拜挪珍之用處　爲濃厚而消化之食品含有硄質(即燐質)甚富且其形質鍊成與人腦質及系胭所含之硄無異凡一切虛損病後新愈心力勞瘁致心部腦系耗竭失䗲疲乏損瘦各疾血虧消化不良各症服之奇效婦人乳哺嬰孩頗費體力服食此粉最能補益

拜挪珍之用法　凡服此粉先以滚過冷水小許將粉調成薄糊然後加入一杯冷或熱飲料中如水牛奶蔻蔻牛肉湯藕粉湯羹之類亦可隨意單服或撒於奶脂麵包或布丁等食品上服之

拜挪珍之服劑　男女每服二茶匙日服三四次　過十歲之小孩每服一茶匙日服三四次　十歲以下之小孩每服半茶匙日服三四次或視年齡稍減次數

拜挪珍之製造人　拜挪珍爲愛蘭漢百利有限公司所監製本公司在英京倫敦創於一千七百十五年在該城與赫弗州威爾西德尼特耳班上海透蘭多尼阿革拉莫司科各處皆設分公司至其他寰球重要城市亦設代理處本公司爲著名愛蘭漢百利代乳粉代食粉之製造人代乳代食粉銷用甚廣爲各醫士及看護界所稱許寰球各地幾視爲家庭不可少之品本公司之製鍊拜挪珍補系粉有如許之經驗且製造之器具精良自爲他人所不及也

英京愛蘭漢百利有限公司監製

分行

澳大利亞（西德尼市街）　南非洲（特耳班司密斯街四百十一號）

中國上海（北京路愛字八號）　坎拿大（透蘭多東晢勒街六十六號）

美國紐約（尼阿革拉瀑布城）　俄國莫司科（米阿司尼司卡三十二號）

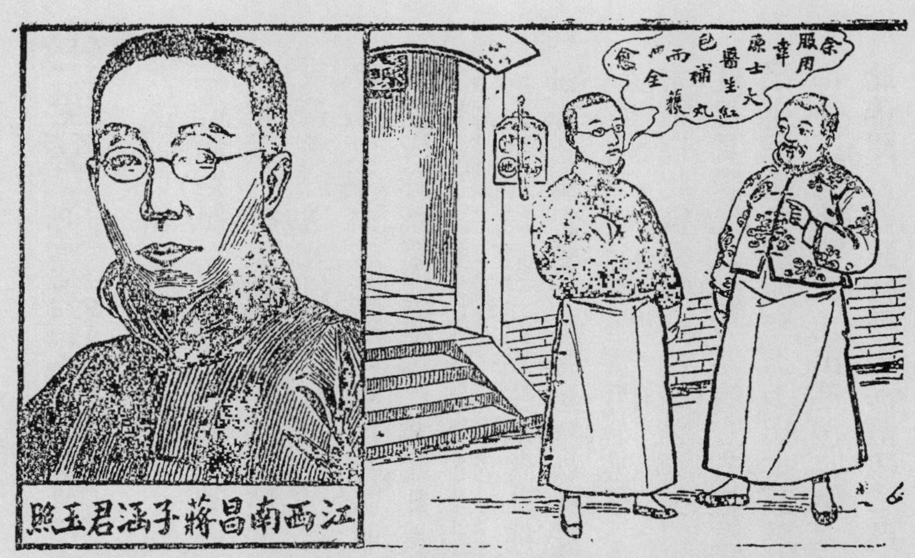

江西南昌蔣子涵君玉照

何以胃口失調精神痿頓

可服用韋廉士大醫生紅色補丸療治之即如蔣子涵君之證據

胃經強壯有力則身體亦必強健因胃能生有力之血也韋廉士大醫生紅色補丸每服一丸即能生鮮紅稠濃之新血已曾治愈數千萬因虛弱而患肝胃氣痛或胃不消化即是世間最多之症即在中國治愈者亦不勝枚舉請觀前充江西南昌司法檢驗學習所收支員現充大通權運局書記蔣子涵君來信云數年前余曾患胃不消化腰痛背楚夜難安睡精神萎頓曾服各藥皆未奏功經名醫診治亦無效驗余友曾服韋廉士大醫生紅色補丸治愈故余決意試服之服後頓見神效胃口復原晚間安睡精神加增逾於噎昔故接連服用韋廉士大醫生紅色補丸直至十分全愈而後已且身體肥胖精力充盈余之經驗足徵韋廉士大醫生紅色補丸之功神速無四也凡由血不潔淡薄無力所致之各疾或血薄腦疲諸症用韋廉士大醫生紅色補丸均皆見效或胃經失調　瘋溼骨痛　臀尻酸楚　腰背疼痛　胸肺無力　山嵐瘴癧　以及皮膚諸症皆可奏功婦科疑難各疾尤著靈驗凡經售西藥者均有出售或直向上海四川路九十六號韋廉士醫生藥局每一瓶英洋一元五角每六瓶英洋八元郵力在內

生理學講義預約券廣告

我國生理學。素不發達。靈素諸書。雖有述及。然舛誤而不可窮詰。海通以來。歐學東漸。國人迻譯東籍生理學書。不下數十種。然皆挂一漏萬。淺陋寡要。幾於千篇一律。欲得一詳而精緻之生理學書。渺不可得。無錫孫君祖烈。寢饋斯學。數載於茲。譯述生理學講義一書。原書爲日本宮入慶之助所著。在東邦已十有二版。其價値可知。共分三篇。首緒論。凡細胞之形態。生活現象。分化。細胞之化學。皆詳焉。第一篇爲物質交換。凡血液。血液循還。呼吸。消化。吸收。排泄。皮膚與黏膜之所產。動物體之物質交換。食物皆詳焉。第二篇爲作業論。凡體溫。檢溫法。運動。筋之生理總論。各論。音聲及言語。神經之生理總論各論。脊髓。延髓。中樞大腦。腦幹。腦神經。交感神經。知覺味嗅聽視。神皆詳焉。第三篇爲生殖論。凡種族之保存方法。卵細胞。精液。精蟲。受精後之卵細胞。妊娠。分娩。皆詳焉。全書取材宏富。條例精當。剖晰入微。深中奧妙。圖畫亦精緻絕倫。譯筆質而不俚。繁而不蕪。學者隨讀隨解。隨處可以按圖參攷。吾國之生理學書。當以此書爲最詳備最精博矣。案吾國中學校師範等校。向有生理學一科。若以此書爲課餘之參攷。當有左右逢源之樂。全書分訂兩厚冊。用潔白西洋紙印刷。現已排印過半。約明年五月出書。茲爲閱報諸君便利起見。先照本售預約券五十部。每券三元。郵費二角。出書後定價六元。別無折扣。欲購此書者。宜從速。遲則無及。特此佈聞。　總發行所上海靜安寺路龍飛馬車行隔壁三十九號醫學書局

人體解剖實習法

日本石川喜直所著。無錫孫祖烈萬鈞江陰徐雲合譯。上編緒論。述解剖之注意。解剖使用之器械。死體之處置。下編各論。分五章。第一章筋及筋膜關節之解剖。凡腹部背部頸部頭部胸部上肢下肢筋內之解剖法檢驗法皆詳焉。第二章內臟之解剖(含心臟及會陰)凡咽頭舌及喉頭(附氣管食管甲狀腺)腹腔內臟男性尿生殖器女性尿生殖器(附直腸)會陰胸部內臟之解剖法檢驗法皆詳焉。第三章脈管之解剖(附局部解剖)凡上半身之動脈腹腔之動脈下半身之動脈解剖法檢驗法皆詳焉。第四章神經之解剖。凡腦脊髓脊髓神經腦神經五官器之解剖法檢驗法皆詳焉。我國自教育部頒布解剖條件以來各省醫學校相繼實行解剖。顧解剖手術。必先胸有成竹。非可貿然一試。是書即本此情詳述解剖時之各種手術。爲實習者之津梁。庶術者得此可事半而功倍矣。　每部九角　總發行所上海靜安寺路三十九號醫學書局

醫師開業術

是書日本立神正夫著。無錫萬鈞譯。上編總論。分五章。第一章述開業之難。第二章述社會與醫師之情狀。第三章述爲醫之術。幷所以羅致患者之策。第四章述醫師應有之學識經驗品性及態度。第五章述學生時代至於開業時代之準備。而都野之利害。診察室之設置亦備載焉。下編各論分三章。第一章述診察之機樞。而望問聞切諸方法亦備載之。第二章詳述診斷疾病生死之法。第三章詳述治病之方法。全書凡八章。三十八節。於醫師開業之法則。詳載無遺。且適合於現在社會之心理。醫者苟熟讀是書。則必爲社會所歡迎。營業之發達。可操左劵焉。每部八角　總發行所上海靜安寺路三十九號醫學書局

半夏消痰丸

每瓶大洋一元

功效　一治溫痰、寒痰、燥痰、濕痰、以及老年痰多等症。二治各種痰之不易吐出者。能將氣管內之分泌液化薄故爲袪痰藥。三治晨咳、夜咳、燥咳、寒咳、勞咳、以及傷風咳嗽等症。故爲鎭咳藥、四治呼吸器病之喘息及心臟病之喘息。故又爲呼吸困難之緩解藥。有此四端所以咽頭炎、氣管支炎、肺勞病百日咳流行性感冒、氣管支喘息、肺炎、肋膜炎、等。皆可治之。

用法　每食後服四粒至五六粒爲止、一日三次、用開水過下、

衛生　房內空氣宜流通。嚴禁煙酒。宜習練深呼吸法。深呼吸者。在日光下潔淨之空氣中。挺身直立。緊閉其口。將肺內之濁氣從鼻孔盡力呼出。呼至不能再吸。於是將外面之清空氣從鼻孔用力吸入。吸至不能再吸。第一次行完後。休息片時。再行第二次。每日朝暮可作二回。每回可作十餘次。其效果能使肺臟擴張。肺內之容積變大。肺葉之尖因深呼吸之鼓動力。亦能盡其功用。以營其呼吸。預防肺病之法。莫妙於此。

無錫丁氏監製

上海英大馬路泥城橋西首龍飛馬車行西間壁第三十九號醫學書局

對於厭世觀及樂天觀之醫學的觀察

丁福保

無心之動物天眞爛熳之幼兒其身心健全之時概示樂天的之氣質而一旦罹於疾病即陷於悲哀憂鬱之狀態以爲常由此而推則以人生爲幸福之樂天論者必爲平時身心健全之人視人生爲苦惱之厭世觀者必爲身心有疾病之人矣英國大詩人拔伊龍氏之厭世觀相傳由其足之畸形而生樂巴的氏之厭世觀當由於不治之結核病而來又德意志有名之厭世哲學家曲噴氏依近時發表於世之依溫坡氏說則謂曲噴氏之壯年時曾感染黴毒曲噴氏之備忘錄於驅黴劑之水銀軟膏記載綦詳但曲噴氏之罹於黴毒尚在其刊行厭世論數年以後此不可不知者也

厭世觀與疾病有密切關係之論雖不能强謂爲無稽之謬說而悉予排斥但徵之實際之事實則不相符合者甚多如生來目盲之人有快樂之氣質者不可勝數德國有名哲學家丟林倔氏自幼盲目者也然嘗著生之價値Der rcert des Lebcus一書唱導樂天之說又最當注意者即罹於慢性病之人往往唱導樂天觀而血氣方剛之壯年者反有懷厭世思想者是也如法國文豪愛米爾淑拉氏之小說La jaie de vivre中亦描寫此等奇異之事實謂一年老患痛風之人其氣質頗爲愉快而其壯年强健

之兒子則反耽於厭世之思想云

法國著名生物學家沬氏謂病夫非必盡抱厭世之思想甚至有反具樂天觀者嘗舉示一例以證其說謂彼有從兄弟一人幼時失明者也然殊不以爲苦反覺人世至爲善美常優游於此愉快之空想中明目者或尙不之及伊結婚後常想像其妻爲世界無比之美婦人云

如上所述則以厭世觀爲由於身心之疾病而來殊不足憑信則其所由來之眞相固不可不從他方面以闡明之矣沬氏著書中嘗記載其友人一事頗足資參攷其人於青年時爲感情强大之神經質視人世爲苦痛罪惡之藪惱懊憂悶達於極點一若惟有嗎啡方可鎭定其苦悶者可謂僅見之大厭世家矣乃到四五十歲時其性情頓爲一變厭惡人生之思想盡行消失而成一優游自得之樂天家前後殆判若兩人誠異事也夫青年時代爲大厭世家之人至初老之頃一變而爲樂天家其原因所在果當以如何之學說而說明之乎

今欲解此問題而有當首先陳述之一言卽青年時代生活本能(卽自己保存本能)Le bensinstinkt oder Erahltungsinstinkt 尙未十分發育是也依科懷烈氏之說吾人

怖死之觀念自少迄老其強度決非一致者在幼兒時代無死之思想故無怖死之心至青春之時雖知怖死然無年老者之痛切故少年之人每每蔑視衛生甚或喜爲不攝生之事及年齡漸增老境日迫生活本能始完全發育而覺生命之貴重遂諄諄然注意於衛生矣然則青年時代之傾於厭世觀者殆生活本能未十分發育故耳又枚彪斯氏亦謂厭世觀者實青年時代一種之發育階梯隨於年齡之增加而漸次移於樂天觀者也故厭世論之唱道多在青年老人苟非罹憂鬱病者決不抱厭世之思想至青年時厭世觀之心理雖未能明確詮釋然必由於器質的原因此種之精神狀態實當視爲壯年時一種之疾病云

夫老人之重視生命過於壯年本世俗所共知者昔盧騷亦有言曰吾人生命之價值愈失而心愈不安 Wir beunruhigen uns um so mehr über unser Leben je mehr es an wert verliert 此實其生活本能至老時而增強故遂有斯言也若夫壯年之人生活本能尚未十分發育故對於人生價值之觀念甚爲薄弱動輒陷於厭世之思想又徵諸事實亦無不然如曲噴氏刊行厭世論之時年僅三十有一哈爾託孟氏於二十六歲時即痛論人生之苦痛而英國名儒悌容拉薄克氏著生之喜 The pleasures of lfe 一書。以人之生。爲莫大之恩惠。其時已五十三歲矣。

前述之。曲噴氏。爲著名。厭世家。嘗謂生。於苦惱及罪惡充滿之世間。無寧早入涅槃之爲愈。然其易簀之際。則又戀生而惡死。此無他。亦其老年時生活本能十分發育故耳。枚彪斯嘗著曲噴氏 Veber Schopenhauer 一書。記述曲噴氏之事實綦詳。其結論亦謂曲噴氏晚年。頗具樂天思想。曲噴氏七十歲時。依據印度伍巴尼劊特及夫爾蘭斯氏之說。謂吾人生命可至百歲。蓋其時厭世之心情已早消滅矣。而於其瀕死之前。尚冀更延齡二十年云。

據此觀之。誠當如枚去尼哥夫氏所言。人至晚年。生活之感覺發育。故有樂天之思想。然此生活之感覺。何故於老人而特爲發育。此又當研究之問題也。今欲詮釋此問題。當先就人身感覺之精細銳敏而略論述之。

夫吾人之五官感覺。乃因平時之練習。益益完全而銳敏者也。例如美術家於常人所忽略之細微色彩。彼無不注意。又如有酒癖之人。對於酒之味覺。至爲發達。嘗其一滴。卽可識別其種類。如此者皆感覺因練習而發達之結果也。又人身一種之感覺缺亡。他種感覺。必特別發達而銳敏。此種現象。可於盲人而實驗之。卽其視覺缺亡。而觸准。

則至爲銳敏也惟倔利斯巴哈氏等則頗反對此說謂盲人之觸覺與普通人者實無大差又其聽覺嗅覺亦決不較通常爲銳敏云云今卽如倔利斯巴哈氏言謂盲者觸味嗅聽四覺均與常態無異然其他之一種特別感覺實至爲發達而銳敏此事實固甚爲顯著者倔利斯巴哈氏又將何說乎此一種特別之感覺卽所謂第六感 Sechster Sinn或稱爲對於障礙之感覺Sinn für Hindernisse是也自幼失明之盲人其行路時能避當前之障礙物又在其周圍之物體彼於遠距離之處卽能知覺此實驗上確然之事如盲目之小兒散步公園與樹木衝突者殆未之有又依買夫哈耳氏之說有盲人過某氏之門能計算其窗牖之數枚丟尼哥夫氏亦謂有盲目四十年之一教授嘗獨散步公園未嘗一觸於樹木及他物之上雖距離二邁當之石垣彼亦能感知之又嘗步入一廣室之中甫入門卽謂有彈子臺在室之中央亦可異矣又謂嘗見盲人步於市中能識別商店與普通之人家並能計算窗牖與門戶之數云此種特別之感覺依枚丟尼哥夫所考察則謂當由於鼓膜之作用與聽覺實有密接之關係者蓋盲人於有他音相雜之際卽不能感知障礙物之存在又行於積雪之地有一種之音響故亦不能感知障礙之物枚丟尼哥夫氏所言之根據卽以此也

據上之事實推測之大概此種特異之感覺機能吾人平時無不具有惟於一定要件之下始行發現耳生活感覺（即生活本能）當亦屬於此種特異感覺之中而於幼小之時此生活感覺尚未完全及年齡漸長則即漸行發育又於疾病或生命危險之際此感覺亦行發現其本爲厭世之人一旦忽變爲樂天前後判若兩人者當即生活感覺一旦發現之結果此生活感覺至於老年或於特殊要件之下而發育猶彼盲人其一種特異之第六感忽然發現耳故靑年之陷於厭世思想者乃其精神上一時之變性不可不敎其順從人之本性漸次傾於樂天觀也

學校衛生法

日本高田九郎著
中華許　昭　譯

民國成立學校大興欲求體育發達則衛生之學尚已顧學校衛生法者屬於管理法之一種爲教師者所當注意者也前昭肄業江蘇師範學校從日本高田先生遊習聞先生緒餘其所授管理書中之第十章論學校衛生頗詳亟譯之以供教育家及爲校醫者之研究末附日本文部省各校生徒身體檢查規定及校醫職務規定尤冀我國教育部之採擇施行焉

第一節　概論

體育不僅於所定之體操時間而可以達其完全目的其他休憩時間教授時間關於兒童之體育而爲教師所宜注意者亦復不少要之在學校時間內當與智育德育等並行注意其方法大別之有積極的有消極的前者如行適宜之運動與相當之飲食後者如避不潔之空氣不屈身體等類本章所論主在後者而於校地校舍校具兒童身體姿勢等衛生上之注意於茲唯補其不足而已

現行小學校令頗注意於衛生上即於校地校舍校具之規定及體操之爲必修科就學之始嚴密訂定凡病弱及發育不完全者之就學減少授業時間及科目或於夏冬二季休業之前後減其授業時間又有於傳染病時閉鎖學校以防病之傳染又有停止兒童出席等規定他如兒童之身體檢查規程及學校清潔法等則有文部省令在焉

第二節　主要之衛生事項

教師注意之學校衛生事項頗多主要者係採光、換氣、調溫、清潔法與兒童之飲食、姿勢、疾病等今就此諸項述其概略如下

一採光　教室之光線應從兒童之左側而來使其光線無過不及不勞兒童之眼力而得服業之便日光不可從兒童之正面射入又不可直照其桌上及其身體否則不僅害兒童之眼且有頭痛午睡等患

日光從玻璃窗透於室內於衛生上大有妨礙尋常懸以窗簾遮蔽日光然不如塗白油漆於玻璃之輕便但教授時間外應啟窗牖光線不妨直入室內而於兒童之衛生上亦大有益也

二換氣　不潔空氣之有害於人姑不待言而教室中之換氣法爲學校衞生上一大要件若吾人驟觸不潔空氣頓生不快之感雖時時防避然氣以漸而變敗吾人頗難感覺往往有不測之患蘭頓氏曰假使密閉一人於室內若干時接續服事何啻徐謀自殺又曰凡心志搖動不安頭痛酷烈記憶力衰弱等病皆因感觸變敗之大氣而起者也爲教師者其愼諸

教室內空氣變敗之原因不僅在個中人消費空氣中之酸素而失酸素與窒素之相當比例且其皮膚及肺臟排泄炭酸及有害之有機物充滿教室者也冬期室內用火鉢因燃燒而生炭酸變敗更速然欲保存室內之空氣淸潔不起變敗之象要言之一對於兒童使有相當室內空氣之容積一使室內空氣與淸潔之外氣交流外氣之淸潔與否當視校地之選擇如何而校地之選擇另書說明於玆不論

凡風之壓力大氣之交流作用及室內外溫度之差異等均足以助換氣其窗回轉窗氣孔等爲大氣之通路除酷寒風雨等時宜開窗之一部或全部放課時間兒童多出室外宜將窗戶盡開有於春秋二季因溫煖之中和而怠於窗戶之開閉此一般之通弊亟宜注意

三調溫　室內溫度寒煖得宜亦係衛生之要件而攝氏十六度至十九度（華氏六十度至六十六度）謂之健康溫度於教室中最爲適當以此溫度爲標準則於炎夏之候務使空氣流通嚴冬時當有暖室之裝置以暖空氣不使寒冷過度以妨課業害兒童之身體爲第一要義

裝置暖室法宜注意之事項(一)室中四隅溫度宜平均(二)一定時間中溫度勿劇變(三)燃燒所生之炭酸氣體等急使飛散(四)勿多使用免罹火患等目下日本教室內所佈置之暖室法頗多合格引鐵管於室內通以熱湯蒸汽次用普通之暖爐又次用火鉢如甲之佈置需費甚巨僅行於高等小學校普通學校所用火鉢製金屬之網蓋於其上以防兒童之手誤觸致遭火傷且又須注意於換氣又空氣不僅使之清潔直常含相當之水蒸汽例如嚴寒之候空氣多乾燥而於煖室尤甚故煖爐之上宜常置水壺火鉢宜設土瓶所以防空氣之乾燥也

四清潔法　學校爲多人會集之所易致汚穢不潔內外庭除務必時時灑掃厠所不潔塵埃飛散此弊爲教師者尤需留意究其塵埃飛於室內之主因在於兒童之靴鞋不潔當力行監督之近有善良之清潔教室法除著履外餘概儲藏一處左揭學校清

潔法不專爲小學而發然於小學校之實行部分甚多也

學校清潔法

分清潔法爲日常清潔法定期清潔法及被水後之清潔法

甲　日常清潔法

一　教室及寄宿舍每日光時開窗戶以通空氣以溼布楷拭桌櫈校具俟生徒入室室內物件已十分清潔乾燥

二　教室及寄宿舍一般職員應備紙屑籠及盛水之唾壺凡紙片及其他廢物悉投入紙屑籠痰液唾於唾壺決不可任意放棄室內廊下紙屑籠及唾壺每日宜傾棄換水一次

三　寄宿舍內禁用履物但有別故則許之務設適宜之方法不使室內陷於不潔

四　出入校舍靴鞋當備靴拭以拂塵埃

五　寢具每月至少曬日光一次寢衣被褥等務必勤於洗濯

六　厠所之尿溝及尿壁等每日用水沖洗一次圊房以溼布楷之桶箱須加蓋

七　糞壺內當撒布防臭藥粗製過錳酸加里粗製格魯兒錳（以上百倍至三百

倍）：硫酸鐵泥炭末木炭末乾燥土粉灰等

八　食堂廚房浴室盥洗所等宜時時開窗戶以通空氣使惡臭空氣與湯氣不致積滯且不可怠於掃除於食堂每日食前以溫水洗之食後以溼布拭其食桌

九　垃圾堆之不潔物當時常搬運不可積滯免生臭氣

十　下水使常疏通廚房浴室盥洗所洗濯所等之下水每月至少行大掃除一次

十一　庭園操場游戲場簷下等亦當常使清潔

乙　定期清潔法

定期清潔法每年亦至少一次暑假及年假時行之

十二　先將教室寄宿舍內桌椅牀架等遷出室外除去窗簾地毯等天井地板柱壁盡掃一次然後用清水洗拭揩以桐油但極汙穢之部分及器具等用熱滷汁或石鹼水洗拭之

十三　簷牀等亦當不憚煩勞洗掃之外圍之板壁及簷以雨水沖洗之

十四　寢具窗簷等之不可洗濯者先拂其塵與書籍文具等曝於日光中數日後刷洗之

十五　器具。寢具。等。俟室。中。乾。燥。後。還。入。大掃。除。後。五。日。以。上。宜。開。窗。戶。以。通。空。氣。及。日。光。

十六　牀。簟。板。壁。等。之。細。隙。有。火。煙。等。之。塵。煤。亟。宜。除。去。

十七　如。浴。室。盥。洗。所。食。堂。廚。房。雨。中。體。操。場。厠。所。下。水。廢。物。場。等。有。破。損。者。亟。宜。行。大。掃。除。勤。加。修。理。

丙　被水後之清潔法

一般。學。校。遭。洪。水。災。後。開。校。前。當。施。行。左。之。準。備。

十八　被。水。之。校。舍。將。寄。宿。舍。內。之。牀。簟。物。件。等。盡。行。遷。出。以。通。空。氣。且。掃。除。牀。下。之。汚。物。泥。土。視。其。地。位。之。潮。溼。用。火。缽。等。而。減。殺。其。水。

十九　牀。架。校。具。椅。等。之。被。水。者。以。清。水。或。熱。湯。洗。拭。之。後。曝。於。日。光。以。乾。燥。爲。度。

二十　被。水。害。之。井。必。浸。渫。數。次。除。去。汚。物。井。側。用。清。水。沖。洗。務。使。井。水。澄。清。而。止。但。開。校。後。一。月。間。必。煮。沸。其。水。方。可。飲。用。

二十一　此。外。參。酌。定。期。清。潔。法。

五　飲食

食。時。須。十。分。咀。嚼。徐。徐。咽。下。食。後。不。可。營。激。烈。之。運。動。近。於。市。街。之。學。校。生徒往往購食零星雜物斯通弊爲教師者必須匡正之飲酒吸煙之兒童尤宜禁止姑勿論矣然目下煙禁森嚴之際吸煙一項更須注意飲用水必煮沸始可供用

六姿勢等　姿勢不正不特招脊髓之彎曲目之近視等病且大有害於肺之活動也故教師於兒童姿勢之正否所負責任頗大然姿勢最易亂者在算術等課業此時尤須嚴行糾正之且在授課時間必須變課業之種類又近視重聽之兒童於教室中宜使其坐席前列而保護之爲教師者恆宜注意兒童之身體苟有變狀當延醫師診視甚者則使其回家療養

七傳染病　一般學校最危險之疾病莫如傳染病一種如公用品尤須注意豫防之如遇傳染病流行之際依左列所揭豫防法及消毒法整備之

其一　豫防法

第一條　傳染病之種類如左

第一類

（甲）　痘瘡及假痘　實布垤利亞（白喉）　猩紅熱　發疹窒扶斯　派司脫

痔瘡

萬鈞叔豪

(一)原因　痔瘡。因靜脈擴張如結節狀。凡痔靜脈。缺瓣膜。且位居於體之下部。故易起鬱血。此本病屢發之所以也。此病有本於遺傳者。亦有由僅微之原因。而發此病者。是蓋痔靜脈壁之抵抗。基於先天的軟弱故也。

痔靜脈鬱血之原因。大別爲二。一局處性。二全身性。

(一)局處性原因之可稱者。爲便秘。直腸癌。慢性直腸炎。攝護腺肥大。子宮後屈。子宮腫瘍。及姙娠等。又久坐及乘馬過久。亦爲致此病之原因。故此病又根於一定之職業而起。如教師。官吏。成衣。靴匠等是也。又有因房事過度。生殖器及其近部。起過度之鬱血。亦足以促生是病。故門脈鬱血症狀。亦爲局處性原因之一。如門脈管栓塞。肝臟硬化症。及此外之肝臟疾患是也。

(二)屬於全身性原因者。爲全身性靜脈鬱血。至於慢性心臟疾患。及慢性呼吸器病。亦無爲此病之原因。其他如鼓吹之伶人。擔重荷之勞働者。及脂肪過多。居常耽美食。好飲酒之徒。亦每易犯是病。

此病概起於大人。男子。比女子生者尤多。皆發於三十歲至五十歲之人。小兒甚稀。徵其原因。則易知之。

(二)解剖的變化　由痔靜脈擴張之部位。別之爲二。曰內痔。曰外痔。內痔。發於肛門括約筋上部之直腸部。故非由手指探檢。及用直腸鏡。不能見之。外痔。生於該筋之外部。可直見之。間有超過S狀彎曲部。而至於內方者。則下行結腸。見有暗青色之痔結節。

此病往往形成豌豆大。胡桃大。或林檎大之結節。名曰痔核。此結節。數個並列而呈圓形。或各個相融合而變爲靜脈空洞。

凡痔靜脈擴張。死後則其廣袤縮小。鄰接直腸黏膜。多陷於慢性加答兒。黏膜下組織。呈強度之肥厚。有時於痔靜脈擴張部作血塞。或組織化而自然閉塞。或以陷於石灰變性。而變爲靜脈石。

(三)症候及診斷　痔瘡之症候。輕重不一。或並無此病。時覺疾苦。或雖有此病。而不覺其煩悶。故欲確實診斷。在發見痔結節。卽在外痔。當肛門之周圍。則稍緊張。且見有大小不同之藍色結節。內痔。以示指插入直腸。覺有柔軟之結節狀隆起。凡直腸之觸診。非先略定內痔及外痔之如何存在。則不能行之。

又有因痔靜脈出血。而始知本病之存在者。卽痔出血是也。此出血。往往於排便後。揩拭肛門時。偶然見之。或出血多量。致汚染襯衣。而使臀部起不快之感。其出血前。每呈一種特異之前驅症。謂之痔疾性苦惱症。如頭部充血。頭內搏動。頭痛。眩暈。心悸亢進。呼吸促迫。恐怖。苦悶。肛門時覺瘙痒及緊滿。幷包括於肛門部之搏動等是也。是等之苦惱症狀。出血後則緩解。患者每謂痔血後。諸症減輕。而心身反覺快美者。職此故也。故每喜望痔血之發現。以冀排出其體內之汚液。此病故有金脈之稱也。

外痔。若日日診查之。則其痔結節之日漸增大。可得知悉。此部之皮膚。益緊張而菲薄。遂至皮膚與靜脈壁。互相離開。起所謂出血者。有於痔血。謂如經血之起於一定時間者。其實不然。蓋痔血雖不能發見其原因。然皆因飲酒。房事。久坐。步行過度。及乘馬等而發者也。

痔血之量。概不能定。大抵止血困難。則失血亦甚。釀生命之危險者蓋寡。然因痔血而成重篤之貧血症狀。起心悸亢進。及呼吸困難者。則恒有之。

盲痔或稱之曰黏液性痔疾。此症爲直腸黏膜之慢性膿漏。患者屢上圊。漏黏液膿狀物質及純膿。混於大便。或全不混大便而排泄之。有時其苦悶症狀。頗類痔疾。

罹此病者。每覺肛門知覺異常。瘙痒灼熱。又若有異物存於肛門然者。步行時則益增劇。

便秘。爲常見之症狀。或卽爲本病之原因。或爲其結果。故診查此病。不可不決定其究屬何種。

痔結節之廣袤增大。既如前述。然有因之起腸狹窄及腸閉塞者。第達於高度者甚稀。

內痔。時或脫出外部。還納之則甚困難。而惟於排便後最甚。是因肛門括約筋密箝之之故。卽痔核箝頓症是也。此際。肛門發劇甚之疼痛。患者顰蹙顏面。號叫呻吟。睡眠多偏於一側。每以上位之脚。屈曲於股及膝之關節。以避肛門部之緊張。不速納之。則脫出之痔核。起炎症及壞死。其發炎菌。混於全身之血行。遂起腐敗性膿血症。

然有不關於痔核箝頓。而於痔結節發炎症者。此時其炎症。往往傳播於直腸周圍組織。形成直腸周圍膿瘍。以此膿瘍而穿孔於外皮及直腸內。或其兩方。遂生外痔瘻。內痔瘻。或全痔瘻。

痔疾。又有漸使肛門創裂者。卽痔裂是也。又於肛門周圍之皮膚。而生慢性溼疹。

此病若除其原因。則全消散。如姙娠者然。然每有不可治之原因。而至終身抱病。張弛無已者。診斷雖易。然明其原因則難。若老人而起是病。宜以示指插入直腸。檢其有無癌腫。蓋癌腫不第喚起痔疾而已。設令不發。亦必排出黏液及血液。輕忽診查有與單一之痔疾誤認故也。

若不能明知肛門贅殖物之性狀。宜以殺菌之刺針。刺穿之。而檢其排出血液與否。

(四)豫後　此病於生命雖無危險。然頗爲煩苦之疾病。其治與不治。則關於原因也。

(五)療法　此病療法中。第一當注目者。爲原因的療法。宜使大便通利。並整其時刻。排泄後。宜揩拭肛門。又宜戒房事過度。及濫用亞爾箇保爾。

患者若有便秘。當依次之處方使排出柔軟之糞便。

處方

精製硫黃　二、〇至四、〇　　酒石英　六、〇至八、〇

枸櫞油糖　二、〇

右混和分六包。一日六次分服。

除去此病之原因甚難。或靜脈結節過大。或起出血與箝頓及炎症時。當由外科的手術切除之。但施術後。或亦再發。又往時因痔疾施用手術時。而誤認爲腐敗性膿血病

多之原因。是亦非無理也。此病之手術。其法甚多。卽痔結節之結紮、腐蝕、電氣燒灼、切除肛門擴張法、石炭酸、倔里設林等之注射是也。

併發症中不强度之痔出血。不須治療。若甚劇。當以氷水或和以收斂劑。注入直腸內。用綿塊壓塞肛門。又以麥角注射皮下。或內服流動非度拉斯越幾斯皆可。

處方、

麥角越幾斯　三、〇　撒里矢爾酸　〇、〇六

蒸餾水　三〇、〇

右混和爲皮下注射料。一日一二次。每次一筒。

處方

流動非度刺斯越幾斯　一〇、〇

右爲滴劑。一日三次。每次十五滴至二十滴。

在痔結節箝頓。以油浸之布片。徐徐壓迫之。可還納於直腸內。若猶不能還納。可用浸於千倍昇汞微溫溶液之布片。蔽之。以待其脫出部之朽落。痔結節及其周圍。陷於炎症時。亦當施昇汞溶液之繃帶。又直腸周圍。若起膿瘍。則宜切開之。

答非鼓清音者乃打健全人肺部所發之響聲也故有時又謂之清音或謂之肺音

問行肺臟心臟打診法前當注意何事。

答欲行打診法須先明肺臟心臟之位置苟位置不明診斷必欠精確

問肺臟之位置。

答肺分左右二部計五葉右肺三葉上葉達於第四肋骨之上緣中葉由此以至第六肋骨之上緣下葉則在肋骨之外面左肺二葉上葉達於第六肋骨之上緣其下葉則在肋骨之側面此肺臟之位置也

問心臟之位置。

答心臟基底位於第二肋間腔中右緣超越胸骨緣左緣在於乳嘴之稍內方心臟尖端位於第五肋間腔中此心臟之位置也

問行肺臟打診法時宜如何。

答行肺臟打診法時令患者坐正先打前面次及於背面此通例也惟不能正坐之重病則先仰臥而打前面繼抱病者正坐而打背面可耳

問健全之肺臟及心肺之交界處發何種聲音。

答清音多發於健全之肺臟。濁音則發於心肺之交界處。

問何時肺上發濁音。

答肺上發濁音時。(一)原於肺內有新生物生無氣組織者。(二)原於胸壁與肺間有無氣之中間物者。

問何時肺上發鼓音。

答肺上發鼓音時。(一)肺組織內生結核性空洞。(二)肋膜內集積瓦斯。(三)滲出性肋膜炎。(四)肺炎。(五)肺水腫。(六)肺內存小硬結竈。其間之含氣組織被壓迫時。(七)胸腔狹小壓迫肺臟之諸疾病。(八)肺上葉無氣。

問行心臟打診法時宜如何。

答行心臟打診法時。先令患者仰臥於床間。復從患者左側行之。

問心臟與胸壁或胸骨接近之部發何種聲音。

答濁音多發於心臟與胸壁接着之部。清音則發於心臟與胸骨接近之部。

問濁音部之異常計有幾種。

答濁音部之異常計有四種。(一)增大。(二)狹縮。(三)轉位。(四)移動減少。

問何症係濁音部增大。

答濁音部增大者心臟肥大心臟擴張心囊內之瀦溜液體鄰接肺部之萎縮或空等是也。

問何症係濁音部狹縮。

答濁音部狹縮者肺氣腫病心之大部分爲肺所掩是也。

問何症係濁音部轉位。

答濁音部轉位者胸腔內積液體或空氣肺萎縮橫隔膜之昇上是也。

問何症係濁音部移動減少。

答濁音部移動減少者肋縱隔竇兩葉之癒着及肋縱隔兩葉與左肺前緣之癒着是也。

第九章　腹部診法

問何謂腹部診法

答醫師診察病人腹部之種種狀態與音聲而斷定其胃腸或肝腎諸臟有疾病者謂之腹部診法。

問腹部診法之注意點。

答凡診腹部必先溫其手否則病人受驚腹壁變硬不能達診斷精確之目的。

問診脾臟肥大及轉位時宜如何。

答診脾臟肥大及轉位時宜使患者高舉左腕醫師居右側診察之。

問診腎臟腫脹及轉位時宜如何。

答診腎臟腫脹及轉位時宜使患者仰臥以兩側外轉立膝於牀上先檢左腎以左手自腹壁壓腎臟部右手壓背部肋骨緣與腸骨間從前後兩側觸知之。

問肝臟肥大轉位症可易觸知之否。

答肝臟肥大轉位等病易觸知之蓋觸診時可覺其抵抗力之强且或得明知其下緣與兩截痕也。

問診腹水病時宜如何。

答診腹水病時當使患者爲種種臥法而打診之。

問診胃擴張時宜如何。

答診胃擴張時宜顧及患者之胃底部若胃底達於臍下必係胃擴張無疑。

問肝脾及胃腸發有何種聲音。

答肝脾。兩臟。之上。發濁。音胃腸。發鼓。音。

問胃癌與肝脾臟腫瘍之鑑別。

答胃癌。與肝。脾臟。腫瘍。其胃部。俱有。如瘤。者。惟胃。癌不。因呼。吸而。移動。其瘤。之位。置。肝脾。臟腫。瘍則其瘤。每覺。吸氣。時而。下降。也。

問行腹部觸診時當注意於疼痛否。

答腹部。之痛。否與疾。病有。密切。之關係。醫師。診病。必須。以手。壓病。人之。腹部。並詢。其有。無疼。痛也。

問何症在腹間右側下部疼痛。

答腹間。右側。下部。發疼。痛者。如腸窒。扶斯。腸結。核腸。炎盲。腸周。圍炎。等症。皆是。

問何症在腹間左側下部疼痛。

答腹間。左側。下部。發疼。痛者。如赤。痢症。是。

問何症現下腹有硬塊之徵。

答下腹。有硬。塊者。必大。便停。積腸。內之。證也。

問腸內有病須用聽診法否。

答腸內有流動物及瓦斯時則起雷鳴雖無聽診器亦可聞而知之故腸部之聽診無甚價值可言。

第十章　解剖學大要

問何謂解剖學。

答研究人體各器官各部分之形狀大小成分與其聯接之方法交互之位置者謂之解剖學。

問骨之數目及形狀。

答全身之骨計二百零六枚而論其形狀則有長骨短骨扁平骨不正骨之四種。

問骨之組織及成分。

答骨由骨膜骨質骨髓組成而骨質別爲硬固質海綿質二部其成分有二曰動物質（有機成分）有彈力性易於屈撓曰鑛物質（無機成分）其質堅硬易於折斷

問何謂關節與韌帶。

答此骨與彼骨相連接之處曰關節有白色强韌之膜使兩關節結合者曰韌帶

腺愈着部。則能使浸潤而可剝離之。

數層之痲醉

欲痲醉數層。則先注射於深部。而後漸向淺部注射。例如欲痲醉達於骨膜。先骨膜、次筋、筋膜及皮下組織。順序涉各層注射

急性古加乙涅中毒

急性古加乙涅中毒。先將上體爲水平。低下頭部。顏面灌注冷水。放開窗戶。使吸入亞硝酸亞密兒二三滴。重症者。行樟腦或咖啡涅（溶解於溫湯）之注射。用布片浸冷水打身體。

第三章　全身痲醉

手術前之準備

患者存手術及痲醉之想念。精神興奮。直入手術室。目覩室內之設備及器械等。則益增其度。故於病院必在一定之準備室。於輸送車或痲醉臺上。開始痲醉。達於迷朦期。始可運搬於手術室。痲醉之初。四圍要肅靜。務安慰患者。若於患者之住宅行痲醉時。所用手術器械等。可注意勿使患者有起精神興奮之觀念。

麻醉藥之反復

行深麻醉且時間長者。因麻醉藥之作用。久持續於身體組織。至全消散。約要一週日以上。非至組織之變化全行恢復。不可行第二回之麻醉。即以短時日之間歇。而反復麻醉者須避之。否則繼發心、腎、肝等之脂肪變性。

糖尿病者之麻醉

凡患糖尿病、腐敗性及中毒性疾患者。施深麻醉時。最宜注意。此等病者。以行半麻醉爲宜。

譫妄患者之麻醉

發譫妄之熱性病者。不要全身麻醉。由局所麻醉。有能行手術者。

神經質者之麻醉

易興奮之神經質患者。不全麻醉之時。感疼痛。則往往有發覑枯(Shock)者。(覑枯乃末梢神經劇奮興反射而發之麻痺顯象。有譯爲反撞、創驚及外傷性反射麻痺者。)

麻醉前之身體檢查

麻醉前必行身體各部之檢查。固不待言。然鼻口之清潔法。亦不可忽。

麻醉前之食餌注意

視患者之體力。有因防其虛脫。而於麻醉當日之早晨。與以少量酒精飲料、牛乳重湯等者。在神經質者。施滋養浣腸法。但胃腸之手術。須使手術前一定時間絕食。行胃腸洗滌法。

麻醉中保患者之安靜法

麻醉中欲保患者之安靜。於三十分乃至一時間以前行莫爾比涅水〇、〇一皮下注射。

麻醉中患者之位置

麻醉患者之位置。足部少高。上體少低。頭部使向後方強屈。如此在麻醉中分泌之唾液。及其他之分泌液。不能流入於喉頭氣管。亦可防其吸引。

上肢之舉上法

凡當舉上上肢便利之手術。不可強爲牽引。如發嘔氣嘔吐。可將頭首向該上肢同側屈曲。勉避膊神經叢之緊張。以防神經之麻痺。

全身麻醉之危險

全身麻醉之危險。不惟關於麻醉藥之分量、種類、及施行者之技倆。患者之體力疾病及手術。亦與有關焉。

麻醉藥之禁忌病症

小兒老人慢性貧血、脂肪過多及呈胸腺、脾臟、淋巴腺之肥大且體質異常者。與麻醉藥最宜注意。更宜選擇其方法。

點滴麻醉

哥囉仿謨八、〇對空氣百立得兒(一千立方仙米之容器名)之混合比例。卽來適度之麻醉。故施點滴麻醉。一分時間要四十滴乃至六十滴之比例。而麻醉後。以手術中患者不醒覺爲度。每三四秒時滴下一二滴可矣。

麻醉時患者之鼻口

開始麻醉時。使開口由口腔呼吸。避强深鼻呼吸。

麻醉程度檢查法(二法)

欲知麻醉之度。可檢瞳孔反應。卽以手指輕開上眼瞼。此際勿將手指觸眼球。否則有惹起角膜結膜等之疾病者。角膜反射。不足爲重。休拉伊氏以瞳孔中等大。對光無反應。爲良好麻醉之標準。夫鹿愷忙氏謂於深麻醉中。開一眼瞳孔縮小且無反應。同時開兩眼。稍呈反應之狀態爲佳云。

麻醉中嘔吐與瞳孔

麻醉中發嘔吐時。瞳孔於嘔吐前散大或縮小。殊於麻醉之初期及醒覺時之嘔吐前現之。而嘔吐之際。瞳孔散大。

麻醉後嘔吐豫防法(二法)

麻醉後之嘔吐。甚爲不快。欲豫防之。可於麻醉前行莫爾比涅水皮下注射。日本高木氏於麻醉前使內服格魯列頓。亦可豫防之云。

麻醉醒覺後發嘔吐時。以食鹽水洗滌胃可見輕快。

麻醉藥之鑑識法

麻醉藥不可不用純粹者。其化學的鑑識法如左。

(一)哥囉仿謨鑑識法

(1)蘸哥囉仿謨於新鮮濾過紙上。乾燥揮發之後。不遺留臭氣者爲良品。若有臭氣。是爲混埃奇兒、亞密兒等之格魯兒化合體。

(2)將約六、〇哥囉仿謨與水三、〇混和。强振盪數秒時間後。浸靑色試驗紙而赤變時。爲鹽酸等存在之證。

(3)將如第二項混和之哥囉仿謨及水一二、〇。加於豫貯硝酸銀液之試驗管內。使層積時。接觸面生乳樣溷濁。爲有鹽酸之證。

(4)前記兩液之層接觸面。生赤褐色或黃色輪時。爲含有亞砒酸之證。

(5)混等分之沃度加里澱粉液於哥囉仿謨而振盪之。純粹者不變色。遊離格魯兒存在時。澱粉液爲靑色。哥囉仿謨呈紫色。

(二)依的兒鑑識法

(1)入約二〇、〇依的兒於時計硝子。揮發後之殘渣。不帶臭氣者爲良品。又不赤變靑色試驗紙者亦佳。

(2)入依的兒於時計硝子。而注加十%硫化鉄液與那篤倫滷汁各一二滴。振盪後該液不呈褐色者爲良品。

步龍氏依的兒痲醉新法

步龍氏因依的兒麻醉法。用莘美爾補修氏假面。行點滴法。揮發性强。不容易達於深麻醉。且於假面上有易生氷塊之弊。乃奬用次之方法。卽將脫脂綿紗八枚乃至十二枚相疊被於鼻口頰部。於之徐徐點滴依的兒。約經一分時後。置同一枚數之綿紗層。於第一綿紗層上。於其上點滴依的兒稍速。如此在短時間內卽行麻醉。且不呈窒息症狀。準層之厚薄而增減點滴數。

婁篤勒給兒氏混合麻醉法

用婁篤勒給兒氏器。而行酸素與哥囉仿謨及依的兒之混合麻醉法。近時其聲價甚高。因之麻醉中及其後不快之偶發症。大爲減少。

全身麻醉中患者之位置

全身麻醉中患者之四肢。在手術臺上。久爲强制的位置。則來神經麻痺。故宜時時變更其位置。

診斷小兒疼痛部麻醉之利用

當診呌喚之小兒時。試指壓而定發疼痛之部。甚爲困難。此際用極少量之麻醉藥。至半麻醉檢之。在發疼痛之部。必爲逃避之運動。以之而容易診定。

歇爾尼亞根治手術與痲醉

全身痲醉下行歇爾尼亞根治手術時。至半痲醉。有使患者努責。而壓出潛於腹腔內之歇爾尼亞囊者。

第四章　手術之處置

出血或後出血之處置

手術之際。失去多量之血液。或時後出血。生理食鹽水之皮下或靜脈注入。爲不可缺者。又頻回注入有用食鹽〇、九格魯兒加僧謨〇、〇三格魯兒加爾叟謨〇〇三蒸餾水一〇〇、〇之液者。

手術後不眠之療法

手術後第二日不眠者。用抱水格魯拉兒二、〇灌腸。但連日有睡眠障礙者。使內服臭剝、斯爾仿那兒、篤里阿那兒(一、〇乃至二、〇)偉羅那兒(〇、三)或晚飯後與麥酒或少量之酒精飲料亦可。

術後體溫脈搏之狀態

術後體溫脈搏。可用制規而計測之。就脈性宜特爲注意。在老人及小兒。呼吸之狀態。亦須留心觀察。

術後尿中蛋白

術後第一日。尿中認有少量之蛋白。他無故障者。數日卽消退。然術前已發糖尿蛋白尿者。則尿之理化學的檢查。必不可怠。

術後胃擴張及皷腸

術後之急性胃擴張及皷腸。可洗滌胃。

術後腸麻痺之原因

爲準備手術。排便過强。與連番之排便法。有起手術後腸麻痺之素因。

術後腰痛

術後訴腰痛者。可置小枕於腰下。

肛門內之後出血

肛門內之後出血。捲綿紗於大護謨管。插入最良。

自家輸血法

失血者捲强力性綳帶於四肢。送血液於貴要器。高舉兩足二十五仙米。行所謂自家輸血法。但腹腔內有化膿竈時。難行此法。

腹腔手術後之煩渴

腹腔手術後訴煩渴者。與以飲料則嘔吐。此時可注入食鹽水於皮下。或盛食鹽水於灌水器。以聯結護謨管之嘴管。插入於肛門內。置灌水器與患者之腰部同高。徐徐爲滴狀注入於肛門內。約一時間。渴卽制止。

手術後之發熱

手術後探發熱之原因時。愼勿忘咽頭之檢查。

婦人加的的兒久用後之排尿

婦人患者。久用加的的兒而使排尿者。如自欲試排尿時。陰門施溫罨法。

術後之臥牀時日

術後病者。臥牀過久。非惟無益而且有害。殊在老人有發肺炎之虞。故須使早爲起坐起立。

腐敗性創傷傳染病

發腐敗性創傷傳染病時。屢來胸痛及脛骨之壓痛。如不能見發病之起原時。可注目坐骨及肛門之部。

屈爾謨斯愷氏(Clumsky)石炭酸樟腦液

屈爾謨斯愷氏石炭酸樟腦液。(純石炭酸三〇、〇樟腦六〇、〇無水酒精一〇、〇)無刺戟性。注入於瘻孔。或蘸於綿紗而貼於不潔之化膿性創面時。能使創面清潔。迅赴治愈。

傳染創創液排泄不十分

施溼性繃帶於傳染創。創液之排泄不十分時。蘸純倔里設林於綿紗。而爲溼性繃帶。

醋酸礬土液之清澄法

按二、五%之比例。加硼酸於醋酸礬土液時。變該液之溷濁爲透明。

昇汞綿紗使用之注意

塗布沃度丁幾之部。貼用昇汞綿紗。則生沃度汞而甚刺戟皮膚。

繃帶交換時綿紗之除去

交換繃帶之時。創液乾燥。欲除去黏着之綿紗。宜以過酸化水素液浸之。既不感疼痛。亦易於除去。

過剩發育之肉芽

瘻孔有乾燥過剩發育之肉芽。以倔里設林拭淨之。則變爲良好之肉芽面。

廣大之火傷面

廣大之火傷面。可貼用醋酸礬土液、溼性繃帶。或一〇%依比知阿兒軟膏。

穿刺創古魯胄謨之塗布

塗古魯胄謨於穿刺創時。皮膚有血液附着或溼潤時。先撮舉皮膚於拇示兩指間而拭之。然後塗該藥。

第五章　皮膚

因細菌移轉之紅斑

中毒疹及血管神經性紅斑之外。有由細菌移轉而生紅斑者。膿毒性滲出性紅斑。卽其一例。切宜銘記。

發腐敗性炎時之溢血斑

腐敗性炎潛伏期。有發小溢血斑於皮膚者。

皮膚紅痛症

皮膚紅痛症。乃皮膚併發劇痛與潮紅。發作性來之。常見於手、指、足趾。罕有及於前膊下腿者。本病經過爲慢性。多於夏時增惡。可與炎性症區別。

癤之初期

癤之初期。硬結尙未甚者。貼一〇乃至二〇%撒里矢爾酸石鹼硬膏、水銀硬膏。或塗可溶性銀水銀軟膏等。已現化膿者。行比兒氏吸引法之後。貼埡爾痲篤兒軟膏或亞乙羅兒軟膏。內服麥酒釀母。亦往往有奏效者。

癤周圍之剃毛法

剃癤周圍之毛髮時。從周圍向癤頂運剃刀。

文仙氏燈用法

用文仙氏燈治療時。其化學的光線。通過充血之組織弱。故以壓迫鏡而强壓迫患部。可由皮膚之上層。驅逐血液。其適應症。主爲狼瘡。

鐳療(Radium)法

近時日本土肥博士用鐳線於皮膚肉腫、癌腫、(殊乳癌、食道癌、子宮癌)尋常性狼瘡、血管腫、血管擴張性毋斑、慢性溼疹、色素斑、皮膚結核、皮膚搔痒症等。成績甚㫐。

疣之療法

用玻璃桿之小鈍端。而塗純硝酸於其基底。則腐蝕脫落。

皮下之腫脹

皮下有腫脹。宜常顧慮護謨腫。

皮膚之色素汚染療法

皮膚汚染亞尼林色素。用强鹽酸。沃度斑用硇砂水。硝酸銀液染色。用沃度加僧謨則脫色。

土肥博士參兒膏

日本土肥博士處方之參兒膏。（亞鉛華、硫黃華、木參兒各一〇、〇豚脂三〇、〇）用於白癬、疥癬、溼疹（脂漏性、陰囊慢性、瘙痒性局面性）毛瘡、汗疱等。奏效卓著。用法之範圍甚廣。

創傷治機之遲滯

創傷之治機遲滯者。可於尿檢含糖之有無。

軟部之廣大肉芽面

軟部有廣大肉芽面時。塗布沃度丁幾於其面。用絆創膏牽引創緣。則能速愈。

弛緩性肉芽面之處置

無反應之弛緩性肉芽面。可搔爬之。或用綿紗强擦拭之。

關節附近之新創面

關節附近之新創面。決不可用消息子檢查。否則往往有惹起關節炎者。

擬製彈藥筒之創傷

由擬製彈藥筒而受之創傷。開放之除去汚物及異物。以沃度丁幾或純石炭酸拭淨。更用酒精洗滌之。且用破傷風抗毒素。

比兒氏吸引裝置

比兒氏吸引裝置。用强者太久。表面之血管破壞。治癒之結果。反爲不良。通常在膿瘍一日二回。每回四五分時間可矣。

第六章　淋巴腺

腫脹之大淋巴腺

當摘出腫脹之大淋巴腺時。須先診該腺腫。確非白血病或何德金氏病（假性白血病）之後。始可行之。

淋巴腺腫之摘出

淋巴腺腫。溼性綳帶冰囊貼用等無效。漸有化膿之徵者。由切開排膿法。全然摘出亦可。

淋巴腺結核勒恩突根線（一作靈德根氏線）之應用

日本肥田學士應用勒恩突根線於淋巴腺結核之各期。已得顯著之成績。其照輝之方法。卽勒恩突根管用米由爾勒兒氏水冷管、忙謨突管、包爲兒氏德爾達管及拉地阿羅義管。焦點及皮膚距離。爲二十乃至二十二仙米。勒恩突根線總量。爲六密里安派兒仙米。照輝十五乃至二十分時間。又因皮膚能吸收有害之軟線。以厚六密米之鞣革。覆於患部皮膚。勒恩突根管之硬度。用華鐵兒氏硬度計六乃至七度者。

第七章　腫瘍

上皮轉移之囊腫

孤鸞泣鳳記（錄廣濟醫報）

張世鑣

暮靄蒼茫。炊煙四起。信步郊外。見綠楊掩映中。隱隱露畫樓一角。繡戶四掩。悄無人聲。俄忽一陣哭聲。自樓中出。抑揚宛轉。狀至悲慘。停趾遙矚。見一老人。坌息而過。見余停履。曰、先生適在此。抑何遇之巧耶。大好大好。笑詢何事。曰、余家小姊病垂危。幸勞玉趾。一往診察。詢其病狀。曰、氣息僅屬耳。君往自知。問何病。曰、瘵也。余不欲往。老人固請。不獲已回家。携藥囊隨去。至、見一少女。臥繡衾中。玉容慘白。桃頰微紅。撥瞼檢瞳。略不旋轉。撫之冰矣。余駭曰。姑娘物化矣。延余胡爲。一中年婦。聞余言自內搴簾出。哽咽謂余曰。先生且少坐。余聞西法打針。能起死人而肉白骨。否則亦能延數刻殘喘。幸一援手。死生所不較。余謝不敏。婦牽袂哀求。淚隨聲下。姑爲注射樟腦油一筒。明知無益。聊以慰婦也。婦感謝。邀余外舍少俟。刺刺爲余述死者病狀。暨醫師之言。間及身世。時而展顏。時而蹙額。爲狀不一。歷二小時。其辭始畢。而女之一縷香魂。仍向大羅天去。返魂乏術。觸景興悲。余亦不覺泣數行下也。嗟乎。焦桐韻苦。方緬寡婦之絲。雛鳳音沈。又抱中郞之恨。歸而紀之。以告當世。或異於信筆搆造之說歟。

婦曰。妾蜀人也。僑寓吳中。殆十稔矣。家故溫飽。聊可自給。翁姑早世。伯某已析爨。向不

孤鸞泣鳳記　二

通。問。聞吾夫聽鼓省垣。前年。罹傷寒亡。膝下無兒。僅遺茲一塊肉。乳名鳳英。吾婶在時。信佛。以抱孫心切。余伯又無嗣。因日禱觀音前。祈吾等早育甯馨。藉娛晚景。逾年妾果孕。吾婶夢大士跨彩鳳冉冉自空際下。而生女。故名女。幼而慧美。長更嬌豔。讀書數行俱下。尤嗜吟咏。偶塡小令。頗饒溫李風情。雜咏香奩。雅有韓杜標格。且善伺人意。慣作解人。有時束髮作男子裝。翩翩翾展。又如六郡良家子。鄰里見之。撲朔迷離。幾不知烏之雌雄。蓋一枝解語花。直不啻吾家千里駒也。自吾夫亡後。本欲早作歸計。緣女居吳久。操吳音。所交多吳中閨秀。故鄉風土。不復省憶。强令回里。必不樂。先生試思。妾自夫故後。所相依爲命者。僅此零仃弱息。安忍稍拂其意。故亦安之。光陰荏苒。蓋又兩更寒暑矣。一日、侵晨忽聞吾女咳嗽聲甚劇。斷斷續續。如貫珠。與林間宿鳥啁啾聲。向應和。少傾起身。了無他異。亦不爲怪。自是常發咳嗽。延醫診治。謂係感冒。服蘇梗薄荷等劑。病少愈。不數日。咳嗽又劇。且有輕微之胸痛。略一運動。呼吸甚促。顏面蒼白。兼有發熱頭痛諸症狀。妾大懼。復延前醫診治。又謂感冒。且言感冒有冒風傷風之別。冒風中於府。其病輕。傷風中於藏。其病重。姑娘冒風也。用四味香薷飲。利溼散滿。效如桴鼓。叩其病理。則五行生尅。妙緒環生。妾殊不甚了了。然以其言尙成理。亦深信不疑。自是或作或輟漫無一定如是者約三閱月吾女臥牀矣時則形容瘦削病骨支離兩頰隱隱作淡紅色如斜陽夕照與天半飛霞相映射嫵媚可掬醫者言、此佳象也血液未枯病尚可瘳妾大喜然細察病狀劇咳無痰胃納幾不容一物食入輙嘔朝寒戰而旁晚壯熱入夜則冷汗淋漓重衫溼透斯甚慮耳一日咳嗽之際忽哇然一聲痰出而色殷紅視之縷縷血絲也大驚詢其痛苦搖手不語而秋水一泓春黛雙蹙不問而知其有無限痛苦者固詰之始言胸痛氣急餘無恙咦、吾女初病痰稠白而有泡繼泡消失而痰之色變爲青黃今殷紅矣其病殆入膏肓乎大愚思病已如此草根木皮何能爲力因決意請西醫調治冀挽萬一蓋請先生來治時中醫已三易矣時先生言右肺葉已壞肺胴爲一種瘵桿穉侵襲穿孔故痰雜血妾深韙之及先生去方欲飲以藥水適隔鄰王伯伯來見妾持藥水瓶勸阻甚力言續綿久疾爲中醫所長西醫僅解外科耳且服西藥即使瘥可設再患者必無倖余不信曰是則西人畢生僅病一次耶王曰土地各有不同豈可執一而論幷歷舉數人爲證妾至是疑信參半姑應之曰中醫誠神其如庸醫載道不易鑒別何王曰西醫豈人人優哉應家阿毛目不識一丁字在西醫局爲傭半年今居然懸壺矣要之中醫派別紛紜不可究詰此其大病否則豈有承四千年來歷聖相承之國粹，不爲當世重哉。然言其正軌，鑒別甚易。蓋醫之爲道，參天地，侔造化，斷非一二庸夫俗子所可與語，必也學識與經驗並富，然後出而問世，綽有餘妍。否則不操切僨事者幾希。然二者俱兼，談何容易。故當分途而論之，曰儒醫，曰時醫。儒醫博覽典籍，學識宏通，治病則師古；時醫師承秘方，經驗充足，治病則趨時。故治重病以儒醫爲宜，以其讀書多而有膽略也；治輕病以時醫爲佳，以其臨症多而有把握也。雖然，今之無師自授者，皆稱儒醫矣，烏可不知抉擇。故延儒醫者，必訪其文學斐然，蜚聲社會者，方克充選。否則爛羊頭耳，不惟無益，且有害焉，此不可不慎也。妾以其言之有物，浼王代言。王因薦一姓嚴者來診，治療數日，病未少瘳，而王尚譽不絕口，并出嚴醫所作律詩兩首見示，謂每句嵌有藥名，幾如無縫天衣，渺無痕迹。妾視之，不覺啞然失笑，蓋秧歌耳，詩云乎哉。婦言至此，出一紙授余，曰：先生姑請一覽。其詩曰：

綠蕚梅開露水甘，防風摧折拂雲潭。連翹岐伯英名遠，斷續羲文道味諳。調理全憑生佛手，利權豈許外人參。與情百合同聲應，大力肱揮已折三。

荆芥當途世事非，叢生角刺露危機。常山首尾欣聯絡，熟地情形聽指揮。團當有人叨厚附，利權在我合當歸。仔肩遠大使君子，巨勝成功自解圍。

余閱竟笑曰抵製西醫情見乎詞矣婦笑曰此種詩也値得品評辱沒煞人矣余索嚴醫藥方婦曰散藥方佚矣然其所言不外五行氣化耳大略謂肺爲諸欬之門戶每爲六氣所乘如風乘肺者則汗出頭痛痰涎不利熱乘肺者則喘急而嗽面赤潮熱甚者熱甚於中手足反寒熱甚於下便泄無度火乘肺者欬喘上壅出血甚者七竅血溢燥乘肺者百節內痛頭面汗出寒熱往來皮膚燥枯寒乘肺者嗽急而喘惡寒無汗鼻塞身痛發熱煩燥溼乘肺者痰涎不利面腫喘急至於：：婦言在此余急止之曰此背醫書矣治病胡用是瑣瑣姑娘之病嚴醫究言何病服何藥婦曰言病不外風火燥溼服藥不外寒熱溫涼耳妾今不欲瑣述宜言吾女之病情矣吾女自經嚴醫診治後病益加劇此數月中醫經數易而卒無倖至今日下午五時竟棄妾而長逝矣嗚呼霜雌落落旣艱苦所備嘗苦竹森森復憂患而疊至死者已矣生者何堪嗟乎先生吾其無意於人世矣言已大慟余慰藉之哭益哀不得已興辭而出而吾孤鸞泣鳳記於是乎終

君壽曰寥寥千餘言耳一經點綴便覺春風口角活色生香斯誠極寫生之妙手哉或病其敘病理詳中而略西不知不如此不足以描社會之眞相且西醫診察僅僅一次若連篇累牘而記之味同嚼蠟矣噫吳中號稱開通地而社會思想之

鄙僿醫界知識之荒陋尚且如此則蠻化犵鳥之鄉箐雨茅煙之地其習俗可想見矣欲求科學昌明文明普及誠戞戞乎其難矣哉醫特其一端耳

胃之呻吟語（錄青年）

菩生譯

諸君諦聽。我乃五臟中之一物。厥名曰胃。我雖有口。卻從未發言。今日破例與諸君一談。但不可當作腸鳴。亦不可當作腹語。因我輩自有生之初。以迄老死。未嘗有安適之一時。非患主人授食太少。卽患其太多。以致前後爲難。非飢餒如焚。卽飽脹欲裂。尤苦者所授之物。不適於我輩夙性。以致頓遭痛楚。不快累旬。嗟乎諸君。天旣位置我於人體。本欲有以濟助於主人。乃主人非惟不加體諒。而反加以若是之淩虐焉。豈不寃哉。夫授食太少。原不能歸罪於主人。主人不過爲窮乏所迫。不得已而出此。至於授食太多。則出於其自愿。自害害我。彼安得辭其咎哉。惜丁此二十世紀物質文明發達之世界。而猶未有我輩與人類自由談話之術。致若輩昏昏然不知何種食物。爲適於我輩夙性者。姑妄一嘗試焉。而我輩遂受其荼毒矣。假如我輩孱弱無力之時。而主人反以我輩康健時不能消化之食物。貿然見授。又如我輩正需淡泊之蔬果。而主人反授以最猛烈之興奮品焉。豈不謬乎。

當主人以此等不適宜之食物見授。我輩乃錯愕失措曰。此何物乎。噫。何其可畏也。我主人豈茫昧無知邪。乃以我輩憎惡之物見授。不如賜我輩薤虀麥飯之爲愈也。此等怨言。不知日凡幾起。惜主人黈纊充耳。未之或聞。不然。我輩固得安然無恙。而主人亦得享健康之福也。豈非雙方有益歟。我主人生四十餘年矣。我年亦如之。我努力盡我義務。未之或怠。然我主人之昏騃狐突。以我輩之常才。決無能受其虐待。而恬然不驚者。當飲食之際。祇圖喉舌之快意。未嘗一念及荷此重責者之不克勝任也。然此猶一般人之通病。尤苦者。我主人無日不飲。無飲不醉。於是我之歷史。乃爲困苦最甚磨難最多之歷史矣。自晨至夜。一日二十四小時中。殆無片刻可得自由者。其最大之厄運。則在我主人晚餐之時。(西人以晚餐爲正食吾華則注重午膳其實一也)諸君但一讀其食單。卽可想見我之苦況矣。

肉羹　魚類之肉　獸類之肉　鳥獸之肉　腊肉　穀類　根菜類(薯芋之屬)

麥酒　高粱酒　饅頭　糕餅　油酥　飯或麪

凡此諸類。每夕必具。幸我已司空見慣。尚不致突然駭怪。然我主人已大受其損矣。我又時招我友胃液。共勤厥職。雖困苦難堪。然奮勉爲之。不敢告瘁。不幸我主人又有一牢不可破於成見。以爲我輩操勞之時。若加以一二小時之痛飲。當能大有助於我輩。遂雜坐友朋間。而以各類之酒。驟然灌下。我與胃液。俱遭不可思議之痛楚。緣此麴蘗非惟無益於我。且於我輩盡力所作之工。立加毀損。不遺餘力。至其盲目昏腦。猶其害之小焉者也。我竟在此酒雨中作工。非特孱力所不能任。卽最健全之分子。亦必喪其生趣。而主人方瓊筵坐花。羽觴醉月。甘鴆如飴。自促其亡。嗚呼。主人眞愚不可及哉。我輩通性。均利蚤起。當此之時。雖遇最難之勤務。猶能措施裕如。迨晚十時後。職務既竣。罷茶欲息。際斯時也。我方謂今夕庶可得安寗矣。而我主人於我將息時。立蹴我起。以新食物予我。命速處理。諸君乎。此非最難之事哉。今夜非終夜不寢。以從事於茲。必不可得矣。吁。此皆因我主人。爲勸君更盡一杯酒之言所感。以致我輩大受痛楚。黃雞也。紫蟹也。紅麪也。綠酒也。無非爲我輩機械之累耳。我願得立我主人前。堅握其自戕之手。俾弗得一動彈。以速困苦。而其如不能何哉。我主人方快意之際。狂飲不辭。我正欲與胃液揎袖攘臂。以待職務之來。不意熱酒如潮。沸然而涌。胃液既廢然僵臥。我亦木立如癡。嘻。我主人自毒毒我。昏騃乃至此邪。

嗚呼。我現在應有之精力耗盡。遂化爲呆鈍破碎。易致傾跌者矣。膽者本我之僕。今亦逞私以苦我矣。可憐我憔悴憂傷。呻吟痛楚。元氣既斲。本質亦夷。雖欲久存。奚可得哉。幸當怨憤塡膺之際。一念及我萬禍之根之主人。亦將與我偕亡。則亦恬然而慰。惜終不能救我痛楚耳。惟我亦明知我主人之所以出此者。初非故意加害。特愚顓愚莽戇而已。則又爲之憂不能已也。

我爲已悲。我爲主人悲。我遂以此傷心之歷史。爲世人告。俾作前車之鑒。而免脫輻之嗟焉。蓋主人固有賴乎我輩者。苟其悉心調護。則可兩全其利。如其橫施凌踐。則必自遘閔凶。雖悔莫可追矣。蓋我友還道(天地間自然循環之物理)夫人。固最著名之計學家。決不因若輩之顓愚而特加宥赦也。

譯者按右文爲美國生理學大家查白士原著。詼諧雜出。妙緒環生。苦口婆心。令人頤解。惜譯者不文。不足以傳神阿堵。爲歉然耳。兹附錄蘇子瞻詩於下。以供養胃主人之吟詠焉。詩曰。

秋來霜露滿東園。蘆菔生兒芥有孫。我與何曾同一飽。不知何苦食雞豚。

實扶的里　三四、四　腸窒扶斯　三三、八
早生產　三三、七

夭死的教育

英國某氏著一書。名曰殺人教育。書中之要旨。以今日之教育。爲殺滅人種之教育。誠以男子之教育盛行。顆粒性結膜炎及近眼者日益增加。女子之教育盛行。子宮病者日益增加。是皆國家衰亡之兆。故謂之殺人的教育也。夭死的教育也。蓋世之教育家。大抵專顧直接之結果。於短期間內求實效。譬諸無識之農夫。不顧土地之肥沃耕耘。徒求未來之豐饒。烏可得耶。人種之磽确。本諸遺傳。施教育之人。决不可等閑目之。今日之要而言之。今日之學校教育。不免有過擔之弊。教授之方法。教師徒逞其材智。以爲如此方足以炫人耳目也。就日本而論。自明治三十七年以來。全國之小學校、中學校、高等女學校、師範學校等。疾病之生徒。漸次增加。其中以眼病爲最著。教育之有害人命。觀此益信。世之從事教育界者。其速講救濟之法焉。

保護身體呼吸器眼耳之姿勢

德國柏林教育會公布五則有益衞生不少。故詳之。以供世人之參攷焉。

第一　身體之保護

一　新鮮之空氣與日光。爲維持健康所不可缺之要素。故此二者宜盡力導入於居室及寢室內。

二　身體日日以冷水洗滌之。其次摩擦溼潤冷却之皮膚。或用曬浴法。使身體日益鞏固。若不能行此法。則經八日至十四日行微溫浴一次。清潔身體。

三　當溫暖之季節。須於戶外日光普照之所行水浴。入浴之時間。至長在十分鐘以內。入浴後以手巾摩擦皮膚。衣衣後。散步而取體溫。日光輝耀而風靜之日。入浴後可裸體而曬於日光中。

四　清晨離牀之後。清拭口齒。食後亦須行之。

五　宜於戶外行遊戲、速步、跳躍、體操、游泳、滑冰、園藝等之活潑運動。

六　衣服不可過溫。頭部須覆輕便之物。頸部不可用襟卷等。胸及身體中一二之部位。不可過狹。

七　鞋底宜適合足之形狀。就上革而論。足之內側須較外側稍高。鞋底之前部。宜幅廣而低。

八　衣服及靴鞋沾溼之際。宜速易以乾燥者。

九　飲食務適當。不可食不良之不消化性食物及舐料。簡便之食物。一日三次。最爲佳良。過冷（爲冰之冷）過熱（較血溫爲高）之物。均不可食。有刺戟性之品（咖啡、茶、尖銳之藥味、鹽、煙草、酒精含有飲料等）及生肉。亦不可食。

十　食後及罹疾病之後。不可過勞精神。早寢早起。就牀前宜注意身體之疲勞。不然。則精神興奮。有妨安眠。

第二　呼吸器之保護

一　呼吸之時宜閉口。

二　含塵埃及不良臭氣之空氣。不可吸入。不論室內及戶外。不可立於塵埃飛騰之中。

三　室內之物件及手巾。不可有咯痰。

四　休息時間之內。出校庭而爲相當之運動。

五　夏季作事。須開放窗戶。天氣佳良之候。室內之空氣。宜屢屢行換氣法。身體炎熱之時。不可吸入冷氣。寢室內窗戶之開閉。隨季節而增減。冬季設適度之煖爐。由內外氣溫之差而行換氣法。

六　朝夕含漱。食後用清潔之水洗滌口內。

七　作業之際。胸及下腹不可狹窄。

八　閑暇之候。於新鮮空氣中爲活潑之運動。使胸廓及下腹之筋肉。隨身體之作用（速步、跳躍、遊戲、體操、遊泳、滑冰、園藝等）而强壯。

第三　眼之保護

一　光線不足之家不可讀書。複光之下。不可作細小之手工。

二　劇烈之日光下。不可望天。窻之左側。不可置座席。光線不可落射於作事之材料上。

三、洋燈稍置於作事處之左側。以避暗色之蔽。光線搖動之時及車中、平臥時。均不可讀書。作事用之洋燈。須有乳色玻璃罩或鐘狀罩。

四　書寫之際。上體務正直。胸部不可倚於几緣。頭略傾於前方。薦骨部倚於椅靠。

五　書字之紙。斜置於胸之中央之前。文字之縱線。與几緣適成鉛直狀。

六　讀書之際。背倚於椅靠。兩手執書。斜倚於几上。目與書之間。至少須有三十五糎距離。

七　寫字宜用濃黑色之墨。又不可書於濃青之紙上。寫時務敏速。

九　罹重症之後。數週間不可過勞兩眼。

十　眼中有塵埃飛入之時。不可濫行擦眼。遇不得已之際。用指頭擦之。自外背向內背。若仍不克除去異物。宜延醫師療治。

十一　起視力障礙及眼病之候。速延醫師療治。所用之眼鏡。亦須受醫師之檢察。或用於寫字。或用於遠眺。(如黑板等)或終日用之。隨目的而決定眼鏡之度數。

第四　耳之保護

一　不可受劇烈之振動。(例如打耳於耳邊發大聲等)

二　筆、鍼、小楊柳條等之尖物及豆等之固形物。不可插入耳內。

三　有異物入於耳中。則注入微溫水。待其自然流出。若受醫師之診視尤佳。

四　有昆蟲入於耳中。則將頭部傾於反射側。將油滴入耳內。至昆蟲死亡爲止。

第五　在家讀書寫字時之應有姿勢

一　窗戶(洋燈亦同)宜在左側。

二　倚桌作事之際。腰宜在桌面之下。其距離自二至五糎。上體有正直之姿勢時。胸部倚於桌面之板。

三　椅子之高。約如下之情狀。卽腕下垂之際。若有臂高便可見桌面之緣。但普通之椅子甚低。用蒲團代之亦可。

四　足之蹠面。宜置於地板上。若足短而不能達。則置於脚臺上。

五　坐時胸與几緣宜平行。

六　脚部不可互交。膝與跟亦然。兩足不可伸入腰部之後方。

七　寫字之際。兩手倚於桌上。以左手支持書册。并隨紙面之部位。於桌上隨意推移之。

八　寫字紙置於胸之中央之前。稍斜。文字之縱線與桌子之緣。適成鉛直狀。

九　讀書之時。腰部稍傾於後方。書置於桌上。以兩手固定之。

十　女兒讀書之際。其衣服須位置得宜。不可露怪狀。

十一　讀書習字之際。眼與桌上之書册或紙片。至少須距三十五糎。

花柳病之慘毒

吾國花柳病。日益蔓延。其害頗慘酷。然視世人一般之心理。以爲花柳病一症。無大害及於吾人。無足介意。此余所稱爲浩歎者也。德國之花柳病防止會。（上中下三等社會之人均網羅其內）於前年六月十九日開大會於柏林。醫學博士特拉衣曷兒氏對於花柳病之講演。頗足動衆人之聽聞。摘錄其要領如左。

一 及於夫婦間與後裔之戕害。非常巨大。

一 國家社會上所蒙之損失。有出於世人意料之外者。

一 淋病梅毒。有害姙娠及生產二事。

一 就社會及個人而論。支出之增加與收入之減少。眞足令人驚異者。

據日本陸軍省調查之報告。得左之結果。調查官係山田軍醫正。今將可供世人參攷之事項。述之於左。

一 日本陸軍與各國之陸軍相比較。其多數列於第四位。

一 日本陸軍梅毒者之數。與各國之陸軍相比較。其多數列於第四位。

一 日本陸軍之花柳病。對於兵員之總數。占百分之四六零四。

一 日本陸軍之梅毒。占花柳病中百分之二六零三。

一日本陸軍之花柳病患者。平均一年五千六百九十三名。
一日本陸軍花柳病之治療日數。平均一人須二六、八日。
一日本陸軍花柳病患者之延數。平均一年十五萬三千餘人。
一日本陸軍因花柳病而兵役免除、不合格、除隊等之千分數總率。每年平均百分之七。
一師團中占多數者。乃第六、第七、第十二各師團。
一自兵之種類上論之。占最多數者。係輜重工兵要塞礮兵等。
一公娼之花柳病。以第十、第十一、第十二爲最多。
一每年平均腸窒扶斯死亡者之總數。占百分之六零三。死於梅毒者。占百分之九零二。故梅毒死亡者較腸窒扶斯死亡者多百分之三。

上之所述。乃陸軍之統計。近時學生間之花柳病。日益繁多。而學生與花柳病幾成一大問題。深可憂也。世之掌敎育權者。其亦計及之乎。

無害之吸煙方法

據法國名醫克奇氏之說。吸煙之時。苟有適當之方法。不特無害。反爲有益。該博士之

江蘇省立第五師範校友會衛生組細則

舍監兼校醫 衛生組主任 陳邦賢擬

第一條　本組隸屬於總務部。以輔助全校衛生進行。及促進個人衛生爲宗旨。

第二條　本組總綱。分檢查救護兩股。

甲　檢查股

一按日檢查　每日檢查食品飲料水之清潔。檢查教室、自修室手工場、運動場、圖畫室、寢室、調養室、應接室、走廊、膳堂、浴室、厠所之整潔。

二臨時檢查　每月指導同學檢查體格一次。分身長體重兩種。（日期由主任臨時酌定）其每學期第一月由主任檢查一次。幹事長幹事輔助之。分身長、體重、胸圍、肺量、疾病五種。（日期由會長臨時揭示）

乙　救護股

一校內救護　平日同學有猝病或創傷時。急施救護技術待主任療治。設遇傳染病流行時。協助主任施行隔離消毒法。開運動會時。組織救護隊。

二校外救護　同學旅行。或舉行遠足會。或赴省立學校聯合運動會時。擔任救護衛生事務。

第三條　本組設主任一人。（依會則第十五條第一款由會長於特別會員中推任）幹事長六人。（正副寮長充任）幹事四十人。（以寢室正副室長組織之）

第四條　本組主任。依會則第十六條第三欵。與總務部長協商。主理本組一切事務。有指導糾正幹事長幹事之責權。

第五條　本組幹事長幹事暫不分股。每日設值日幹事長一人。值日幹事五人。（月曜日加倍）處理本日一切事務。其值日之次序。由主任指定通告。

第六條　本組值日幹事長。受主任指揮。稽查值日幹事服務。記錄各項表冊。保存救護檢查器械或藥品。佈告關於同學衛生之事件。

第七條　值日幹事。受主任及值日幹事長指導。處理本日檢查救護事務。

第八條　按日檢查手續規定如左。

一檢查地劃分爲六區。

第一區　教室、樓上自修室、走廊、圖書室。

第二區　樓下自修室、走廊、膳堂、手工場。

第三區　應接室、浴室、厠所、及操場。

第四區　宿舍第一寮第二寮。

第五區　宿舍第三舍調養室。

第六區　厨室。（本區由主任會同舍監庶務員行檢查細則另訂）

二　檢查時間除星期日停止檢查外。每日須檢查二三次。約早膳後爲第一次。午膳後爲第二次。下課後爲第三次。除此三次外。並須隨時隨地。留意清潔。

三　檢查教室、自修室、手工場、寢室、有不清潔者。值日幹事當隨時告該室級長或室長。令值日生清潔。（如教室則告級長自修室寢室則告各該室室長之類）其告之仍未實行者。則報告學舍監訓之。

四　檢查圖書室、膳堂、走廊、應接室、操場、浴室、厠所、調養室等處。有不清潔者。隨時報告主任。由主任會同庶務員。飭僕役清潔。

五　值日幹事檢查一區域畢。應詳述本區狀況。報告主任審察。其報告條式。規定如左。

第　區值日幹事檢查得本區

狀況具此報告此請

主任先生鑒核　　具　月　日　時

第九條　臨時檢查手續規定如左。

一　每學期第一月檢查體格。經校長揭示後。由級長率領本級同學。於規定時間。入檢查處所。候主任檢查。值日幹事長幹事協助之。

二　每月檢查體格。由主任指定日期及寢室次序。值日幹事長值日幹事於課餘引導該室同學至檢查處所檢查。並記錄其度數於體格表。

三　值日幹事應將本日檢查人數報告幹事長。記載日誌備考。

四　幹事長幹事。均當保護檢查器械。

第十條　校內外救護手續規定如左。

一　值日幹事長幹事。須將本日救護器械或藥品。整理完備。以便隨時取用。用後當仍置原處。晚間須交次日之值日幹事長點收。

二　遇旅行或遠足時。由主任臨時指定幹事長幹事組織救護隊。擔任救護事務。須攜帶擔架器具及衛生藥品。倘住宿他處。並須注意該處同學之整潔。

三　救護時須誠勇勤樸。急施相當救護技能。其重要者隨時報告主任療治。

四　救護手續。以五人爲一組。遇意外危險時。兩人司搬運。一人解脫患者衣服。一人檢查傷情。一人豫備藥料與服。

第十一條　幹事長幹事。每月由主任考察其勤務。並於課餘講授衛生必需之急救常識一二小時。以資應用。

第十二條　本組主任任期。依會則第十五條第一款任期一年。幹事長幹事以寮室長更替爲任期。均得兼任及連任。

第十三條　各幹事長幹事。非有特別事由。經主任許可。不得無故推諉。

第十四條　値日幹事因事故缺席時。得委託他幹事庖代。但須經主任許可。

第十五條　値日幹事設不敷用時。得由主任於幹事內臨時指定服務。

第十六條　本組日記式規定如左。

衛生組日記　月　日

檢查	救護
第一區	急性傳染病
第二區	創傷
第三區	
第四區	

股	衛生狀況	備考
第五區		
第六區		
檢查體格人數		

股	值日	
救護狀況	值日幹事長	
	值日幹事	
		主任檢印

第十七條　本組一切圖表。概由主任調製。

第十八條　本組辦事。暫假校醫室。以午後四時三十分至五時三十分爲辦事時間。

第十九條　本組細則。有未盡善處。由主任與總務部長協商。呈會長核許。隨時修改。

著名良藥

TRADE MARK 'KEPLER' 商標

COD LIVER OIL WITH MALT EXTRACT

商標 解百勒

麥精魚肝油

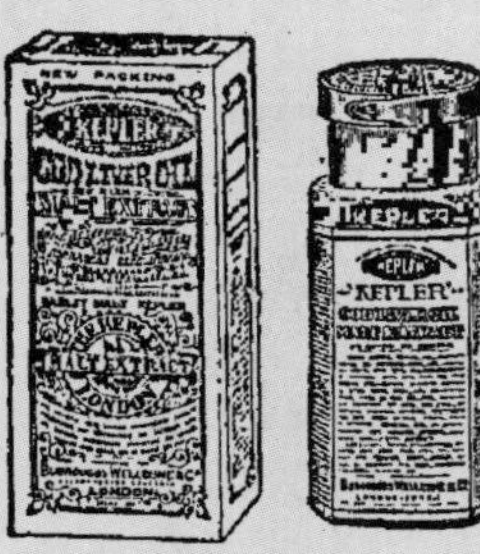

此圖由眞式縮小

解百勒麥精魚肝油。含有兩種最可貴食物要素。即純鱉魚肝油與解百勒麥精是也〇鱉魚肝油。醫學界久已承認爲消耗諸症與疾病匱乏育質者之最妙食品。惟其氣味每爲病者厭惡。又胃消化力不強者。亦常不能受容。因此不能得其實益。是爲憾事。自有解百勒麥精魚肝油以來。此種缺憾。悉行解除矣。因鱉魚肝油一化入麥精中。其滋味便成佳美。不第食性乖僻者。易於進服。即虛不受補者。亦可得其化育之功。〇解百勒麥精涵有茁壯大麥之濃厚育素。亦有消化作用之糟粕。以增鱉魚肝油之效力。且使別種食物。亦易消化。〇解百勒麥精魚肝油。既有此兩種寶貴食物。則其自爲各症匱乏育質之妙品。癆瘵瘰癧虧弱人服之。其恢復元氣之效力。堪稱無雙。病者藉此強壯之力。得以止遏病勢。更因此得以健痊。其於肺體炎症。以及各種熱病。難進飲食者。惟此可容納而消化之。〇久病未痊重症新愈。此爲至寶至美之食品。〇稟賦柔弱。小兒單薄。按法投服。獲益匪淺。力量增加。〇乳母日常服之。身體強健。乳汁濃厚。〇解百勒三字。爲此品之商標。如果所服者爲眞解百勒品。其獲益也。必如願以償。　此品有大小瓶兩種。

上海 英京 寶威大藥行

西曆一千九百十六年二月出版

中西醫學報

第六年第七期

本期之目錄

本報全年十二冊本埠洋八角四分中國境內洋九角六分日本臺灣洋一元零八分香港南洋各島洋一元三角二分零售每冊洋一角上海英大馬路泥城橋西首龍飛馬車行西間壁三十九號丁福保醫寓發行

拜挪珍補系粉

改良養益品　補系復元藥　爲濃厚食品含硄質（即燐質）甚富

拜挪珍粉以純靜之奶脒糡膠𧗿糖與鈉鐠鎂之醣硄强礬集合而成無上妙藥味美適口凡體質虛弱病後新愈心神腦系耗竭失寐損瘦諸疾功難盡述

拜挪珍之修合　拜挪珍粉係以純靜奶脒七成五特鍊糡膠𧗿糖二成加以鈉鐠之醣硄强礬百分之二鎂醣硄强礬百分之一集合製成

拜挪珍形式上之便利　拜挪珍成淡黃粉之形其性與水及流質易於調合味最可口若喜乾服亦無不可此粉經久不壞

拜挪珍功效之優勝　拜挪珍有以下之特別性質其包含之奶脒約與百分之十一分五釐三之氰（即養氣）相等其中之糖糡皆最易消化入人體質其雜合之醣硄强礬如平常食品中之非菈底質（即無機底質）不致令人便祕

拜挪珍之用處　爲濃厚而消化之食品含有硄質（即燐質）甚富且其形質鍊成與人腦質及系胭所含之硄無異凡一切虛損病後新愈心力勞瘁致心部腦系耗竭失寐疲乏損瘦各疾血虧消化不良各症服之奇效婦人乳哺嬰孩頗費體力服食此粉最能補益

拜挪珍之用法　凡服此粉先以滚過冷水小許將粉調成薄糊然後加入一杯冷或熱飲料中如水牛奶蔻蔻牛肉湯藕粉湯羹之類亦可隨意單服或撒於奶脂麵包或布丁等食品上服之

拜挪珍之服劑　男女每服二茶匙日服三四次　過十歲之小孩每服一茶匙日服三四次　十歲以下之小孩每服半茶匙日服三四次或視年齡稍減次數

拜挪珍之製造人　拜挪珍爲愛蘭漢百利有限公司所監製本公司在英京倫敦創於一千七百十五年在該城與赫弗州威爾西德尼特耳班上海透蘭多尼阿革拉莫司科各處皆設分公司至其他寰球重要城市亦設代理處本公司爲著名愛蘭漢百利代乳粉代食粉之製造人代乳代食粉銷用甚廣爲各醫士及看護界所稱許寰球各地幾視爲家庭不可少之品本公司之製鍊拜挪珍補系粉有如許之經驗且製造之器具精良自爲他人所不及也

英京愛蘭漢百利有限公司監製

分行

澳大利亞（西德尼市街）　南非洲（特耳班司密斯街四百十一號）

中國上海（北京路愛字八號）　坎拿大（透蘭多東晳勒街六十六號）

美國紐約（尼阿革拉瀑布城）　俄國莫司科（米阿司尼司卡三十二號）

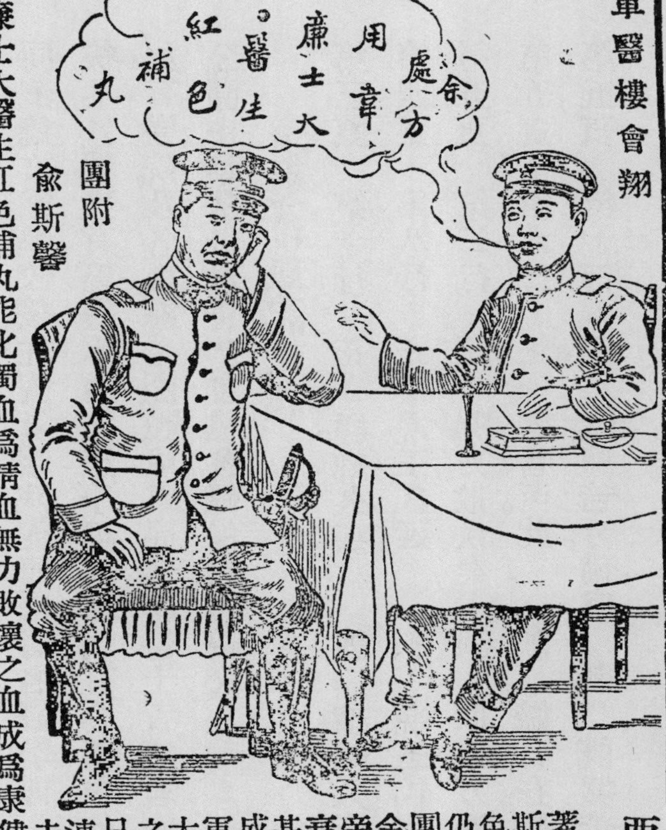

西醫樓君如何救治團附俞君之癆症

著名西醫樓會翔君來書云余友俞斯馨團附由余用韋廉士大醫生紅色補丸救治其癆症全愈之後迄今仍舊康健也請觀以下證據乃是俞團附親自來書云

余於光復之時率隊赴滬赴寧軍書旁午之際寢食不遑心力交瘁精神衰殘忽得咯血之症肺經軟弱咳嗽甚劇疊延醫生診治均未奏效余恐成為癆瘵心甚憂慮嗣由四十九旅軍醫官樓會翔君囑余試服韋廉士大醫生紅色補丸並述該丸為補血之要藥余即從其勸如法服不數日漸見效驗精神漸復咯血亦止接連服用胃納大增夜睡安甯諸恙悉去身體亦覺強壯竟獲十分全愈矣

丁福保介紹德醫錢泰塋

醫術之精首推德國而華人之習德醫者鱗毛鳳角不易多得錢君泰塋卒業上海同濟德文醫學校後在寶隆醫院從德國著名醫學博士十餘人實習臨診三年前後共八載獲有優等畢業文憑學理經驗均有心得內外手術無不具精特爲介紹如有醫院及各種慈善團體或軍界延聘醫士者錢君均願擔任通信處上海崑山公園中華基督教青年會協會錢保和君轉交

孤鸞泣鳳記正誤

第三頁　第十行　正　纏。綿久疾　誤　續。綿久疾
第四頁　第八行　正　浼王代延。　誤　浼王代言。
第五頁　第二行　正　藥方散佚矣　誤　散藥方佚矣
第五頁　第六行　正　婦言至。此　誤　婦言在。此
第五頁　第十行　正　既艱苦兮。備嘗　誤　既艱苦所。備嘗

人體解剖實習法

日本石川喜直所著。無錫孫祖烈萬鈞江陰徐寯合譯。上編緒論。述解剖之注意。解剖使用之器械。死體之處置。下編各論分五章。第一章筋及筋膜關節之解剖。凡腹部背部頸部頭部胸部上肢下肢筋內之解剖法檢驗法皆詳焉。第二章內臟之解剖。(含心臟及會陰)凡咽頭舌及喉頭(附氣管食管甲狀腺)腹腔內臟男性尿生殖器女性尿生殖器(附直腸)會陰胸部內臟之解剖法檢驗法皆詳焉。第三章脈管之解剖。(附局部解剖)凡上半身之動脈腹腔之動脈下半身之動脈解剖法檢驗法皆詳焉。第四章神經之解剖。凡腦脊髓脊髓神經腦神經五官器之解剖法檢驗法皆詳焉。我國自教育部頒布解剖條件以來各省醫學校相繼實行解剖。顧解剖手術。必先胸有成竹。非可貿然一試。是書卽本此情詳述解剖時之各種手術。爲實習者之津梁。庶術者得此。可事半而功倍矣。　每部九角　總發行所上海靜安寺路三十九號醫學書局

醫師開業術

是書日本立神正夫著。無錫萬鈞譯。上編總論。分五章。第一章述開業之難。第二章述社會與醫師之情狀。第三章述爲醫之術。幷所以羅致患者之策。第四章述醫師應有之學識經驗品性及態度。第五章述學生時代至於開業時代之準備。而都野之利害。診察室之設置亦備載焉。下編各論分三章。第一章述診察之機樞。而望問聞切諸方法。亦備載之。第二章詳述診斷疾病生死之法。第三章詳述治病之方法。全書凡八章。三十八節。於醫師開業之法。則詳載無遺。且適合於現在社會之心理。醫者苟熟讀是書。則必爲社會所歡迎。營業之發達。可操左劵焉。每部八角　總發行所上海靜安寺路三十九號醫學書局

生理學講義預約券廣告

我國生理學。素不發達。靈素諸書。雖有述及。然舛誤而不可窮詰。海通以來。歐學東漸。國人遂譯東籍生理學書。不下數十種。然皆挂一漏萬。淺陋寡要。幾於千篇一律。欲得一詳而精緻之生理學書。渺不可得。無錫孫君祖烈寢饋斯學。數載於茲。譯述生理學講義一書。原書爲日本宮入慶之助所著。在東邦已十有二版。其價值可知。共分三篇。首緒論。凡細胞之形態。生活現象。分化。細胞之化學。皆詳焉。第一篇爲物質交換。凡血液。血液循環。呼吸。消化。吸收。排泄。皮膚與黏膜之所產。動物體之物質交換。食物皆詳焉。第二篇爲作業論。凡體溫。檢溫法。運動。筋之生理總論。各論。音聲及言語。神經之生理總論各論。脊髓。延髓。中樞。大腦。腦幹。腦神經。交感神經。知覺味嗅聽視。神皆詳焉。第三篇爲生殖論。凡種族之保存方法。卵細胞。精液。精蟲。受精後之卵細胞。姙娠。分娩。皆詳焉。全書取材宏富。條例精當。剖晰入微。深中奧妙。圖畫亦精緻絕倫。譯筆質而不俚。繁而不蕪。學者隨讀隨解。隨處可以按圖參攷。吾國之生理學書。當以此書爲最詳備最精博矣。案吾國中學校師範等校。向有生理學一科。若以此書爲課餘之參攷。當有左右逢源之樂。全書分訂兩厚册。用潔白西洋紙印刷。現已排印過半。約明年五月出書。茲爲閱報諸君便利起見。先照本售預約券五十部。每券三元。郵費二角。出書後定價六元。別無折扣。欲購此書者。宜從速。遲則無及。特此佈聞。

總發行所上海靜安寺路龍飛馬車行隔壁三十九號醫學書局

論心思與體魄之關係

謝洪賚

一 心身相關之證據 (一)心身相關之明證。易於人發怒時見之。常見人於大怒之時。其呼吸之氣頓促。心臟之躍數隨增。血多行至面部。故臉作赬。手掌拳握。四肢之肉。緊縮而顫動。此卽心使之也。不第此也。人當發怒之際。其體所分泌之液汁。卽驟與尋常不同。其口涎之容質。變而含有毒料。母當憤怒之時。以乳乳兒。則兒易受乳毒而發病。或且得抽搐之疾。昔西國有精於訓馬之士曰耶力氏。嘗謂向馬出一怒言。則馬之脈每分卽增十跳。畜猶如是。而況人乎。(二)人受大驚。膽臟往往受損。遂生黃疸之病。或口吐膽汁者。亦屢經有確據。可爲心思感體魄之又一證。(三)人有重憂。則胃納若失。不思飲食。此人所習知也。又因大驚懼極憂鬱而鬚髮驟變爲白者。中西俱傳其事。英國有銀店主人。以店務將虧倒。焦思三日夜。鬚髮盡白。德國某醫士。途經橋上。見河中一童子。方溺水內掙紮求生。急躍入中流泅水救之。審視則己子也。大驚喜。其後一日。髮盡白。法國大革命之際。路易第十六世先被弒。其后馬利亞安托納囚禁待戮。后固美人。髮可爲鑑。數日之間。皓若霜雪。一千八百十三年間。美之武員某。爲加拿大之英人所得。當夜守者謂之曰。明日。汝必受銃殺之形。待次晨。則其人之烏髮已化爲白。(四)尋常之思想。亦與血脈有密切之相關。人顧不之察耳。如於二手各持極靈之寒暑表。乃用我心力。專留意於我右手。則右手表中所指之度。因之有增。以血管漲大其徑。血球增加其速。而熱度遂亦有加焉。講科學者解其理。謂此因人自有生以來。以思與行二者相并合。凡行必先思。凡思必有行。身心之機關。遂糾結而不可解。今雖徒作空想。不係以實行。然主之之自由腦絡。猶沿所習慣。令血至所思及之一經。如思奔則腿足之肌肉增血。思食則口與胃中之涎液盛流。即此故也。此與疑心發病。大有影響。觀後文自見。(五)人蹈罪過。則身出冷汗。化學家驗其汗之成分。與尋常之汗不同。非洲土人有失物者。則盡拘可疑之人。使之各嚼穀若干時。而後吐出。細勘之。穀最乾者必係竊物之人。因人自知有罪。則其口中唾液之發。必不能旺。彼未受教化之蠻人。乃明此理而用之。

二　心思能使人病　杯中弓影。使人致疾。中國久有此說。西國學人所搜輯之事實。更紀不勝紀。姑述其著者。按上文所言心一思及某經。則某經之血液必加旺。設今有人於斯。實因胃中多氣質。或飲食過度。遂覺胸中不快。誤以爲心經有疾。嘗讀新報中之告白言心臟病之現象。頗與此相似。懷憂頗甚。或因此夜寐亦不安甯。飲食亦遂少進。體氣因之益弱。其心中猶時時思心臟不已。終則心經果病。此非喻言。醫士所遭遇。類此者正不一而足。

美洲格致報記一婦人召諸醫士診治。謂己口中所裝之假齒。誤吞入喉。勢甚危急。醫未來時。喉肌抽搐咽噎欲絕。諸醫畢集猶不已。羣商將割喉救治。忽一醫士於牀側得一物。則即婦所脫之僞齒。病者一見。喉中危狀齊歸烏有。

紐約市有屠夫登梯失足。肋適觸懸牛肉之鐵鈎。穿衣而直刺入。大號求救。傍人舁之。帶鐵鈎送入醫院。醫者爲之解衣。尙呼痛不已。如不可觸者。迨衣既解。醫士見鈎所刺透。惟在衣服。未嘗及其皮膚。何得便痛。其人知之。痛苦若失。知其先之痛。乃因心思所感也。

某家傭工人數名。釘地板面之氈。其一人持杯飲茶。他人忽謂之曰。汝以杯飲乎。余憶曾以小釘數枚置杯底。今乃不在。意者汝殆帶茶飲入喉間乎。飲者一聞此言。心中大疑懼。覺喉中隱隱作痛。旋即腫脹。勢甚危殆。同人方擬輟其所業。就醫求診。同伴偶翻氈之一隅。則所失之小釘。宛然在焉。蓋置者悞記其處矣。喉腫者知之。其痛爽然若失。

十六世紀法之名醫伯來氏記一千五百二十年有大彗星現於天空。法國之人民驚懼無已。謠言蜂起。多有因憂慮而成疾致死者。

突起之感情每易使人顚狂。昔亞非利加洲探險之名人史旦理氏。自東海濱。率從人穿深林密菁。冒毒蟲煙瘴而至西海濱。走從來未經人跡之鳥道。冒萬死而後達。路程將竣。史語從者以辛苦之將盡。樂土之將臨。從者大喜。其一人竟狂奔入林中。卒不復見。詎非奇事。

三　心思能使人死。　心使人病固矣。更有危於此者。乃使人死也。歷史上之確案亦不一而足。略述數則於下。

昔英國有實驗此理者。取死囚徒一人。蔽其目。謂之曰。汝罪當繯首。今特予寬典。於汝腕脈放血令流盡而斃。則全無痛苦。汝其明此意。乃以鍼微刺其腕。實未嘗出血。別使流水點點滴入盆中作聲。宛如其血之下滴。其人不自覺其僞。久之其面容漸變。醫者在旁復故作危語。向旁人言以悚之曰。人身之血止若干斤。今其所流者已及强半。彼授命之時殆不遠矣。犯人聞之。忿無生氣。不久仆絕。是爲心思所斃也。如於未死之前。示以盆中乃淸水。則其人可不死。

美國斐拉德斐市大醫院之醫學生。有善戲人者。一日約同侶數人。共弄其友。先後遇之者。俱問其體安否。因告以汝容甚惡。殆有重症也。其人受愚。心突憂急成病。竟臥牀不起。此輩醫學生又嘗欺一病人。謂其所臥之牀。曾經患霍亂者所臥。并描畫患者之病狀。宛如目覩。其人因亦大恐。疑霍亂症染及已身。越數日竟得霍亂病而卒。

英國詩人擺倫爲童子時。有推命者推其命曰。此君享年祇可得三十有七而已。擺倫頗迷信之。及其年果有病。自謂必不起。竟卒。醫者謂此推命者一言。實促其死。

蘇格蘭之阿培亭有馬沙大學焉。學生數人。一夕惡作劇。執閽人稱欲殺之。蔽其目。置其首砧上。引冷水所浸之布邊過其頸。佯以爲刀鋒切膚也。戲畢。則見其人眞死。不復起矣。衆始大恐。然已無及。近年法國曾決一囚。一見刑具。其人面無人色。斷頭而血不湧。醫者驗其心經。見淤血充積。蓋其死已久矣。講醫理者。謂人受驚時則赤血輪若干死去。若歷時久。或受驚甚。則血輪死者過定限。其人卽不能生。

數年之前。法京巴黎有婦人。爲路犬所嚙。經人送入醫院。醫者用烙鐵燒去傷處餘肉。以去餘毒。婦遂平復無恙。數月之後。婦在途中遇少年學友。奇其尚在人世。告以昔日噬之之犬。實爲瘋犬。婦聞之。卽發抽搐之症。雖有名醫步郭氏診之。卒無效而亡。

由上文所舉。可見驚恐之殺人。且過於眞病。故亞刺伯人有喻言曰。有遇疫魔於途者。

詢之曰。子何往。曰往巴革達德殺人五千。數日之後。又遇之於道。叩之曰。子言殺人五千。今死者五萬何也。疫魔答曰。予所殺者實止五千。餘人皆因驚懼而自死耳。是雖喻言。實合眞意。蓋醫家歷驗一城之中患疫。則疫未及之處。因惶急而致病者。實不可勝數也。

夫心力之有關於身體。使之成病。或至死亡。似甚惡也。然此止就其一方面論之耳。反而考心思之有益身體。使之健全。加以生力。亦爲人世有鐵證之事實。可依次釐論之。

四　心力能使人不易受病。　此理甚簡易。卽如教育使人免病。卽其一端也。常見有孱弱之小子。爲父兄者。不忍使之入學校。以爲恐不勝其勞。乃入學之後。則體氣較前反能堅實。正因學理感其心思。有助於身之健康也。昔奈端嘗終夕推算問題。而明晨之心神。仍然清明不倦。亦可與此意相發明。

人懷高尚之理想。亦可以驅疾病。凡志意堅定者。其心君旣泰然。而百體亦循乎秩序。有條不紊。雖受艱難。遇病氣。然仍能堅立而不撓。昔拿破倫大帝主意力甚强之人也。嘗伍中有患疫者。帝絲毫不懼。親往撫問之。曰疫不我攖也。德國生理學大家衡卜德氏。曾剏新議論曰。他日世界之文明完備。則不健康患疾病之人。爲世所輕。與竊物者謊言者同科。以其所蹈之弊。爲心君無主。與犯二罪者無以異。此雖極端之語。然可表心之主持百體。

五　心力使人不覺痛。　古來殉道之徒。多有身臨苛刑。而面現喜容口唱讚歌者。何哉。以其心力强盛。滅身體之痛苦也。昔西班牙人攻克墨西哥國。虜其王與相。要索藏金。不遂其欲。爇火焚之。相受爇不能忍。欲實說藏金所在。以目示意於王。王微哂曰。我所臥者。非如玫瑰花所編成之臥榻乎。至死不言金之所在。昔北美洲之士人。嘗爲白人所捕獲。雖受殘刑。終不號痛。反高歌平生之戰績而死。亦心力强也。昔有善走繩索之技者。到處眩技。一日忽患腰痛。病莫能興。乃告白已出。觀者紛集。萬不得已。强起走索數次。在索上推手車一周。勉强畢事。則更不能動。經從者舁至榻內。其先之所以能奏技者。心力强支之也。

六　心思能愈人疾。　此卽上文致疾之反面觀。其理實無二致也。英之化學大家兌飛氏。嘗訪視一癱者。插寒暑表入口。測其熱度。其人誤會表乃治疾之器。其癱症卽愈。自榻而起。彼多年臥病之人。偶遭火災。或危急之事。驚起逃命。而其病亦若失。始知前此之病。所以不愈者。心思實爲之患也。世間名醫治疾。醫方至門。而病者已有起色。蓋震其名而心中發希望故也。一千七百九十四年間。美國斐拉德斐市盛行黃熱疫症。有名醫陸雪氏者。手到春回。治愈者無數。其後聞氏之名延之診治者。每不待氏之臨而病人已有進步。近日美國有一種奇特之敎會。自稱曰基督敎之科學。揶之者爲婦人艾迪氏。其宗旨謂人身無疾。凡疾痛者心爲之耳。故立意自謂無疾。則疾不治自愈。此說原不免蹈於偏激，然與心理學所論正有相合之處。未可厚非也。昔巴西王貝德祿有志釋國內之奴隸。爲臣僕所阻。鬱鬱成疾。游歐洲休息。公主留監國。頗有才具。實成乃父之志。盡釋奴僕。電報至歐。貝德祿之病即霍然。亦此意也。中國俗語有曰，人逢喜事精神爽。實爲生理學之注脚。確切不可移者也。又古之相術家曰甘伯尼拉者。能注其心力於某事。雖加以夾棍。亦不覺甚痛。彼常以此法免已身之疾痛。

七　心思使人不衰老。　此條與上條相聯貫，無勞詞費而其理自明。在英國有奇聞一則。可爲此意之證佐。英國著名之醫學報有名曰醫刃者。記一女子少年時慕一男子。以故爲其所棄。女子遂發狂。不知時間之代謝。其心中日日如覺自己尚在送情人之時。積年累月。佇立己宅之窗前以候情人之再至。因其心中不知己之年老。而恒以已爲少年。一念之力。遂駐其容。見之者謂此女雖已是七十五齡之老婦。而容顏尚如二十餘之少艾。心力能駐容。事雖奇而理實不奇也。自古科學家道學家多享大年。正以其心念中貫澈至高至純之學理。故能使其氣體不易衰頹。正可與此意互相發明。

八　心力使人不死。　此奇語而有實事可按。昔英國著名曲本作者葉樂德氏臥疾。醫者告以病有死理。葉躍起曰吾烏可死。我死則子女孤苦何所依。我不肯死。其病果愈。又生存多年而後下世。羅馬古代名賢遜尼克氏患不起之症。因憂老父決不能任喪明之痛。以此一念。遂延其壽。英國大文豪史各德氏。年五十五。爲書局所累。負債鉅萬。史仗義自奮。不求人資助。期盡償所負而後已。其志一決。心力既勇。體氣亦充。以垂暮之年。執筆作小說數十卷。一一出售。卒償所欠。不缺一文。既完宿願。則精神頓衰。即日就木矣。苟其不有此一番之心神振作。則其晚年所成功。未必果克若是也。

少年之士讀此。不當祇作奇話。聊供談助。乃當深注意於所揭示之要理。一則、爲人勿自疑自弱。常愁體羸。乃當存心坦率。盡其在我。不作患病之思想。乃存健康之意念。二則、胸中時存高大之觀念。使吾之心胸。超塵世而通九霄。一切卑鄙齷齪之人事。蔑若無見無聞。友當世士。讀古人書。養我浩然之氣。則此身不期健康而健康隨之。三則、治心宜驅一切罪惡之腐毒。不使潛伏於吾心之底。以傷我德而更傷我身。世之講修身者。莫不知酒色爲伐性之斧。等而上之者。且禁淡巴菰與茶等提神料以爲有損吾身。獨不知輕怒易憤。妒忌怨恨之殺人。且較煙酒爲尤多。苟顧此而失彼。猶未得爲保身之明哲也。

說飢

謝洪賚

饑者。不祗一支一腑覺之。乃全身各管幾均覺之。常人多知偶見一可怕之物。則每數小時不覺餓。驟有驚駭之事亦然。身有疾痛傷損。雖或止尋常之頭痛。亦令人見美味而猶不能下咽。饑既不祗一管之感動。故各種詮釋饑字之界說。每不能確切。或曰。飢者體內損壞之工。勝於建立之功而人覺之也。然細玩此語。亦不得謂確切不移。蓋常見人體消瘦甚速。而胃口仍全無要之。無問因何故而饑餓。當餓之時。胃必先空。肌肉抽搐。涎膜縐聚。同時口中多生口津。見可口之物。不覺流涎而朶頤。使胃口增健之故不一其端。姑舉下數事爲例。如見佳肴。聞香味。坐有益友。心中暢快。多用肌力等是也。用香料和於肴內。亦足令人胃口加健。飲酒少許。亦有此效。惟飯時多飲酒則反是。心中憂苦。身有疾病。用力過乏。天氣太熱。肴饌色香俱惡。或所陳太多。皆足令人不思食。

饑餓之甚否。視體氣之優劣。小兒血氣未充。體內需質綦多。故常覺餓。半老者長成已足。無事增多。祇少許物質。以補廢料。故不甚覺餓。是故饑者。身體健康之徵也。然有二等病人。適反乎此。其一等爲患消渴病者。食常倍於人。而尚不覺飽。又一等喜食汚物白粉鹽茶等物。有狂疾者爲多。是皆反常之事。疾病爲之也。

食物之利害。口舌司嘗。本具天然辨別之職。故野番與牲畜不中食物之毒。後世文化日進。人民程度日遠於野番之地位。而口鼻所別。始不能準。始必設法以防中毒矣。

飢之爲覺。蓋大有造於人世者也。緣常人之情。安於怠惰。不甘工作。故苟無饑餓以驅策之。則此世必不能至今日之盛。試觀林林總總。憧憧往來。謀事執業。大半爲飢所驅耳。卽智慧之界。亦有賴於飢者不少。每有天才俊傑之士。因欲免飢餓。乃自奮勉。探奇理。著妙文。以顯於世。飢之用亦大矣。如英文之第一字典。爲約翰生氏所撰。考其致此之由。則無非用以謀食也。又如英文著名德育小說、姊妹花。爲英才士金工氏所著。其稿亦用以易度日資而已。

飢甚則凡可口之物。無不食之。如鈕釦、獸皮、油紙、木屑等物。皆將咽以充飢。人飢則惡心生。不計是非。甘心犯罪。甚可懼也。俗語曰人貧智短。又曰飢寒起盜心。俱表此意。

說飢　十二

常人之食物。每患量太多。次太數。故腹內養生具。須多用力以去此過分之料。人體屢受此無益之勞苦。而諸疾遂作矣。常見人每食甚慎。亦不敢多食。惴惴焉惟懼傷胃。而其胃常不能免疾病。又一人不知顧忌。逢食便嘗。反能身健力大。故倍根有言曰。人因所經歷而自知之利害。卽衞生最佳之藥。又有一等人。食物次數甚多。故每食不能多。永無好胃口之一日。自謂身弱之故。孰知其自已既不令胃有少許之暇。又安能覺飢乎。若是者。一生失最享用之一事。卽飢而後食也。更有一等人。食量甚佳。而身不增肉。亦所常見。

凡人所食之物若干。非盡可作身內養體之用也。而多食之第一害處。卽所餘者在養生路阻消化之功也。

人之執業不同。則食物之多少因之有別。各種食物養身功用之殊。今尚無定論。要之。多用肌力者。則須多食麪包豆薯等粗食物。多用腦力之人。則宜食精美之物。而其量略少。據某名士曰。凡食物精美之徒。較之食物粗者。更有精神德性。多有上等人材由之而出。食時之疏密。按工業而不同。米西西比江駕木筏之水手。日食四餐或八餐。飲咖啡食點心。終日不間。(浙江等處山溪內撑木筏櫓工正與此同。)以其用力多而辛苦大也。經大西洋之輪舟中人日食五餐。因海風吹拂。令人胃口爽健。至於富家小孩多啖糖果。貧人工役幾無肉食。而胃初則不安。久則習之。終則致疾。英之名醫湯姆孫氏曰。人至中年後。大半疾病多由少年飲食不謹之故。因飲食不當而致疾者。較之飲酒致疾者更多。此予一生閱歷之言也。

兒時嗜食各種物。善導其胃口。亦爲敎育之一要。無如世俗多不留意於此。故迨其長成。則嗜食之物。每有偏好。彼此大殊。

嗜好之奇。言不肯信。然就其人觀之。則皆甘旨也。哀斯基摩人嗜魚胞及脂油。巴布亞土人食白肥蟲。舊金山人食蝗。印第安人嗜石膏及黃坭。俄之農人喜食已發酵之椰汁。其味似臭魚和肥皂汁。德之北鄙有人喜食啄木鳥之糞。吾中國人有嗜母鷄已孵之卵。亦有人生食一種小蟹。凡此諸物。初聞之雖似可異。實則因未習慣耳。吾人日食之物。固未嘗不有可奇者在也。

絕粒之奇。古今已有數事。如蘇希之絕粒四十五日。左右嚴防。日惟飲水及藥數滴。藥內疑有鴉片。及四十五日滿。失肉四十二磅半。甚弱。然尚能步履。心思淸楚。未久卽復元。湯姆孫氏言絕食之苦曰。如驟然絕食。則二三日後飢餓難堪。後則漸不覺餓。腹部甚痛。壓之小可。繼而又覺弱不可支。苟漸絕食。則飢可不覺。惟覺甚渴。雖飲水亦無效。食盡絕則渴甚不可耐。面憂目定。眼睛光亮如玻璃。是時食物不知何味。猶不食則每發狂。

小兒之食物。宜多而淡。勿加香料。兒時多食香料和料者。成人多胃疾。少年之食物視執業嗜好而不同。此時食物不愼。則老年時受其報。老年食物宜極留心。卽有益之物亦宜少食。且愼調煮之法。

睡眠之研究

劉恩康撰

吾人生活須要之物品。林林總總。罄竹難數。然苟詳爲分析。至不可少者。惟空氣、飲食、居室、衣服、睡眠、五者而已。五者之中。空氣爲最要。呼吸斷絕。數分鐘。卽致人死命。人所共知。次之者卽爲睡眠。飲食、衣服、居室。其需要均在睡眠之次。予爲是言。予知世人。但知飲食衣服之重要。苟以睡眠進。聞者必將駭怪而驚笑。不視爲童騃之論。必目予爲癡人說夢也。雖然。予有至簡單之實事。敢舉以爲證。

今試執一犬。絕其飲食。可以二十一日而不死。然苟賜之以食。而斷其睡眠。守視之。不令片刻假寐。則五日之終。可以畢其命。

睡眠之於獸類。其需要既如是之急。吾人在生物界上之地位。與鹿豕犬羊之屬。同爲哺乳動物。其生活之狀態。固大同而小異。則生理學家。雖不能舉吾人以供爲試驗之具。斷其睡眠而致之死。然引獸類而推測。則知吾人睡眠之需要。爲不可少也。

睡眠之重要既若是。則吾人之寶貴之重視之。又當何如。西哲有言。睡眠可以致人康健。致人富貴。致人聰明。誠吾人所當奉爲金科玉律者也。

雖然。世界物質之文明愈進化。則吾人生活之程度愈增高。生活之情形愈複雜。愈趨則愈離於自然。凡資生之具。如飲食器玩衣服居室之屬。窮極奢侈。而於至不可少之睡眠。則以世俗之塵累日重。奮鬥之生涯日烈。竟難介意。勞心役力。晝以繼夜。視爲固常。先人日出而作日入而息醇厚之風尙遂不得復見於今日。百憂感其心。萬物勞其形。營營終日。又復徹夜役役。吾人之軀幹。既非金石之質。則剝削零落。日即羸弱。幾何而不殆哉。緣作睡眠之研究。俾世之人。權其利害。而調節焉。

睡眠之原因

人體器管。息作均有定時。其機至微。其理殊奧。輪迴不絕。有如機械。其中最高之機件爲腦。腦之全體。係神經細胞及神經纖維。組合而成。其神經纖維。散佈全身。制裁各部器管之動作。故腦與全體各器管之關係。殊爲密切。腦部有所動作。則全身之器管受其影響。腦部凝滯則全身爲之痲木。睡眠實腦部之凝滯爲之也。然則腦部之所以凝滯者。果何由乎。生理學家之答此問題也。理論至爲複雜。且各執一說。莫有定論。今總其大綱。約可分爲三派。

腦部

第一派血液之循環說　主此說者。謂腦之凝滯係因腦部血管伸縮之變動。腦部血

液之分量失其常度有以致之執此說者復分甲乙兩支派

（甲）其說謂腦部之血管膨脹他部分之血液羣集腦部腦部血液之分量因以加增血壓隨之加高緊逼腦之本體妨礙其動作腦遂凝滯

贊此說者曰患睡病者 Coma 攷其腦部之血管非常膨大血壓緊逼腦部頗爲顯著睡病之睡如是吾人平時之睡眠何獨不然

（駁議）一千八百六十年生理學家特赫 Arthur E. Durham 嘗執犬數頭洞其腦蓋而觀察其睡眠時之狀態據云睡時腦部血管並不膨脹但見縮小自此試驗成立則（甲）說當然破壞且以病者之生理狀態而據以論常人其理論之本體亦不健全

（乙）此說與（甲）說適得其反主此說者謂腦部血液散佈他處腦部遂貧血而失其營養營養既失凝滯隨之

首創此說者爲特赫據一千八百六十年之試驗則睡眠時非特腦部之血液大減卽腦部血液運行之速率亦損於平時反之腦部血量加增則不能睡眠贊助此說之最有力者爲馬疏 Mosso 馬氏於一千八百八十一年曾作精確之實驗

其結果與特赫氏之主張。頗稱吻合。

霍威爾氏 Howell近年之實驗。則謂睡時臂部之血管。較平時膨脹。可知同時腦部之血管必較平時爲縮小故霍氏確信腦部凝滯係貧血所致其言曰吾人餐後。每易入眠。此由胃腸血管膨脹。腦部血液。向腹部下注。腦部遂以貧血而不能運用之故至吾人平時入夜。欲眠。乃因血管張縮神經中樞 Vaso motorc enten（此中樞位於延髓Oblongata中專司血管之張縮者）之疲勞。皮膚中之血管遂弛懈鬆張。腦部之血液。因被吸收。而致腦部貧血。

（駁議）此說頗流行於今日因實驗之可作證者甚富然亦不能視爲不易之定論。蓋腦部何以貧血之故殊難明瞭若依霍氏之論謂因血管張縮神經中樞Vaso m-otorcenlen 疲勞。使皮膚血管弛懈。因皮膚血管之弛張。腦部血液。遂被吸收而腦部以貧血而凝滯。則何不徑謂腦之本體因疲勞而凝滯較爲直捷了當乎（緣血管脹縮神經中樞亦腦部中之一分子也）、

且按諸他種實驗其結果適得其反。試執一犬。縛其頸部之大血管。Caroted Arteries 則腦部血液循環之分量。當大爲減少。然亦並無睡眠之狀態發現。再以同

一方法。試之猿猴。則非特無睡眠之現象。且益增其活潑鮮健。

據此而論。(甲)說不可靠。(乙)說亦不足恃也。

第二派化學物體之變化說。此派之理論。則謂腦部之凝滯。因受體內化學物質變化之影響所致。執此論者亦分兩支派。

(甲)此說根據於酸素之燃燒。而就神經細胞之本體立論。其說謂神經細胞中含有多量之養氣分子。(酸素分子)此種酸素分子。所以供給神經細胞本體之燃燒。使因熱生力。而神經細胞得如機械爲一定之工作。神經細胞終日勞動則酸素分子均須消耗。而同時炭酸必充積於是。神經細胞之動作。隨之而息腦之全部亦遂停機息爐。待細胞中得營養之新酸素。排除充積之炭酸。而後再作。

(駁議)此說殊屬渺茫。既無可恃之實驗。以爲根據。卽其理論之本體。亦難成立。因神經細胞果含酸素分子與否。與酸素之效用。果能供神經細胞之原動力與否。尚難臆測也。

(乙)此說之大旨。根據於神經細胞之中毒。人生終日營役。體內遂生一種化學毒質毒菌學家謂爲ptomaines及Leucomaines其滋長甚速積聚旣多則毒及神經中樞。而令腦部呈凝滯之象。遂致睡眠。睡眠之時。體既休息。則新毒質無由發生。已積之舊毒質由血液帶至排泄器而輸出體外。毒質既除。腦部之本能遂得回復而蘇醒。

(駁議)此說全憑理想。無實驗爲證。未可以爲信也。

第三派神經組織本體之變動說。神經系統。由神經細胞與神經纖維集合而成。各細胞有單個之具體。而其相互間之關係。至爲密切。細胞與細胞間之聯絡。以纖維之接觸而成。感覺之傳達。全身器管之連帶。皆此神經纖維之交接爲之。此神經組織本來之狀態也。

主神經組織本體變動之說者。則謂神經細胞之纖維。因疲勞之故而收縮。纖維交接之處。因成缺陷。感覺無由傳遞。神經中樞。遂致麻木。

又一說則謂神經纖維無更變。惟神經細胞四周之附着細胞 Neusoglia cells 橫梗於神經纖維交接之處。而斷其連帶。感覺無由傳遞。神經系統之全部。遂爲凝滯。

(駁議)此派學說。完全根據於顯微鏡之攷察。比較睡眠時及淸醒時神經組織之異同。而以神經組織睡眠時之特別狀態。據爲睡眠之原因。恐有倒果爲因之失。

結論以上羅列諸學說。各有見地。而皆未能完備。不足視爲公允之理論。作者之意。以爲神經之組織大異乎平常之機械一舉一動皆非可以科學的規律强爲範圍其中。自有天機至微至奥運用休息任乎自然非可强致吾人現在之腦力尚未足窺其萬一也雖然攷原始動物 protozod 之生活日夕營役無時或息自生至死無睡眠亦無疲勞由此以觀欲知睡眠之微機究屬何在必須攷察高等動物與原始動物之異點又須攷進化之階級以推測睡機之所蘊則異日者睡眠之眞因必有闡發無餘之一日也。

睡眠之狀態

飢則思食。渴則思飲。疲則思睡。事前均有特種之感覺。臨睡之先。吾人常覺一種不快之異感。引起欲睡之觀念。吾人謂之睡意。睡意既生。則周身疲乏。肌肉弛張。思意凝滯。竟體倒臥。繼則瞳人緊縮。眼唇四合。知覺俱失。神經系統除循環呼吸諸中樞外餘均完全休息腦中一切印象均被埋沒是爲酣睡待酣睡之時期既過則腦中印象復漸漸回復發爲幻影意念繚亂神思恍惚是爲夢境久之夢境漸破。神經作用。以次回復。將醒時則心意蒙懞。周身感覺。非常舒適。張目四視。則旭日紅光。斜懸粉壁。回索往事。

則音形俱幻。黃粱一夢。是時意念之快美。有非言語可以形容者矣。

睡眠時生理之特異

睡眠之時。神經系統。除呼吸及循環諸中樞外。餘均停機休養。腦之外部血管略爲縮小。全身血液循環遲緩。脈搏減少。呼吸延慢。胃腸之蠕動凝滯。肌肉弛張。腺液之分泌大減。體內之酸化作用減損。由潛熱所變之顯熱。則自一百十二Calories降至四十（據Helmholz氏之實驗。則人重六十七瓩（合一四七、四磅）醒時發一百十二Calories熱睡時則發熱四十Calories）故體溫較醒時減06至20F。

睡眠之酣度

睡眠之酣度。何由而驗之乎。則依刺激方法。施諸睡者。苟睡眠而酣。則驚醒所須之刺激必多。睡眠而不酣。則鈴聲數下。已足令醒。據多數生理家之實驗。則謂睡後兩小時爲睡眠最酣之期。自兩小時後。則漸減。直至第六小時以下。遞減殊緩。

睡眠所須之時間

睡眠所須之時間。因男女年歲習慣而別。常例成年男子。約須八小時。（二十四小時內）婦女則少久。嬰孩則正當發育滋長最速之時。每於二十四小時內。必須睡眠十二小時。老年則與成年略同或少久。

睡眠之衛生

吾人生活。强半作於睡鄉。則睡眠之衛生。豈可忽略。玆舉普通而簡要者數則。貴能實行也。

(一)睡眠之時。宜將窗櫺開放。俾新。空。氣。得。以。流。入。而。呼。出。之。炭。酸。亦。得。送。出。惟臨窗睡眠。亦不相宜。蓋冷氣侵襲。易患感冒。故臥牀與窗櫺間。宜以屏風爲障。

(二)寢。室。宜。靜。僻。尤宜寬大至小須三千立方糎

(三)睡。時。不。宜。過。晏。自下午十時至翌晨六時。最爲相宜。

(四)睡時宜脫除一。切。思。慮。俾精神得完全休息。

(五)睡。眠。之。前。不。宜。多。食。

(六)睡。牀。宜。平。面宜向上。或全身稍偏向右側亦可。

(七)青。年。之。時。衾。褥。不。宜。過。暖。亦。不。宜。過。於。優。美。

俞鳳賓博士却病格言

一 讀書宜正坐。與目之距離。當在十二英寸至十六英寸之間。光綫宜由側面射於書。勿任射於目。

二 宜勤學袪憂煩。蓋憂煩足以疲精神。損思攷。及耗記憶力也。

三 食物宜細嚼緩咽。蓋涎與食物相和。乃消化之始也。

四 齒宜時常刷洗。以免腐蝕口臭牙痛。由懶於刷洗者爲多。

五 欲興奮皮膚。必須沐浴。毛孔清潔。庶體中穢質。易於排泄。

六 呼吸之氣。宜由鼻孔出入。開口呼吸。易受感冒。且進塵埃。

七 欲去耳垢。宜用溫水灌滌。以內拭乾。切不可任理髮匠謬弄。

八 體宜直。頭須正。身裁正者。不僅增莊嚴。抑且保康健。

九 閒居啖零星食物。既妨消化。又礙發育。宜戒之。

十 指甲宜剪短。宜洗刷淨盡。長指甲易積黴菌。爲傳染病之媒。

十一 勤工作後。宜使精神與體魄。完全休息。臥時當屏俗慾。

十二 運動可益肺氣。增食量而助消化。宜依時爲之。

十三 唾涕於室中或公共之地。不僅傷德。而且害羣。凡肺癆菌之散布。每自任意唾涕所致。

十四 凡有傷身心之事。當深自警惕。切勿懈怠。

鼻核喉核（錄女鐸報）

周徹朗

鼻核者。因孩子鼻內有一肉塊塞住。不能呼吸。惟由口呼吸。因此口不能閉。終日常開。而且晚間睡時鼾聲必大。亦有時得頭痛病。亦最易生肺病。嘗見人患此者在校中所得分數。一年差一年。而且其聞覺嘗覺聽覺亦較前差多。迨至年大。漸漸變成愚笨狀態。喉核者。乃似杏仁形之兩肉塊。長於口內之後面。其用處本為防禦有害之微生物。以免誤入管內。有人喉核生長極小。平伏口內之兩旁。故有益而無害也。然有人喉核有時發腫。亦有時發炎。因此最易得傷風之病。又有人鼻核喉核兩核同長。孩子養氣愈少。消化之力亦愈小。血脈亦愈不足。以致身體輭弱。終成廢頹。若將此堵塞有礙之物割去。則多得養氣。以補腦力。不但呼吸靈便。且小孩亦漸漸聰明矣。凡各家庭或學堂內。如有愚笨小孩。大概因其有鼻核或喉核所致。果有此病。當趁早割去。割時並不費事。不過幾分鐘功夫足矣。不可因其症小而不注意。亦不可因愛惜孩子而不忍割。以致坐使孩子變成一獃蠢之人也。此余之所甚有望於天下之為父母者

西醫易文士夏日飲食要言（錄女鐸報）

夏天一切食物。皆當烹飪精透。若喜食冷者。須先遮蓋。免致蠅蚋棲於其上。而遺釀病

西醫易文士夏日飲食要言

之微生物也。不可食藕。藕爲最險之物。如果愛食。必煮之爛熟。庶幾無慮。不可食生菜。不可食生水菓。若係佳菓而生有厚皮者。則不妨偶一嘗之。食時亦須謹愼。剖開隨卽入口。倘延擱逾時。又不免爲蠅所鑽矣。不可食街上所賣已剖開之菓子。及一切令人涼爽之物。如涼粉冰塊之類。茶湯飲物。亦當煮滾。若出外飲冷。須先問明此物是蓋著而且儲於潔淨器具內者。然後方可下咽。不然恐有微生菌在其中也。

按微生菌長不過五千分寸之一。其對徑亦祇有二萬五千分寸之一。故一針尖之微。能容一百萬微生菌。其形或直或曲或圓不等。凡黑暗潮溼臭穢腐敗之地發生最速。約二十四小時中一菌能生一千六百七十萬種。倘不芟刈五日後能溢水滿地及一英寸之深。此卽傷寒癆瘵虛熱等症之傳染線。不拘空中水陸等處皆能生發是菌。惟日光與清氣能芟除之。故居處務宜潔淨通風。常使日光入室清氣往來。卽可免此毒矣。雖菌有益菌害菌二種。益菌輕氣結成。害菌炭氣結成。然究益菌少而害菌多也。菌之生活狀態與食物之關係。可於顯微鏡中見之。

附上海工部局衞生處傳單

一現因霍亂盛行。仰住戶謹遵衞生處規例傳單。若欲得此規例。可向衞生處領取。

一飲食各規例。望分外注意。一切食物。應熟食或初熟者。方可入口。一切冰凍或冷飲品。應忌。惟茶最善。所有新鮮菓子。更有切開菓物。或蒼蠅接觸各食物。一概應忌。以蒼蠅係傳帶霍亂等症。

一患霍亂者。在靶子路隔壁醫院。可以接收。

感觸說（錄女鐸報）

英國女士周瑩珠

每見人當病時。軀體羸弱。醫生必勸處山巔。或處海濱。吸取清風。隔絕濁氣。以資調養。蓋以疾病之來。由其所處之地。不得空氣。或鄰居有傳染症。如痘、疹、瘟疫之類之感觸所致也。雖然。人之感觸。有關衞生者。不特此也。設有人焉。口、出、痛、苦、之、言。喃喃不休。旁觀聞其言。心中亦如沾恙矣。雖同室有十數人之多。而各人皆生出一種憂愁之念。苟所陳皆喜樂之語。則人聞之。無不興高采烈。所以患病者。或受苦者。經人好言慰勸。雖病者苦者。如故。而其心似覺舒暢矣。故吾人可爲天上之清風。令人得益。亦可爲世間之濁氣。令人內蘊之力。轉衰。由此推之。易事而言。其難。聞者卽以爲難。難事而言。其易。聞者卽以爲易。險地而平言之。聞者卽從而平之。平地而險言之。聞者卽從而險之。感觸之力。不亦甚哉。某大醫生云。有、一、女、正、與、合、家、人、早、餐。見、天、降、雨。忽、嗟、歎、曰。我、本、約、友同遊公園今不能赴約奈何遂令一家人於此一日中倦於工作若改其說曰今日天雨足以霑潤田園慰三農之望遊園之約不妨俟諸異日我可乘此以理女紅則人聞之亦增興會數年前有一大信之牧師當病劇時雖甚痛心並不出一愁慘之詞迨至彌留之際始言人當對上帝訴苦不當對世人訴苦因此人皆歎曰不愧爲眞實之基督徒吾人每日遇有得意事不妨盡行傾吐若遇拂意之端當克己以蘊於中久之自有否極泰來之候始雖勉強爲之習慣便成自然況我儕光景如何係由上帝而來上帝愛我其旨意所圖維者定爲良策諺所謂天無絕人之路也倘友人遠離當揚其善處不善處隱藏之蓋恐我一言而他人深印於腦未易挽回害人不淺總而言之凡人之爲人第一宜用全力克己其次堅拒掛慮之事又其次留心歡忻之事以禦愁悶之來所望諸姑姊妹每日清晨未出閨房以此三者自勵惟默禱上帝曰我將注意喜樂並諸般好事且必於拂逆中搜求旨趣以告人至夜寐時須檢點已心曰我能踐清晨所言否夫如是非特有益一身且可輔助一家暨朋儔與諸同學以及傭工之輩至於凡所接見之人焉

河豚魚中毒之新研究

留日學生上海朱榮錦

日前時報載有鄉民誤食河豚魚子立斃多命一節事甚慘酷民不知其害醫不知其理束手無策坐視慘死大可哀也因採東西醫家關於河豚中毒新學說以及鄙人考案數則集爲一篇乞登報端以資內地醫家博物家及酒豚嗜好者之參考

河豚有毒人皆知之然中毒之理治療之方未經醫家之闡明故世人猶復將信將疑輕於嘗試戕其身者時有所聞也余考河豚中毒解救法載諸雜方秘本而未盡其理至於純正醫書更不多載東西醫籍亦然可知昔之醫家均未注意及此也一千八百七十四年西人雷迷氏枯伯魯氏及一千八百八十七年日人高橋大澤林諸氏始研究此毒然當時尚未見確實之報告近來學術進步一日千里河豚毒素之化學分拆遂爲東西醫士所告成於是該毒之性質病理之變化豫防治療之方法遂大放光明焉

河豚體內含毒之臟器　剖河豚魚而精細檢驗之其含毒最多之臟器知爲兩性生殖腺而雌性之卵巢含毒最烈次之爲雄性之精丸肝臟含毒亦甚多其餘各臟器及血液中含毒甚微食之無害惟其生殖腺含毒最烈故魚子之毒較魚爲尤甚也

魚毒之化學變化　以析出之毒素內加以一定量之阿爾加里性溶液即失其固有之毒性其理因阿爾加里性之意逢作用而起分解毒素遂失其形態變其性質矣又據西人灰林氏之說謂河豚毒素於銀類有還元作用試以析出之毒素納於試驗管內加硝酸銀少許如法振盪後經過一定時間取試驗管而視之管壁已呈銀色故河豚毒已經醫家認定爲化學的物質惟其化學的構造尚未確定也

中毒後之症狀　河豚中毒輕重不一要之食者抵抗力强弱與魚毒多寡均有關係輕者則起嘔吐頭痛眩暈知覺痲痺言語嚥下困難顏色蒼白四肢厥冷痲木瞳孔散大如是者一日或數日而治者有之不治者亦有之重者則知覺神經及運動神經俄然發作痲痺脈搏微弱呼吸徐緩一二時間即死

病理解剖所見　剖中毒死者屍體而視之內部臟器均現充血症狀肝臟充血特著肺臟次之心臟即呈收縮期的靜止狀態諸家報告及余之動物試驗所見相同

中毒之豫防法　欲食河豚可將該魚胸腹全部剖開去其內臟剝其外皮浸於百分之二重炭酸曹達水內（重炭酸曹達即NATR. BICARBONI 淨水百分中納重曹二分）經過數時間烹而食之無毒如急於待食不浸亦可只須於重炭酸曹達水內

煮之然後烹食亦無毒但時間雖省味則欠佳矣前法諸家試驗均稱有效余曾將河豚含毒臟器二塊一於重炭酸曹達水內浸過一未浸過者分給兩犬食之一犬中毒一犬無恙中毒之犬即爲所食未經浸過之含毒臟器者也

中毒後之療法　中毒後即用前述之百分之二之重炭酸曹達水或皮下或靜脈或筋肉內注入但注入液須用蒸溜水另製且靜脈注入法非有經驗之醫生不可輕於從事比較的簡便法可用該水溶液多量內服或灌腸亦有效果其餘對症的療法即用催吐藥（如阿怕嗎啡APOMORRHIN）强心藥（如實芰答利斯DIGITALIS樟腦）等類注入之及補助以人工呼吸法

日本醫家現已將河豚魚所拆出之毒素製成藥劑爲治療神經痛及癲病等之用但非在本篇範圍以內故不詳述至於河豚子與河豚魚之毒量比較及豫防治療上有何異同尚待研究容後報告

治療成績之報告　銘立

羊癲風

Sedobrol　本品以臭曹與食鹽所製成者。每錠之中含有臭曹一、二。食鹽〇、一。若溶於熱水。稍有鹹味。故小兒亦易服之。用時忌服鹽物。在治療癲癇。頗有卓效。

子宮出血

子宮出血。所用之藥甚多。其中以鹽酸非度拉斯竇。較爲佳良。注射後經五六分時。出血能停止。然內用則收效較緩。且有障害胃之弊。本品又有止痛之能。故出血時痛併至者。用之尤宜。

月經困難

月經困難。往往非用手術不能治癒者甚多。然以左之二藥治之。而已有完全治愈者數人。

Ovraden　爲卵巢製劑。用於因卵巢內分泌不足。所起之月經困難有效。又月經過多症用之。亦能速復正規。其用法每在月經時日服三次。每次一粒。而治癒月經困難者。已有七人。

非度刺斯知斯流動越幾斯。用於月經困難。月經過多症。確有良效。已屢試不爽。

（乙）百日咳　痳疹　流行性感冒　流行性耳下腺炎　風疹
水痘　肺結核　癩病

第二類
赤痢　虎列剌（霍亂）　腸窒扶斯（傷寒）

第三類
傳染性皮膚病　傳染性眼炎

第二條　凡職員生徒罹第一條第一類甲或第二類之傳染病時不得入學
前項職員生徒等俟病愈後入校時須先沐浴全身更換衣服且經醫師驗明始無傳染之虞

第三條　凡職員生徒罹第一條第一類乙或第三類之傳染病時視其病況經醫師施適當之調劑驗明無傳染之虞者乃得入校

第四條　職員生徒等家族或同居人中有罹第一條第一類甲或第二類之傳染病者恐傳染病發生於學校生徒污染其患者屍體及病毒或有接觸病者所帶之物件醫師當施適當之準備驗明該職員生徒無此種種情狀然後始得許其

來。校。

第五條　教師。舍監。等。於校。中。有。發。見。第。一。條。傳。染。病。之。疑。者。當。報。告。該。學。校。長。由。校。長。延。醫。師。診。斷。設。相。當。之。準。備。

第六條　校。中。發。生。第。一。條。之。傳。染。病。時。視。其。病。況。之。眞。確。而。閉。鎖。全。校。或。其。一。部。分。

第七條　學。校。所。在。地。或。其。近。傍。發。生。第。一。類。甲。或。第。二。類。之。傳。染。病。時。應。遵。敎。育。部。訓。令。實。行。清。潔。法。但。第。一。條。第。二。類。之。傳。染。病。發。生。時。校。舍。內。使。用。之。飲。水。必。用。煮。沸。者。

第八條　生。徒。於。通。學。區。域。內。發。生。第。一。條。第。一。類。甲。或。第。二。類。之。傳。染。病。時。視。其。病。況。之。眞。確。得。禁。止。生。徒。通。學。之。來。學。此。際。當。由。該。學。校。長。於。是。日。布。告。禁。止。理。由。於。管。理。員。由。管。理。員。宣。告。該。生。徒。免。致。誤。會。

第九條　因。傳。染。病。閉。鎖。之。學。校。或。其。舍。室。或。啟。用。之。先。時。依。定。期。清。潔。法。掃。除。一。次。

其二　消毒法

第十條　校中發生第一條第一類或第二類之傳染病時對於屍體排泄物及病毒傳染應用消毒法但發生第一條第三項之傳染病視其病況可應用本條之消毒法

一　第一條第一類及第二類之傳染病者之屍體及第一類傳染病者所用之唾壺第二類之傳染病者所上之圊房其他障壁牀架什用器具等當以石炭酸水洗之

二　第一條第二類之傳染病者之吐瀉物及其他排泄物宜以生石灰或木灰汁攪拌之至呈强鹹性反應而止

三　食器被褥寢具等用熱水煑沸方可應用

四　凡一切物件難於消毒而價廉者可燒棄之

五　前各項中之不適於消毒者灑掃後曝於日中數日

第十一條　消毒藥劑成分並其應用如左

一　石炭酸水（二十倍）（攪拌結晶石炭酸五分鹽酸一分水九十四分之溶解液）

此藥品用於屍體吐瀉物及其他之排泄物器具居室手足等又衣類消毒法用鹽酸

二　生石灰末（灌少量之水於生石灰者但臨時製用）

此藥品消去吐瀉物及其他排泄物之毒其分量爲五十分之一或用於消去溝渠牀下等毒

三　石灰乳（十倍）（生石灰一分水九分攪拌混和液）

本品之應用與生石灰末同於吐瀉物排泄物等用其分量五分之一

木炭與生石灰均可消去虎列剌病者之吐瀉物赤痢病腸窒扶斯病排泄物之毒其用量與吐瀉物排泄物五分之一木炭一分加水四分煑沸製成其用量與吐瀉物排泄物之容量同但石炭灰水（二十倍）（格魯兒石灰五分水九十分攪拌混和液）

四　格魯兒石灰水之應用及用量與石灰乳同但臨時製用

八救急　校中須置備救急藥品器械等以供不測之應用其品類及用法大凡如左（就學校衛生上注意）

(一)二十倍及五十倍之石炭酸水或十倍之昇汞水

五十倍之石炭酸水用以洗傷處瘡孔二十倍者用以消去吐瀉物及其他傳染病不潔之毒石炭酸須溶解於溫湯千倍之昇汞水爲其値廉而消毒防腐之效遠勝於石炭酸爲劇毒之藥品備置於小學校甚爲危險

(二)百倍石炭酸阿列布油Alive百格蘭姆卽(一〇〇、〇)

右用於火傷之病先以冷水洗火傷之部暫冷之後塗此油覆以油紙用繃帶緊縛之

(三)生石灰五磅

右溶解三十倍供吐瀉物咯痰等之消毒用

(四)英吉利斯絆創膏一卷

右爲生擦傷等之用先防腐其局部貼於其上者也

(五)晒木綿

右半塊分爲四或五長者或分爲八用繃帶緊縛之(用三角繃帶亦可)

(六)脫脂綿紗

右切五寸至一尺以五十倍之石炭酸水煮過常貯之臨時絞取而當創口覆以油紙其上可纏繃帶（以千倍之昇汞水煮者亦同）

（七）晒綿花

右用繃帶緊縛其創部以晒綿花覆之

（八）亞麻仁油紙

右用以覆創部或石炭酸綿紗等之上

（九）大橡皮管三尺

當大出血之際用之壓迫大血管而供止血之用

（十）イルリガートル或水銃一個

右用以洗滌創傷

（十一）鉢及石灰明油罐數個

一入藥液一用以容汚物等

（十二）鋏及毛拔

九身體檢查　知悉兒童身體之狀況爲教育家不可缺之要件左揭日本學校生

徒身體檢查規程以冀吾國各校之實行

學生身體檢查規定

第一條　學生之身體檢查當於每年四月及十月施行之但二十歲以上之學生得免四月中之檢查並得該學校長之認可得受臨時檢查檢查其全部或一部均可

第二條　依日本明治三十一年敕令第二號如第一條第二項凡町村立學校及私立小學校之無校醫者可不行本令之身體檢查

第三條　身體檢查宜令校醫遵行但無校醫之學校得延他醫師行之

第四條　就左列之項目實行身體檢查

一身長　二體重　三胸圍　四脊柱　五體格

六視力　七眼疾　八聽力　九耳疾　十齒疾

十一疾病

每年十月中檢查得免身長體重及疾病三項小學校生徒於視力及聽力二項無須檢查但有特別障害者不在此例

第五條　身體檢查可準據左列各號施行之

一檢查器械從邁當式而衡器須具水準器

二檢查之表記衡數以啟羅格蘭姆度數以生的邁當爲單位以下用四捨五入法而作小數一位

三檢查身長須脫去鞋襪等兩蹠密接直立兩手垂成鉛直頭部保正位

四體重多著衣服不可測定若著衣過多不便臨時脫卸檢查後可於其全重量中除去其衣服重量

五胸圍使兩手垂直得自然之位置乳頭成水平線僅可測定常時至測定充盈空虛之差亦然但小學生徒僅得測定常時

六脊柱須檢查其正左彎右彎後屈反屈之程度由此區別强中弱三種

七體格可區分强健中等薄弱三等

八視力就兩眼中心視力而檢查各別

九聽力檢查其障害之有無

十疾病腺病營養不良貧血脚氣肺結核頭痛衄血神經衰弱其他慢性疾病

等發見於檢查之時者亦必記入之
除前述各項外身體上尙有必要事項可特行檢查
第六條　施行身體檢查時依左式調製身體檢查表
第七條　檢查身體時學校長依調製統計表限翌月在文部省直豁學校長報告於文部大臣在其他之學校長報告於地方長官
地方長官受前項之報告可直報告於文部大臣
第八條　幼稚園準用本令中之小學校之身體檢查規定

十　學校醫

公立諸學校須置學校醫以掌學校之衛生而學校醫職務之規程如左

學校醫職務規定

第一條　學校醫依此所訂之規定從事於衛生職務
第二條　學校醫於每月教授時間內當到該校視察衛生上之事項至少一次
每於學年之終學期之始特到該校視察
第三條　學校醫當視察學校之際須調查左列事項記入之
一　換氣之良否

二 採光之適否
三 桌椅之適否
四 前列及最後列之桌與黑板之距離
六 室內之溫度
七 圖書掛圖黑板等於衛生上適否
八 學校淸潔法實行之情况
九 飲料水之良否
十 其他衛生上必要事項

第四條 學校醫視察之際如發見患病之生徒須視其病症申告學校長令其缺課休業或療治

第五條 學校醫準據明治三十三年文部省訓令第三號學生生徒身體檢查規定應檢查各生徒之身體

第六條 學校醫於學校之近旁或學校內發見傳染病須到學校數次實行豫防消毒法尙須視其情况閉鎖學校之全部或一部分申告學校長及管理者施行

第七條　學校醫就衞生上有必須更張之事項可申告管理者及學校長認可施行。

第八條　此規定之細則得由地方長定之。

學校醫資格

第一條。囑託學校醫須合於左項各項之一且有醫術開業免許狀者。

一　帝國大學醫科大學醫學科卒業者。

二　舊東京大學醫學部醫學科本科或別課卒業者。

三　高等學校醫學部醫學科卒業者。

四　舊高等中學校醫學部醫學科卒業者。

五　大阪府京都府愛知縣醫學校醫學科卒業者。

六　舊府縣立甲種醫學校卒業者。

七　經試驗肄業於帝國大學醫科大學國家醫學講習科已修畢該學科者。

第二條　如難覓有第一條資格者可依明治十六年布告第三十五號醫師免許規則第二條或第四條囑託有開業免許狀者。

問筋肉之數目及種類。

答人身共有筋肉五百餘片大別爲二種曰横紋筋（隨意筋）曰平滑筋（不隨意筋）

問筋肉之成分及形狀。

答筋肉含水分甚多蛋白質次之鹽分又次之其形狀則有寬狹細長短小環狀管狀之分。

問筋肉之部分及性質。

答每片筋肉俱有首尾兩端其中央部爲筋腹（筋肚）而首尾兩端接續於强韌之腱其性質有三即收縮性延長性發電性是也。

問何謂皮膚及黏膜。

答包覆身體諸部之外面者謂之皮膚其與皮膚連接而包裹體內諸腔之內面者謂之黏膜。

問皮膚分幾層。

答皮膚有二層其一被於身體之外面而無血管及神經者曰表皮其一與筋肉爲鄰而有血管神經存在者曰眞皮。

問皮膚之附屬物。
答皮膚之附屬物有四。曰汗腺。曰皮脂腺。曰毛髮。曰爪。
問齒牙之部分構造及種類。
答齒牙分冠頸根三部。由象牙質。琺瑯質。白堊質。構成。有門齒。犬齒。大臼齒。小臼齒。之分。
問胃之位置形狀大小及其各部之名稱。
答胃在橫隔膜下之左部。宛如囊狀之機器。長約十吋。許闊及深各約四吋。有賁門。幽門。小彎。大彎。等部分。
問腸之位置形狀大小及其各部之名稱。
答腸爲迂曲之長管。與胃相連。分爲小腸大腸二部。而小腸中又分爲十二指腸。空回腸。等。大腸中又分爲盲腸。結腸。（分上行橫行下行三部）直腸等。
問肝脾膵三臟之位置及形狀。
答肝臟在橫隔膜下之右部。呈鈍圓不正之楔狀。脾臟在胃之左側。爲球形之腺體。膵臟。橫貼胃之底部。爲長扁平形之腺體。

問消化液有幾種。

答消化液有四種曰唾液曰胃液曰膵液曰膽汁。

問肺臟之位置形狀及葉數。

答胸腔內有如翼狀海綿樣之物者爲肺臟分左右兩部左肺有二葉右肺有三葉。

問何謂胸式呼吸及腹式呼吸。

答用肋間筋呼吸者曰胸式呼吸用橫隔膜收縮以呼吸者曰腹式呼吸。

問咽頭喉頭及食道氣管之位置。

答口腔內之後部有咽頭及喉頭咽頭在前喉頭在後其上連咽頭下通胃腔者曰食道上連喉頭下通肺臟者曰氣管。

問心臟之位置形狀及其各部之名稱。

答心臟位於左右之肺臟間呈圓錐狀大如拳其內腔分爲上下二部上稱房而下稱室其房與室間又各分爲左右二部所謂左房右房左室右室是也。

問心臟之瓣膜及脈管有幾。

答心臟之瓣膜有三曰三尖瓣曰二尖瓣（僧帽瓣）曰半月瓣其脈管亦有三曰動脈

曰靜脈。曰毛細脈。而動脈。又分爲大動脈。肺動脈。二種。靜脈。又分爲大靜脈。肺靜脈。二種。

問血液之組成分量及種類。

答血液。由血漿。血球。組成。其重量。當全體十分之一。可分爲動脈血及靜脈血二種。

問何謂淋巴液淋巴管淋巴腺。

答血漿。從毛細管滲出溼潤組織。此液。謂之淋巴液。淋巴液之殘餘者。漸次入於組織中。特具之細管。此管。謂之淋巴管。是管於頸側。腋下。鼠蹊部等。呈球形體者。謂之淋巴腺。

問神經系合幾部分而成。

答合腦。脊髓。神經。及交感神經。四部。統謂之。神經系

問腦分幾部神經有幾對。

答腦。分爲。三部。曰大腦。曰小腦。曰延髓。其神經。有腦神經。及脊髓神經。二種。腦神經。凡十二對。脊髓神經。凡三十一對。

問視覺器從幾層膜而成。

答。視覺器有外膜。中膜。內膜。三層。外膜。更分角膜。鞏膜。二部。中膜。更分虹彩。脈絡膜。瞳孔。等部。內膜。又名網膜。網膜後有黃斑

問。眼球內有何種液體。

答。眼球內有前房後房兩部。前房所含之液。稱水樣液。後房所含之膠質。稱硝子液

問。聽覺器合幾部分而成。

答。聽覺器分爲三部。曰外耳。曰中耳。曰內耳。而外耳。又有耳翼。外聽道。鼓膜。三部。內耳又有前庭。半規管。蝸牛殼。三部。

問。嗅覺器及味覺器之位置。

答。嗅覺器位於口腔之上方。味覺器。位於口腔之內。

問。腎臟之位置形狀大小及數目。

答。腎臟在腹腔之後壁。左右各一。形如蠶豆。其長約四吋。廣約二吋半。厚約一吋許。

問。膀胱之位置及形狀。

答。膀胱。位於小骨盤內。在男子。則存於直腸之前。在女子。則存於子宮之前。一梨子狀之膜囊也。

問生殖器可分爲幾部。

答生殖器官以陰陽性言。則有男性女性之分。以作用上言。則有蕃殖器交接器之別。

問睪丸卵巢射精管輸卵管精囊子宮之位置及形狀。

答男子之睪丸射精管精囊與女子之卵巢輸卵管子宮。均屬蕃殖器官也。睪丸在陰囊內。形似圓球。卵巢在小骨盤內。爲扁平卵圓形。射精管在陰囊及小骨盤內。爲扁圓之膜管。輸卵管在子宮兩側之扁靱帶上緣。爲喇叭形。精囊在膀胱底之兩側。形頗不整齊。子宮在膀胱與直腸之間。呈扁平梨子形。

問陰莖陰核攝護腺白爾脫林氏腺之位置及形狀。

答男子之陰莖攝護腺與女子之陰核白爾脫林氏腺。均屬交接器官也。陰莖在恥骨之前。下部略呈三稜形。陰核在兩小陰唇之上。呈圓柱狀。攝護腺在膀胱之尖端。形似栗子。白爾脫林氏腺在膣口之兩側。其狀甚難形容。

問女子膣與陰唇之位置及形狀。

答膣在子宮之下部。爲扁平膜管。其膣口於處女時有處女膜閉鎖之。陰唇宛如唇狀。有大陰唇小陰唇之別。大陰唇在陰部外皮之皺襞。小陰唇在大陰唇之內側。

有曾受刺創之病歷。而皮膚認微小之瘢痕。其皮下有腫瘍者。多由上皮之轉位。而生之囊腫也。(耶維兒氏Ranvier)

原因不明之硬腫瘤

原因不明之硬腫瘤。壓之訴劇痛者。非急性炎症。即爲放線菌病。

骨之搏動性腫瘍

骨之搏動性腫瘍。往往有爲上腎腫（Hypernephrom）之轉移者。須就腎臟檢查之。

骨腫瘍之原發性腫瘍竈

於骨發見腫瘍時。在男子須檢查攝護腺。女子須檢查乳腺。其他男女俱須檢查甲狀腺。以覘其有無原發性腫瘍。

骨之搏動性腫瘍

腸骨之內皮腫肉腫等搏動性者。不可與臀部動脈瘤誤診。

骨髓性骨肉腫

骨髓性骨肉腫。以硬骨殼被之。腫瘍漸增大。骨殼各處被穿孔。觸之恰如壓破之卵殼。宜檢蛋白尿。

指趾之黑色肉腫

指趾之黑色肉腫。無論如何小。殆爲轉移者。雖切斷亦無效。

第八章　骨折

骨折之診斷法

凡當診斷骨折時。勿專注重軋音與異常運動二徵候。多別有可據之徵。例如古勒司氏（Colles）橈骨下端骨折。則呈特異之銃劍狀位置。（但非必發之徵）又用X放射線亦可。

局所之壓痛

局所之壓痛。在骨折之診斷。有爲唯一之據點者。例如於鎖骨蹠骨、掌骨等之骨折。

弱力性骨折

由弱力生骨折者。有惡性新生物之疑。用勒恩突根線照之。則於骨之周邊。見有平等之黑影。是卽爲腫瘍。非假骨也。若假骨則X放射線能通過之。

小兒骨膜下骨折

小兒受外傷之後。由壓發限局性劇痛時。爲骨膜下骨折。如上膊骨及大腿骨頭附近。此際無異常運動、變形軋音等之徵。

鎖骨外端之骨折

墜落時肩衝於地。來鎖骨外端之骨折。此骨折在外觀頗類似肩峰鎖骨關節之捻挫。往往有兩相合併者。

易疏忽之上膊頭骨折

老人受外傷之後。訴上肢疼痛與機能障礙者。可注意檢肩頭部。上膊頭之骨折。屢有被疏忽者。

上膊骨頸骨折

在上膊骨頸骨折。可檢膊神經叢之有無障礙。

橈骨骨頭骨折

橈骨骨頭骨折。實際據吾人之想像較多。然因不呈一定之骨折徵候。被疏忽者不少。

骨端線與骨折線

用X放射線照小兒肘關節時。見多數之骨端線。切勿誤爲骨折線。此際與健康側對照爲良。

幼兒橈骨上端之半脫臼

高舉幼兒之上肢後。該肢運動時訴疼痛者。爲橈骨上端之半脫臼。或骨端離解。

橈骨下端之釁裂骨傷

受傷後橈骨下端訴限局性疼痛。位置無異常者。爲該骨之釁裂骨傷。

舟狀骨骨折

凡捻挫腕關節。無論行適當之療法與否。久覺該肢之無力與疼痛。且該關節之橈骨側肥大而有壓痛者。爲舟狀骨骨折。此時兩莖狀突起相接近。全形却延長。以之可與橈骨下端骨折區別。然亦有兩骨折併發者。

骨盤骨折之處置

由墜落或挫推而生骨盤骨折者。先用加的的兒插入被傷者之膀胱內。由尿排泄之有無等。可檢膀胱是否破裂。

老人之大腿骨頸部骨折

在老人大腿骨頸部骨折。除步行障礙之外。別無他徵。故只由暴力微弱。不覺疼痛等。不可誤認爲非骨折。

第五蹠骨基底部骨折

奔走舞踏等。誤蹉躓捻轉。有由僅微之外力。而第五蹠骨基底部來骨折者。

骨折之拙治法

骨折之治法拙者。不如不治爲優。雖些細之過失。亦有釀大害者。

老人下腿骨折後之久時疼痛

老人下腿骨折後約一個月間。有覺疼痛者。此關於假骨形成。雖不特施療法。亦可治癒。

骨折治法之主眼

骨折治法之主眼。在先減疼痛。除腫脹。而後使不害筋肉神經及鄰接關節之機能。此所以須早期行按摩法及諸種之運動法也。

筋肉與副木之壓迫

筋肉由副木之壓迫。易起攣縮。當施繃帶時。須注意副木。勿使壓迫之爲要。

前膊骨骨折之治療

治療前膊骨骨折之際。須巧貼副木。勿使來指之强剛。總以早試自働或他働的運動爲要。

肋骨骨折

肋骨骨折患者。受傷後數日間。須注意勿使合併肺之疾病。

大腿之義布斯繃帶

施義布斯繃帶於大腿。要久臥牀褥時。足亦須共包裹（但不包趾）可防後日發尖足。

小兒大腿骨幹部骨折治法

在小兒大腿骨幹部骨折。用三角形副木。貼其基底於腰部時。雖爲外來患者加治療亦能固定。下腿自由。兩便後之淸潔法亦便利。

粉碎骨折

紛碎骨折。其折片尙與周圍之組織連繫者。不可除去之。

膝蓋骨骨折之手術

膝蓋骨骨折行手術時。已破之側方關節靭帶。縫合之可使關節之固定爲强固。

第九章　頭部及頭皮

頭皮之細小結節狀腫瘍

在頭皮發生之細小强硬不正之結節狀腫瘍。多屬於內皮腫。宜於局處痲醉之下。行試驗的切開法。診斷確定時。不必躊躇。可全切除之。

頭皮之脂肪腫

頭皮之脂肪腫。屢爲囊腫樣變性。又有腫瘍肉眼上呈脂肪腫之觀。用顯微鏡檢查之爲肉腫者。此部之肉腫。轉移者甚罕。

脂肪腫與試穿法

脂肪腫又類似於粉瘤或皮樣囊腫。兩者共發育緩慢。呈擬波動。且能推動之。宜戒行試穿法。若爲囊腫。內容物由穿孔流出。則致囊腫壁之全部摘出爲困難。

腦膜歇爾尼亞之鑑別

細小之腦膜歇爾尼亞。酷似皮樣囊腫。其鑑別可據其既往歷。卽甲久已存在。病者自已難追想其發生之時期。其大小不變。然在乙者。發於高年。漸次發育增大。

頭部骨膜及骨之皮下痲醉法

頭部之知覺神經。在皮下組織內相併而行。穿筋膜而分佈於骨膜及骨。因之單由痲醉藥之皮下注射。而骨膜及骨。能容易痲醉。

頭創治法

頭創治法。須避用强刺戟性消毒藥。又澀性綳帶。賞用醋酸礬土液。

橫創及縱創止血法

橫創比較的要多數之縫合。縱創少數足矣。出血則將各血管一一結紮之。或斜縫合之。亦能止血。

帽狀腱膜損傷

傷及帽狀腱膜者。只縫合骨膜。至皮創開放二十四時間爲安全。而骨膜縫合之際。須檢頭蓋骨骨折之有無。

後頭部及項之神經痛

後頭部及項之劇烈神經痛。治神經之經路。而注射古加乙涅或諾卜加因液亦無效時。行後頭神經之切除術。

吸煙方法有八。第一第二乃吸葉卷煙草之法。吸葉卷煙草。第一。須擇煙味和順之物。第二。粗末之物。不可吸之。第三。葉卷煙草及紙卷煙草之末端。不可吸之。祗可吸其半枝。第四。吸葉卷煙草及紙卷煙草。第一次所點之火。消滅後。不可復用。第五。煙葉不可含於噴出之煙中。第六。不可咬煙草之端。第七。吸煙時宜用綿製之吸口。以防尼壳欽之吸收。第八。在家吸煙之時。必須用長吸口。堅守此等之方法。雖多吸煙草。亦無遺害。

黑色洋墨汁之毒性

日本某農家之兒童。遊戲之時。意欲增大其眼球。遂將黑色之洋墨汁。塗布於眼之周圍。塗布時雖將兩眼緊閉。既塗之後。復開兩眼。豈知墨汁未乾。流入眼中。該兒童痛極而號。用水洗之。無效。人皆疑其有盲目之憂。延醫師療治。經三四日而能視物。推究其原因。係墨汁中鞣酸之作用。有腐蝕眼球之力。世之兒童。玩弄墨汁之際。不可不注意。

睡眠與夢之關係

據法國某學者研究之結果。睡眠之度與幻夢之性質。有密切之關係。假眠之時。夢就眼前所見所聞之近事。酣睡之時。夢就眼前不見不聞之遠事。且與最近之事。絕無關係。

吸煙爲盲目及癌腫之原因

英國有名眼科醫退依洛博士。每日施術者。約有百人。據博士之實驗。一日平均吸二瓦之煙草者。必至盲目。且近今英國癌腫患者之增加。亦係吸煙之結果。由是觀之。煙草實有大害及於國家。政府當嚴禁之。

男女長命者之比較

長命者之中。女子較男子爲多。乃世人所共知。據某氏之調查。一百萬人中。女子達百歲者二百二十五人。男子僅有八十二人而已。蓋長命之秘訣。多眠而少煩悶。勤運動。節食減言。食物善爲咀嚼。常爲深呼吸。不過如此而已。

壽短之原因

俄國醫學博士某君。就下記之問題而多年研究之。即吾人之壽命。究能享若干歲乎。研究之結果。謂將來之人類。易享一百四十歲之壽命。博士曰。今日之人。其所以易陷於老境者。一因生活習慣之不良。一因吾人之祖先有無用之機關。遺於吾人之體內也。此無用機關。在往時之動物。雖無甚緊要。在今日之動物。不特無用。反爲有害。例如盲腸之端發病而致人於死地者。往往有之。又老年及死亡。皆因體內細胞之衰弱。苟設法強健其細胞。以防其衰弱。一切無用之機關。若不受之於祖先。則壽命自克延長也。

心臟之活動力

吾人之心臟。實與長六英寸直徑四英寸之喞筒無異。一分間有七十回之脈搏。一時間有四千二百回之脈搏。一日中有十萬〇八百回之脈搏。一年中有三千六百七十九萬二千回之脈搏。七十年間有二十五億七千五百四十四萬回之脈搏。脈搏一次。自心臟排出之血液。約十瓦。一分間約七百瓦。一時間約四萬二千瓦。一日中約一噸半。人體內之血液。共有三十磅。此血液於三分鐘內。經過心臟一次。一日中心臟之活動力。等於百二十二噸重之物體。舉一英尺之高。或等於一噸重之物體。舉百二十二英尺之高。易言之。卽一噸重之物體。舉至四十碼之煙突之上。吾人之壽命。約七十歲。其間之奇妙喞筒。晝夜不絕動作。排出血液之總量。有十七萬九千三百五十九噸之多。

養成毒質智識之必要

現今之世界。乃毒質之世界也。吾人之周圍。環繞無數之毒物。飲用之酒中。有亞爾個保兒之毒質。常吸之煙草中。有宜可輕之毒質。化粧用之白粉中有鉛毒。寫姿之鏡中有水銀毒。玩具之色彩中有色素毒。其他之食品中。有毒者甚多。故苟無毒質之智識。於不知不覺中與毒物相接觸。或服用毒物。因是而喪失生命者。往往有之。此等之危險。因衞生上之不注意而起。卽日常所用之砂糖、食鹽、茶、醋等。多用之有害健康。故因用法錯誤而變爲毒質者。時有所聞。由是而論種種之毒質。實隱於各種之藥品及食物中也。

縱觀東西古今之歷史。拔山倒海之英傑。服一碗之茶羹、一杯之毒酒、而喪失萬金之身者。往往有之。出征之偉人。因感染毒蛇、毒氣而挫其志者。亦非無之。故各種之毒物。其數繁多。不勝枚舉。由是而論。毒質之智識。關係於吾人之處世實大。不待智者而知之矣。夫毒質知識。既若是其重。則對於普通之人。非一一解釋之不可。故將各種之毒質。概述之於此。

毒之所在。以天然界爲多。動物、植物、鑛物。卽產毒之源。三界之中。以植物之產毒爲最多。此外由人工製出者。亦復不少。近今之世。不正不良之食料品。發明頗多。不測之災禍。寓於其中。飲料及罐頭食物。市上所販賣者。不良之品。不勝枚舉。購用者不可不注意。腐敗之鳥、獸、魚肉尤甚。此等食品。含天然界（卽動、植、鑛三界）之毒質。固極繁多。且加以人工毒。其危險當何如耶。彼快刀一舉。毒蛇可斬。毒草可除。至於人爲之毒。不易除之。毒舌、毒筆、毒婦等。固不屬此例。但世界愈文明。毒之種類愈多。毒之性質愈劇烈。乃東西一致之現象。此教育上養成毒質智識之所以刻不容緩者也。今略記毒之種類於左。

第一、動物之毒　口中含毒者如蛇。尻部含毒者如蜂。內臟含毒者如河豚。皮膚含毒者如蝦蟇。其含毒之部分不一也。

第二、植物之毒　植物之毒質。有存於花中者。有存於葉中者。有含於根部者。有蓄於實內者。隨種類而異。鳥獸深知植物之有無毒質。凡鳥獸所食之植物。大抵無毒。葉有惡臭。實有苦味者。目爲有毒之物無妨也。花、葉及幹。均須注意。

第三、鑛物之毒　鑛物界之具有毒性者。如砒石、水銀、鉛、銅等是。

第四、人工之毒　隨化學之進步而有種種之毒物。製出家具、衣服之染料、玩具之彩色等。含有毒質者甚多。不可不注意。學校用品中之鉛筆、墨汁。往往釀不測之災患。

以上所述。乃關於毒質之概說。此外尙有一言當爲吾人告。卽醫藥之中毒是也。患者背醫師指示之條項。將分服（二回或三回）之藥。一回服之。或應於食後服用之藥。於食前服之。或服醫師指示之藥時。兼服普通之藥。是等均易惹起中毒症。最宜注意。又學校用品中兒童所携帶之物。如繪具、鉛筆、洋墨水三項。當有左之注意。

繪具之毒　用於水彩畫之繪具中。有雌黃一物。係砒素之化合物。使用之筆。不可入諸口中。又有稱爲藤黃之一物。係有毒性之護謨脂。誘起劇烈之下痢。此外如綠青、岩綠青（砒素之化合物）等。均屬有毒之物。

紫色鉛筆　此物能令人類之眼破潰失明。頗屬危險。故紫色鉛筆。不可攜帶。

洋墨汁亦極危險。有腐蝕眼球之虞。是因洋墨汁之原料中。含有鞣酸或石炭酸之作用故也。

要而言之。解毒之法甚拙。以速行手術爲貴。故關於中毒之應急處置。不可不知。

人之起重力

就數千人而試驗其平均體力。則十七歲之人。有二百八十磅之起重力。二十歲之人。有三百二十磅之起重力。三十歲或三十一歲之人。有三百六十五磅之起重力。自三十歲至三十四歲。爲膂力最多之時。三十五歲以上。膂力漸衰。至四十歲則減去八磅之舉重力。準此平均數次第增加。至五十歲則減去三百二十磅之舉重力。此後則舉重力日益衰弱。

菌

無毒菌之性質

(一)不生於空氣乾燥之地。
(二)呈白色或鳶色。
(三)組織緻密而脆。
(四)隨地採取之後。曝於空氣內。絕不變色。
(五)呈香汁清水狀。
(六)香汁善良。絕無苦辛或刺戟舌頭之味。

有毒菌之性質

(一)生於陰溼地之樹木。
(二)組織上有輝色。
(三)組織軟而多含水分。

（四）採取之後。曝於空氣中。呈鳶色或綠色或青色。
（五）香汁濁而呈乳汁狀。
（六）香氣强而不良。
（七）有辛、苦、酸、鹹、刺戟性之味。
菌之中毒症。時呈痲酸之兆。時顯焮衝之象。食後即行發病者有之。食後經若干時間而發病者亦有之。痲醉症發於食後。有恍惚、眩暈、眼光朦朧、衰弱等症。腸部有焮衝症。故食後常有嘔吐下痢之兩事。中毒者以速排毒質於體外爲目的。用指或羽毛探口峽。服劇烈之下劑。服白蘭地一盞或亞爾個保兒一錢。其他之療法須謀諸醫師。

運動之效力

據克洛倍氏之報告。體操及登山等之運動。均有增進呼吸作用之效力。使全體之新陳代謝。日益强盛。今就炭酸而論。一定時中之呼出分量（瓦）如左。

靜肅　一二、七〇六　步行（平地）　一七、三九〇
登山（熟練）　三二、〇六三　登山（不熟練）　三九、九三九或四一、〇二四

由是觀之。運動活潑之際。呼出之炭酸量。達三倍以上。

著名良藥

TRADE MARK 'KEPLER' 商標

COD LIVER OIL WITH MALT EXTRACT

商標 解百勒

麥精魚肝油

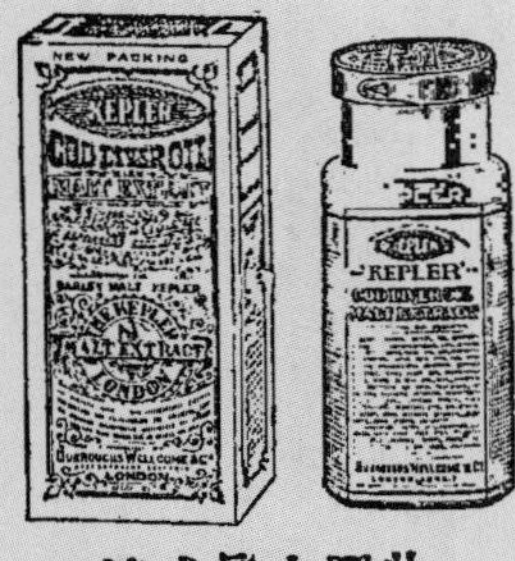

此圖由眞式縮小

解百勒麥精魚肝。油含有兩種最可貴食物要素。即純鰵魚肝油與解百勒麥精是也。〇鰵魚肝油醫學界久已承認爲消耗諸症與疾病匱乏育質者之最妙食品。惟其氣味每爲病者厭惡。又胃消化力不強者。亦常不能受容。因此不能得其實益。是爲憾事。自有解百勒麥精魚肝油以來。此種缺憾。悉行解除矣。因鰵魚肝油一化入麥精中。其滋味便成佳美。不第食性乖僻者。易於進服。即虛不受補者。亦可得其化育之功。〇解百勒麥精。涵有茁壯大麥之濃厚育素。亦有消化作用之糟粕。以增鰵魚肝油之效力。且使別種食物。亦易消化。〇解百勒麥精魚肝油。既有此兩種寶貴食物。則其自爲各症匱乏育質之妙品。癆瘵瘰癧虧弱人服之。其恢復元氣之效力。堪稱無雙。病者藉此強壯之力。得以止遏病勢。更因此得以健痊。其於肺體炎症。以及各種熱病。難進飲食者。惟此可容納而消化之。〇久病未痊重症新愈。此爲至寶至美之食品。〇禀賦柔弱。小兒單薄。按法投服。獲益匪淺。力量增加。〇乳母日常服之。身體強健。乳汁濃厚。〇解百勒三字。爲此品之商標。如果所服者爲眞解百勒品。其獲益也。必如願以償。 此品有大小瓶兩種。

上海 英京 寶威大藥行

西曆一千九百十六年三月出版

中西醫學報

第六年　第八期

本期之目錄

本報全年十二冊本埠洋八角四分中國境內洋九角六分日本臺灣洋一元零八分香港南洋各島洋一元三角二分零售每冊洋一角上海英大馬路泥城橋西龍飛馬車行西首間壁三十九號丁福保醫寓發行

拜挪珍補系粉

改艮養益品　補系復元藥

為濃厚食品含硄質(卽燐質)甚富

拜挪珍粉以純靜之奶䏃鐃膠鮭糖與鈉鑷鎂之醣硄强礬集合而成無上妙藥味美適口凡體質虛弱病後新愈心神腦系耗竭失䐈損瘦諸疾功難盡述

拜挪珍之修合　拜挪珍粉係以純靜奶䏃七成五特鍊鐃膠鮭糖二成加以鈉鑷之醣硄强礬百分之二鎂醣硄强礬百分之一集合製成

拜挪珍形式上之便利　拜挪珍成淡黃粉之形其性與水及流質易於調合味最可口若喜乾服亦無不可此粉經久不壞

拜挪珍功效之優勝　拜挪珍有以下之特別性質其包含之奶䏃約與百分之十一分五釐三之氰(卽養氣)相等其中之䐈鐃皆最易消化入人體質其雜合之醣硄强礬如平常食品中之非蓙底質(卽無機底質)不致令人便祕

拜挪珍之用處　為濃厚而消化之食品含有硄質(卽燐質)甚富且其形質鍊成與人腦質及系腡所含之硄無異凡一切虛損病後新愈心力勞瘁致心部腦系耗竭失䐈疲乏損瘦各疾血虧消化不良各症服之奇效婦人乳哺嬰孩頗費體力服食此粉最能補益

拜挪珍之用法　凡服此粉先以滾過冷水小許將粉調成薄糊然後加入一杯冷或熱飲料中如水牛奶蔻蔻牛肉湯藕粉湯羹之類亦可隨意單服或撒於奶脂麵包或布丁等食品上服之

拜挪珍之服劑　男女每服二茶匙日服三四次　過十歲之小孩每服一茶匙日服三四次　十歲以下之小孩每服半茶匙日服三四次或視年齡稍減次數

拜挪珍之製造人　拜挪珍爲愛蘭漢百利有限公司所監製本公司在英京倫敦創於一千七百十五年在該城與赫弗州威爾西德尼特耳班上海透蘭多尼阿革拉莫司科各處皆設分公司至其他寰球重要城市亦設代理處本公司爲著名愛蘭漢百利代乳粉代食粉之製造人代乳代食粉銷用甚廣爲各醫士及看護界所稱許寰球各地幾視爲家庭不可少之品本公司之製鍊拜挪珍補系粉有如許之經驗且製造之器具精良自爲他人所不及也

英京愛蘭漢百利有限公司監製

分行

澳大利亞（西德尼市街）　南非洲（特耳班司密斯街四百十一號）

中國上海（北京路愛字八號）　坎拿大（透蘭多東晢勒街六十六號）

美國紐約（尼阿革拉瀑布城）　俄國莫司科（米阿司尼司卡三十二號）

謹啟者。近來外埠寄來掛號信件。信內郵票鈔票每有在半路已被人竊去者。敝處亦無從追究。以後凡購書買藥者。該欵乞從郵局買滙票寄下。最爲穩妥。因滙票必在上海取欵。又須用敝局圖章方能取到。所以寄來時在中途無人竊取。因竊取此票亦不能收到此欵也。特此謹告。

醫學書局謹啟

各省買書買藥者該欵請買郵局滙票寄下郵票鈔票敝局一概不收

統一醫藥名詞之一得

張織孫

統一醫藥之名詞誠要圖哉夫吾國醫藥名稱之龐雜至今日而已極故同爲一書也有舊名詞焉有新名詞焉有日本名詞焉各自爲政不相爲謀而承學之士又往往守一先生之言不圖會通互相譽毀隱樹學派其實同爲西醫所爭者學說之新舊而已安有學派之足云苟有人焉會而通之則爭者當亦笑其毀譽之無謂也間嘗論之吾國醫藥之譯名其舊者大抵昧於科學之知識而斤斤焉惟文字之是求故其所譯名詞多貌似中醫其文亦雅馴可誦所失者於科學之原理間有不甚切合而已如西醫五種內科新說等書是也新譯名詞(博醫會名詞)其文字不必工惟力求名詞之晦澀其意若曰醫學專門學也非外人所可語此故其所譯之字往往有爲字典所不載者如博醫會之各書是也日本名詞大抵譯自原文其詞多累贅而不便記憶如病名中之加答兒藥名中之斯篤魯仿賁幾尼等是也今欲謀名詞之統一其必滙三者於一爐而熔冶之無待吾言矣蒙以爲欲謀統一之方法苟於原則不背宜用吾國固有之名詞及習用縮短之語何則蓋吾國醫學之名詞雖間有與原理不甚切合然沿訛承謬歷時已久一旦驟易新名不特習者不便記誦卽病者聆醫師之言如墮五里霧

統一醫藥名詞之一得　二

中。莫。明。其。一。妙。亦。必。因。之。而。失。其。信。用。之。心。吾。國。西。醫。所。以。不。振。者。其。原。因。雖。甚。複。雜。而。名。詞。之。不。能。了。解。其。一。端。也。雖。然。吾。之。所。謂。固。有。名。詞。云。者。非。言。讖。緯。迷。信。之。說。也。譬。如。全。體。及。藥。物。之。名。詞。吾。國。所。固。有。者。甚。多。苟。於。意。義。不。背。不。妨。仍。之。又。如。藥。物。中。之。鋏。鋏。鋏。酒。凡。士。林。金。鷄。納。霜。等。雖。非。吾。國。之。物。產。而。國。人。習。用。已。久。亦。不。必。重。爲。創。作。至。於。必。不。得。已。須。用。譯。名。者。與。其。累。贅。何。如。簡。明。例。如。日。名。之。斯。篤。里。幾。尼。涅。西。名。譯。爲。士。的。年。其。記。憶。之。難。易。何。啻。霄。壤。餘。可。類。推。矣。總。之。吾。儕。今。日。之。所。望。者。明。白。易。誦。而。已。他。非。所。必。要。也。聞。中。華。醫。學。會。有。統。一。醫。藥。學。名。詞。之。舉。輙。貢。其。愚。如。此。歲。暮。事。冗。詞。之。工。拙。不。遑。計。焉。

取締醫生說下（上篇見本報第二十三期）

張織孫

難者曰取締醫生誠當今之急務也然吾聞之古人有言醫不三世不服其藥又曰熟讀王叔和不如臨症多是醫之不可全恃讀書也明矣且吾嘗見夫今之所謂儒醫者矣其平日讀書非不多也議論非不當也及至臨症遇病之稍重者有搔首躊躇束手無策者矣有虛與委蛇置人命死生於不顧者矣反不若時醫之按病立方胸有成竹也是學理之不如經驗也又明矣今吾子之論取締醫生也一則曰考試再則曰補習抑何重學理而不重經驗如是耶夫以今日醫界流品之雜誠宜取締然以考試論時醫之能及第者必不多覯何也蓋其學術文章必不能與儒醫爭衡可斷言也至言補習斯固善矣然一經考試落第者或居多數則何以應人民之需求乎余曰洵如子言則內難傷寒可束閣本草千金可當薪此必無之理也夫中國醫學自黃帝歷唐宋元明以逮今茲垂五千年矣箋註百家軸笥萬卷汗牛充棟從者如雲其精理微言非積數千年經驗而來乎苟鍥而不舍積日既久經驗自富胡必斤斤於時醫哉今子所謂儒醫者殆稍掇皮毛急於應世之流歟否則精擘有素讀書有得者何至若是之甚耶且吾著取締醫生說非一概抹煞時醫也時醫而果知書則輔以學術相得而益彰不

取締醫生說下

知書則盲人瞎馬到處亂馳雖偶而得達彼岸焉亦萬一之僥倖也夫治病者吾知其爲醫中西且不必分顧可更分儒與時乎至於學術文章時醫不如儒醫誠如所言則世何貴有此執死方而治活病之醫哉總而言之學術當與經驗並重謂爲儒醫少經驗容或有之而不可以概全體謂爲時醫少學識固居多數然亦不可以概全體兩者相衡與其胸無點墨不知應變之時醫充塞閭巷何如擢陷而廓清之俾人民不致遭庸醫之冤殺爲當耶故考試者所以覘學術之優劣也補習者所以輔經驗之不逮也至慮落第多數供不應求此眞杞人之憂天矣難者又曰子言辨矣然取締西醫斤斤於文憑之有無以定考試之資格斯固不可厚非然吾中國有文憑之西醫其入學之資格非皆具有中學畢業之程度也其畢業之年限無一定之規定也有八年五年畢業者矣有三年二年畢業者矣甚至因絀於經費僅辦一年半載而畢業者矣此非特浙省爲然也若江西若南京若上海吾蓋數見不鮮矣此等西醫論其資格固儼然畢業生也觀其文憑固赫然有外人簽字者也然一考其學術則與未畢業者等且或有不逮焉以此而定取締之資格何以拔眞才而服衆心乎子亦有說一一以解吾惑歟曰此不可執一而論也當茲吾國西醫萌芽時代若以嚴格而繩之何一不當取締特

吾國官立醫學方始創辦而外人所立之醫院較前已大有進步雖未嘗向官廳立案而所造人才已遍國中雖間有一二某國私立醫校以斂人錢然究居少數苟一一而取締之不特其事難行且從前畢業之醫生其學術未嘗不善而國文精擧者不獲多觀一經淘汰則中國西醫寥落若晨星焉斯豈非西醫進行之一大障礙，耶夫取締西醫不過暫救目前之急也改革以來揭櫫而稱西醫者其流品之濫較之中醫有過之無不及醫院之苦力軍隊之看護藥房之夥傭目未嘗窺西醫之載籍耳未嘗聆教師之講義渾渾噩噩一物不知而亦儼然以西醫自居此而不取締則日復一日吾國西醫之前途尚堪設想耶夫取締西醫今日固非其時若以現狀而觀之似更較急於中醫也吾前不云乎十年以後東西洋畢業回國及官私醫學堂畢業者漸衆（私立醫學指曾經官廳立案者）已足供社會之用乃即截止開業試驗是取締固暫救目前之急也非得已也嗟乎醫也者有保衛人民生命之責者也今吾國以官府不甚注重而販夫牧豎皆得充其數天下最痛心疾首之事孰有過於此哉孰有過於此哉客退因記其辨論以質當世

寒天及小兒之衛生

一　常在野外運動。如放風箏打球等。均甚有益於小兒之身體。但要擇僻靜之所。方不犯監督道路之規則。并妨害行人之交通。

二　非四十五度以下之嚴寒者。切不可用脚爐手爐。因家內與家外之溫度不同。有害小兒之身體故也。

三　自寒冷之家外回來之時。不可近火盆。或用脚爐并手爐。須先摩擦手足皮膚。使血液之循環順和之後。方可近也。若不然。必有患凍瘡之虞矣。

四　須時常洗澡。使身體淸潔。又不可用手套或回頸等類。當寒忍練氣之慣爲要也。

傷寒病一夕譚

孫祖烈 迪光

傷寒病者我國古名也西人名腸窒扶斯一稱腸熱症其發生之徵象雖殊而總原於人心之疏於防治禍根不治傷人實多我國統計缺如就衞生狀况而意度之患者與死亡者當數倍於西洋各國夫以至寶貴之生命爲惡潮所衝沒其斲喪一國之元氣豈猶有他物可以代償然細按之此症既非不治亦能防免其所以一發莫可救者人心之忽略與懈怠實階之厲也

傷寒症爲傳染病之一以特種之菌爲媒介此菌發育於病者體內一人患之延及他人蓋由外界侵入者居多其侵入也或由食品或由飲料既入而肆其毒燄全體受其戕伐矣凡患斯症者之排泄物中皆充斥此種病菌護視病人者偶或不謹不依法洗濯其手而遽取食物或刀箸盃碟一染此種細菌其傳佈甚廣而速無論看護婦及病者之家屬均難倖免又病者之溲溺苟隨地傾倒或近於井泉則必沾污其水飲之者害及臟腑固屬可危卽用此水以洗杯盌及盛乳之器與夫生食之果品菜蔬皆不免有殃及池魚之慮

染毒之水爲傷寒症之惡胎固已然猶不僅飲之濯之而後有害也凡產於水中之牡

蠣等苟生食之亦足致病又菜蔬之生於染菌之地者如萵苣生芹之類亦爲傳佈此病之利器

蠅類亦爲傳播傷寒症之最有力者每見人於飲水牛乳極爲淸潔而仍不免罹此惡症蠅類爲之也居室中常見之蠅類最易滋生各種汚穢患傷寒症者之排泄物若偶不掩蓋卽有蠅類麕集其上由此四散飛騰或竄入牛乳之器或溷浴淸水之盂或棲止於果餌等食物或繞翔於家人之面部手背口角間則皆足以貽害人身不獨於排泄之穢物爲然苟一入病者室中則且爬行於病者之體膚濡足於其汗瀋由唇鼻間而咕嘬其涕涎其結果則散佈病菌於食物及人身一如前例

蠅之散佈病菌既如是則鄰家有患傷寒症者其禍害之波及也甚易染菌之蠅飛集於庖廚膳室中轉輾染入其勢甚熾近據某學者之調查謂該處發見之傷寒症其起因於蠅類者相距一箭地中殆有一百起之多云

傷寒病之防免

(一)蠅類既爲傷寒病之大原欲防免之第一法自在驅除一切出入病室之蠅使無由得入庖廚內室驅除之法維何(甲)門窗戶闥俱宜障以鐵紗如鐵紗不便

亦當以布紗代之(乙)室內見有蠅蟲卽當實行撲殺之否亦驅逐之

(二)病室中與病人接觸之物概宜泡以沸水或浸於消毒水中二小時以殺除其蟲凡面巾手巾被單睡衣之類皆須如法行之方能發交洗衣人而無害若在家洗滌則浸於消毒水中二小時後更宜煮沸水中半小時至若病者之排泄物亦當置殺蟲藥水中緊覆其口歷一小時而後傾棄厠所或便桶中乃以沸水濯盛藥水之器復取藥水少許置其中以待後用要之則凡由病者發泄之物切忌任意投置以防害人

(三)欲戢止病菌之流傳除看護婦或護視病者之家人外宜使病者與外人隔離攜進病室之飲食物不宜入口一切食餘皆當爇之以火投棄桶中病者所用盤盌箸匙不令他人取用病者既愈諸器當用清水和以蘇打少許煮至沸度始可由家人通用當未觸時看護婦每次與病者周旋必用肥皂水自行洗濯繼以消毒水拭清之如其未行此等手續萬不可觸指於唇齒間不可遽進飲食

病室須力求空氣及多得日光

患傷寒症者其大腸中含有毒菌每於既傳後歷至數星期或數月乃至數年以元力

不能抵禦故也犯此者名曰傷寒瘟昔美國紐約有黑種婦傳播傷寒症已若干年無論於何家爲廚役其家必有患此者後詳加考察乃知其大腸中實有此害人之菌計無可留乃遣之赴荒島一面用法殺滅其體內之菌無何得重返古土操作如恒體復健全矣又嘗有某氷廠之工人患傷寒症有三十餘人之多後經調査乃知實由一人所致耳然則凡患傷寒症者既愈後須善自保養繼續其治療之工自數星期至數月不輟匪云多事蓋爲防衞計不得不爾也

人生求樂之必要及方法（錄青年）

盧隱

（甲寅年十二月下旬杭州弘道女學校同學會講演）

論人生者。恒舉三大問題。以爲研究之總綱。一曰吾人自何而來。二曰吾人以何者爲歸宿。三曰吾人生世之目的何事。從來哲學之士。每爲此劌心鉥腎。以發揮此三項精意。各家各持一說。未肯相下。僕今日在此。非欲空談哲理也。乃就吾人淺近之眼光。而詢問人生之目的。果屬何事。則吾當答之曰。人生之目的。惟在求快樂而已。此言雖未足爲完全之答覆。然就普通之人論之。其義固亦可稱爲概括矣。茲請爲諸君略述之。

一　人生宜快樂之原因。　自古修德之士。每謂人身之罪戾。悉由嗜欲爲之禍根。故求進德者。必以遏止其嗜慾爲首務。馴至舉一切人生之快樂而盡斥棄之。視若鴆毒。避如蝎蛇。東方之苦修坐關。西方之學道辟世。均此意也。即近世之教會。如某某宗之初祖。以聖經爲立身之大本者也。其人持躬之高潔。固爲世所欽服。但其斥絕歌詩。廢除圖畫。以爲惑心之媒。是不亦矯枉過正者乎。按之人生之實情。決不能人人守此戒律者也。（該宗之初代嚴切異常。今則已變爲圓融矣。）誠因人生以快樂爲必不可缺者也。何以言之。一則上帝生人。欲其得正當之愉樂也。吾人如不信。盍觀之宇宙乎。天地間儘多佳景。無非供人之娛樂。否則山川之明媚。花鳥之精神。三光之燦爛。雲霞之綺麗。形形色色。指不勝屈。何爲而滿我前乎。美國宣敎師史多華氏嘗曰。上帝造禽獸。欲人視之而得笑樂。如鸚鵡與猿猴二物。其尤著者也。凡靜察其舉動者。未有不失笑者也。余有友人居卓支亞省。畜一鸚鵡。能效人言。性馴。出之籠外。亦不飛去。嘗踞椅背。與人談論。見人入室。則呼曰。免冠免冠。一日有黑人來。鳥呼曰。免冠。其人大驚。四顧見鳥。謂之曰。予意汝僅一鳥而已。而靈慧若是。予入室未除冠。今知過矣。衆皆爲之哄堂。余又有友在華盛頓。曰賈德大佐者。畜一猴。善玩弄。嘗拔雄鷄之尾羽。鷄大鳴。主人見之。箠猴。戒勿復爲。次日。聞鷄又鳴。往視之。則見猴乃以昨日所拔之羽。强裝之鷄身也。主人爲之軒渠不已。是故吾人苟澄心以觀察萬物。則皆足使吾人發愉快之情。而悟大造之意。路德馬丁嘗曰。按余之意見。世界誠一極樂園也。其語非洵然邪。且基督敎之聖經。喜樂之書也。故開卷卽言人居極樂之園。終卷乃言新天新地。亦一極樂世界。中間更有無數樂天之訓語。故吾人如能識透基督敎之眞旨趣。則眞可知其爲樂天之敎也。世界縱有千辛萬苦。無非爲吾人造福之資。而人生之究竟。乃以求樂爲之目的。此外非上帝生人之意也。羅馬古賢愛壁推德氏曰。人生當快樂。如不快樂。則吾人自己之過耳。因上天生人之本意。固願吾人快樂也。是語可謂得人生之眞相者矣。二則吾人如不快樂。則必自促其生也。夫人生如不快樂。則其所經營者。皆徒然耳。以得有愉樂。方足稱正當之人生也。英國文學士阿狄孫氏曰。世無眞人生。惟快樂之人生乃爲眞耳。其言良有以也。世間返老還童之藥餌。無逾於愉樂。先正引俗諺曰。笑一笑。少一少。實包含一部治病之心理學。吾人試細察世間最有精神最健康者。非兒童之時代乎。而兒童固爲最快樂者也。如兒童而不能快樂。則其精神煥發。肢體健康。必不能如是。而其人之壽算。亦必因之減折矣。反而言之。如一生能如兒童之愉樂。則老而不衰。其年可永矣。此中消息。至爲淺近。吾人試一思之。卽可悟得延年益壽之握要方。卽在常存歡喜心也。不第此也。幸而上帝生人。無論若何。恆有喜樂之趣味在。惟有多少之不同耳。終無全行絕滅之人也。非然者。世人不笑不樂。則皆攖瘋狂之疾矣。世之因殷憂而失心者。正以其驟遇可憂可驚之事。專心思想。久而不解故也。美國有一瘋人院。養一小丑。專以諢話取笑。娛樂瘋人。嘗有一大漢來院。其致狂也。由於憂鬱。終日不露笑容。小丑日日打諢。衆人大笑。而其人獨不爲動。一日。乃受其感。大笑不止。計十五分時。笑竟暈眩倒地。迨醒。則狂疾瘳矣。此卽可反證吾人之所以不至人人患瘋者。

端賴有愉樂之懷。爲之救濟耳。不第此也。人苟不愉樂。則所進之食。亦不能消化矣。俄國有科學士某氏。曾歷驗而知其然矣。其實驗之法。用犬若干頭。每次給食之後。用愛克司光及他種器械測驗之。而知食後如中心愉快。則胃與腸之消化作用。暢達無阻。而食品之養料。依次吸入血內。反之。如食後中心不快。則腸胃消化之功停滯。食品不能養人矣。是以謂人之能得生存者。全在乎性情之愉樂。非過論也。樂天旣爲生死壽夭之關頭。吾人乃藐不以爲意。不亦重可悲乎。三則吾人苟不愉樂。則必無所成就也。蓋人心一存悲觀。則諸事俱不樂爲。在世更無生趣。有何事業之可言。惟心中充以喜樂。方能作前進之圖。喜樂者。世界成功之原動力也。猶太古賢尼希米曰。上主之喜樂。爲汝曹之能力。誠有味乎其言也。嘗見今所號稱有識之士。平居恆邑邑寡歡。無發揚蹈厲之態度。談及當世之社會。則嘆人心不古。風俗日下。以爲無復振興之機緣。卽稱爲基督之徒者。亦往往昧於聖經之眞旨。徒悲教會之不興。凡其耳目所接者。皆舍可喜之事。而注意於可悲之事。於是其心思終於不振。更有何事業之足云乎。是故營大事業。有大作爲者。皆愉樂之人也。無問其所處之境地。有若何之缺陷。其心中一番樂天之胸襟。恆如烈火一團。足以燒盡外來之冰雪。所以轟轟烈烈。掀天動地者。全恃此樂天之精神爲之後勁也。

二　人生快樂有高下之別。人之爲人。犄分之。可定爲由身心靈三大部合成。其所享之快樂。亦可以此類別之。屬身之快樂。如安舒、健康、甘旨等是也。屬心之快樂。如知識、交誼、美麗、游覽等是也。屬靈之快樂。爲知足、善良、盡分、利濟、晤對上帝等是也。三種之快樂。均人生所不可缺。然不可因其卑者而舍其高者。時或當犧牲其小者。以期得其大者。此求樂之定例也。苟或背之。則縱慾敗度。貪一時之小餌。而忘終身之大計。終至盡失其樂而後已。此爲人生求樂之總訣。吾願一般少年。能於此處辨之極湛。持之極堅。則庶幾免於晚年之悔恨歟。

三　人生求樂之方法。　愉樂旣爲人生最重要之事。而吾人之心。又易偏於幽憂之中。有福而不知享。有樂而不知求。故當勉强習學求樂之方法。方可稍救其病。雖今日之學校。日臻於完善。諸位賢師長方汲汲於科學。殆無暇以此項人生之大事。爲諸君告也。故僕請略言之。人生求安樂之方。果何在乎。一曰盡力排除不快之思想。古人往往有重忌諱者。其人之前。不得言一死亡之字句。法國之君某氏。下令。凡出殯之柩。不得經宮之左右前後。惟恐一見而觸起死亡之觀念也。凡若是者。其僻陋固可笑。而亦含有多少之眞理。眞理謂何。卽謂吾人心中不宜存不快之念慮也。凡事當前。可爲者爲之。無可爲者。則盡分以俟命。決不可徒存一畏葸之念也。況未來之事。千變萬化。及其至前。或大改其實際。吾人正無容先作杞憂也。心中常立定一主見。以爲無論若何。吾不作煩惱想。恒存歡樂想。久久如此。心習爲變。而歡喜之精神常在厥躬矣。接物亦然。常袪除一忿字。正如衞玠所謂人有不及。可以情恕。非理相干。可以理遣。一經推解。便當釋然。固無所用其怒也。果能此道。則胸中常存一團太和元氣。非人生之最好景象乎。人情最易指摘他人之短處。以爲談柄。其實毫無利益。不但所談之人。受其損害。卽在談者。時時道人之短。卽使其心。習覺社會之短處。人人皆多過誤。而悲觀之念。卽不知不覺深植於胸中。故於論世度事之際。遂闇受其害而不察也。是並宜戒絕之。是以吾人如能不煩惱。不忿怒。不評譏。則人世所能增之快樂。殆無量也。二曰。凡事探取其長處。昔西國有名牧師。訪一婦之病。見病室內。有月季花一盆。其花蕊恆對窗牖射入之光線。殊以爲異。以語病婦。婦曰。我女時時轉移花盆。使花蕊背光。然不久花蕊卽轉向光線。誰謂植物無靈。而能如是乎。吾人處世。當效此花蕊。勿自居於幽闇之中。乃當時時向光明之方面。以自開其心懷。而消其憂慮。庶乎可矣。昔有甲乙二人同行。經一小池。池水汚濁。池旁堆松板若干。甲曰。此地松木之臭殊佳。乙曰。汝獨不覺池水之穢氣乎。斯二人者。一得薰而一得蕕。純視其人之存心而已。若夫所遭之境地固無二致也。賞善者自得其樂。探惡者徒受其苦。皆自取耳。吾人出游田野。見奇花佳葩。則採之盈掬。擷歸插之。若毒艸惡卉。則舍而不顧也。爲人不當如此耶。凡可愛可稱。有德有譽。眞實善良。公義廉潔者。皆當時時念之。(腓立比書四章八節)聖保羅之言。誠爲存心之大法也。聞我言者。或將曰。子之言則然矣。但如所遇之事物。無可取之長。則又當奈何。則將應之曰。西國先哲有言。凡事採取其光明之方面。如無光明之面。則汝當磨礪之。使成爲光明可也。美國馬爾騰氏。著成功寶訣一書。(此書已譯者爲節本由青年會組合刋行) 其第一章論道德之光。引一故事曰。嘗有童子。問於其父曰。何謂樂天之士。父曰。此名詞之界說。汝當求之於詞典。余識字不多。不能語汝。然其意義。則予能言之。汝有伯父名亨利。其人蓋可謂樂天之士。在生之日。無時不作歡喜想。遇辛苦艱難。其愉快之態度不變。嘗憶幼時。偕之同耡玉粟。於烈日之下。頗以爲苦。時時作退惰之狀。亨利輒語余曰。弟歟。勿畏怯。吾儕盡此二行。更盡十八行。則全田已得其半。其措詞之安閑和易。足以感動聽者。喚起壯健之精神。而不覺耡田之爲苦。吾父之田多爲荒基。土內盡係磚石。父於農工稍暇之日。輒令我兄弟拾取石磚。棄之隙地。此事較之耡粟銙爲乏味。予輩小子。視爲最可惱之事。一日余乘田事小休。理釣絲。掘蟲餌。思作一日之遊。父乃曰。小子。今日且往田中拾石。毋得釣游。余中心大忿。幾於出涕。兄乃謂余曰。弟且無悲。吾儕當作掘金之戲。乃導余至田中。以拾石爲游戲。竟日不以爲苦。凡其能變化苦事爲樂。皆類此也。故余謂若吾兄者。足稱爲樂天之士矣。吾人如能體味此意。則度生不患無安樂方也。昔有二人結伴旅行。止於鄉間之小客店。臥室多蚤。不能成寐。一人蹀躞室中。心殊忿忿。一人乃伏地上作觀察狀。友詰其何爲。答曰。余正捕蚤若干頭。得其最巨者一。方量其體。可稱爲世界最大之蚤。陳之博物院中。亦一奇觀也。以若此之襟度。而馭儻來之境遇。世間更無難事矣。三曰存知足心。吾人處世。無論境遇如何。不可存嫉怨之念。見自己有種種短處。勿遂抱恨。以爲吾如能如某某之才能地位。則當大有幸福。此念一發。則終身無安恬之日矣。要知各人有各人之歉恨。我之不能知他人。猶他人之不能知我也。使我果能易地以處者。不久將反羨原來之我矣。徒羨他人之境遇。而不知享用自己之境遇者。可謂大愚也。且境遇無論若何。舉不足以限人也。如心力能凌境遇而上之。則所成就者。或且足以震驚庸衆而有餘也。

昔日英國嘗開賽盆花之會。貴爵爲之評判。及揭曉。則冠全場者。爲一貧家之小女。其人處貧民窟中。居室陋隘。無富家花房之培植也。既得一盆花。朝曬夕灌。用心勤劬。故其盆花之成績。遂能突出衆人之前。噫嘻。人詎可以境遇自域哉。愛壁推德曰。余無時無事。不恬然自足。因知上帝爲我所選定者。較我自選爲勝多矣。此誠達者之言也。四曰存感恩之念。夫吾人每日之間。所享用之小幸福小安閑。均不可以數計。吾人於此。不可不懷感謝之念。自古深思之士。始能參透此中消息。若庸衆人。則多忽之。此其所以不能愉樂也。明儒胡九韶先生。每日晡。焚香謝天一日清福。其妻笑之曰。虀粥三厨。何名清福。先生曰。幸生太平之世。無兵禍。又幸一家樂業。無飢寒。又幸榻無病人。獄無四人。非清福而何。(見明儒學案卷二)若是之思想。誠高人一等矣。西國敎會之傳言曰。有老人某。爲敎會之執事。每居禮拜三作祈禱會。某必陳感謝之詞。其後年漸高。其家人一一凋謝。財產逐漸消亡。而其體氣。亦日見頹唐矣。顧某於會中。猶感謝不已。或語之曰。以君之老況。清苦如此。又何申謝之有。老執事儼然答曰。使余口中猶有上下二齒。可以吮物。余不當因此而感謝上帝乎。嗚呼。此老之風度。固吾人所當奉爲師表者也。蓋感謝之念濃。則怨懟之意消。而愉快之福。自在其中矣。五曰。信賴上帝。夫吾人之所以多煩憂者。皆因胸無主見。妄事猜測。以爲人世之事理。皆顚倒錯亂。而無人爲之是正也。若深信上帝者。則不然。蓋知此世自古迄今。下逮以後之千百年。均在上帝布置之中。一局大棋。歷時千古而包限無數人物。看似淩亂不明。而其中著著均有意義。盈虛倚伏。均爲不可少之步驟。世事人情。俱作步步之進益。吾人蟲於大地之上有一定不易之義務焉。盡此義務。卽爲當前之第一事。行得一級。則其後一級。又繼之而至。吾人惟當殫忠竭智。以盡此綿連不絕之義務耳。此外則不必杞憂也。因上帝之大計畫。終必成就。而吾一己之本務。則不可放棄耳。昔人有游蘇格蘭者。見牧人而與之談。偶詢以明日天氣如何。牧人曰晴固佳。雨亦不惡。因凡上帝所喜者。我固無不喜也。如此存心。斯可與之言度世之眞方矣。是故人生不如意事。皆當由其佳者一方面而窺見上帝之意旨。譬如敎習見學生之不合規則。當思果之未熟。味雖生澀。及其成熟。則可甘美異常。父母見子女之不合希望。則當思少年之過。適爲其特長所在。吾人正無庸戚戚爲。又朋友之嗜好性情。或不能合我意。則當思世界必具各種人才。方成其爲世界。我之外決不能有第二之我。況我之爲我。每多不能慊心之事。則他人之舉措與我不投。我又何庸怫然耶。要之。信上帝之意旨宏大深遠。世界之事態。千曲百折。皆以赴此一定之大方鍼。凡我之所不能爲者。皆我之所不當徒憂者也。則何不樂之有。

六曰。使人歡樂。此法爲得歡樂最效之方。而人多忽之。即有知其然者。亦易於推諉。謂利濟之舉。惟有力者方可爲之。吾輩寒素。自顧猶不暇。又安能濟人乎。不知以財物濟人。利濟之小焉者也。財物之外。尚有多事。可使人歡樂。吾人處處可以爲之。只在人之肯用心耳。僕今請言不費錢之使人安樂法數則。推而廣之。是在諸君。（甲）不言人之惡處。此可省無數風波。即加人無量快樂。昔有一小女。臨寢語其母曰。兒今日曾爲勸和平者矣。母詢之曰。何人失和。汝乃勸之使復初乎。女曰。否。兒未嘗爲此。然兒心知一事。今日苟言之。則可啓某某之爭。兒乃力遏不言。即省此一場爭論。此兒所謂勸人之和平也。此兒之言。洵有理哉。吾人如知他人之劣處。卻默而不言。其中可省卻之不快。殆不可量也。不第知人德行之劣點。不加指斥。即人身體之不健康。亦不宜形之於口。以言之無益。徒使其人聞之而恐慌耳。人情見病人。輒論其肥瘠。其實肥滿可面譽之。而瘠弱則不宜指示。因肥瘠原無定量。甲視爲肥者。乙可視爲瘠也。又何定評之有。然使人屢聞瘦瘠之言。則其心因受暗示而必至惶惑。或將因心理之感觸。益增其病矣。此所以一概不快意之事。均不必形諸口也。（乙）反之。則當常出愉快安慰之語。使人聞之而多愉樂。所羅門不言之乎。佳言如蜜。使人心快而骨健。形容可謂盡致矣。美國有富商曰萬乃美。（此君白手成家。以百貨店致富。曾捐北京青年會所之建築費。推爲美國商界十大王之列。其傳略見中華實業界）每晨至店中。語店員曰早安而出之以和藹熱心之態度。店員相謂曰。聞萬氏之言早安者。其人有七日之愉快。是可見善言之入人深矣。清張文端公聰訓齋語曰。與人相交。一言一事。皆須有益於人。便是善人。余偶以忌辰著朝服出門。巷口見一人。遙呼曰。今日是忌辰。余急易之。雖不識其人。而心感之。如此等事。在彼無絲毫之損。而於人爲有益云云。是亦以言語增人快樂之一法也。前年僕參豫某處之學生夏令會。値會餐。庖人煑飯不熟。食者不免有怨言。僕則徐曰。生米亦可食。不致傷人。反爲有益。此美國名醫樂葛克氏之說。同人聞之。氣爲稍平。亦此意也。要之。損人利人。俱在於口。惟在吾人之愼所施而已。（丙）努力盡分。使人歡樂。此指平日有關係之人而言之。譬如諸君尚在校中肄業。每日當立志。今日我宜肆習吾之功課。較前日更爲嫻熟。使教習不期之中。心大驚快。人人日日能存此意。則爲師者之樂。其有窮乎。又如在人籬下爲雇員者。苟能存此心。以爲我今日之執業。不僅了我本分而已。務求突出本分之外。出東主之不意。使之驚喜。果能如是。則世之爲東主者。豈不引爲快事。而賓主焉有不相投者乎。推而至於家人之間。均能以他人之歡心爲舉止之正鵠。則融融怡怡。樂園卽在人間矣。昔美國先哲富蘭克令者。好學深思之士也。嘗見其店旁附近有築路之夫役多人。其中一人。獨異於衆。其面恒含笑容。旦夕遇人則問安。富氏心異之。因卽而與之語。詢之曰。余察子之愉樂。勝於常人。果操何術而致此。其人尋思片刻。答曰。余亦不自覺也。至余之所以歡樂者。則因家中有一賢妻。整治家事。井井有條。余每晚工畢歸家。妻則挈兒。笑語相迎。入室則爐火已爇。滿屋生春。有安適之椅。以備余坐。有清潔之衣履。以備余更。廚中芬芳撲鼻。於常食之外。每日吾妻必製一新肴饌新餅餌。以增余之興味。是以余心每歡樂不已。故每日接物之時。亦自然流露之矣。賢哉此工人之婦。實爲吾人處家之模範也。(丁)現愉快之容態。夫吾人感人之能力。不必在言行。始能顯之。卽一舉動一丰采。亦可使接觸之者。受極濃烈之激刺也。昔英國貴爵何蘭德氏。人謂其每日入早餐室時。其面容之快樂。宛如已掘得藏寶然者。可謂善於刻畫者矣。嘗閱新報。記美國有人因貿易折閱。一時無計可施。乃思自尋短見。遂乘電車。期至河中自沉。方其坐車中時。瞥見對坐一人。容貌壯健。觥觥仡仡。如覺世界無有灰心喪志之事者。其人不覺因之受感。乃變其志願。不復作懷沙之舉而重營故業。晚境裕康。每謂一生之轉機。乃在電車中見彼人之一面。惜不知其姓氏。致無以面申感謝之忱云(戊)多唱歌詩。音樂爲正人心之要件。自古有識之士。莫不言之。惜今日之普通人士。猶未能明悉其重要耳。舊約全書記以色列王掃羅爲邪鬼所憑。賴大衛奏琴。得以驅之。今日社會中之愁雲悲霧。亦全恃吾人謳歌之聲。得以消除之耳。諸君在校中。皆習唱歌。若夫基督教之養心神歌。尤爲爛熟。不問音技之高下。然有暇即宜唱之。他日出校而入社會。尤宜多唱。以其可展自己之心懷。且足增添旁聞者之愉快也。吾人常聞之歌中有一曲曰日光者。諸君所諳也。其曲每節有和句曰。汝照汝之一小區。我照我一隅。其旨蓋謂人生各有當盡之本分。增進人世之幸福。如燈燭之光。雖不能普徧大地。然無不可燭附近之一小區也。美國有一家。信徒也。其小女自校中學得此歌。因在餐室中咏之。鄰室一侍者。正在擦抹刀匙。聞此和句。中心受感曰。余之一隅。余所能照。即此刀匙。使之皎潔無汚也。因較往日分外努力以擦之。女庖人適過而見之。異其所爲。不如常日。詢其故。侍者具告以心中之意念。庖人亦爲所感。入廚下尋思。余之一隅。即在善治羹湯。使主人食之可心多愉樂也。於是竭其所能。以治當日之餐。其風味遠出於平日之上。主人奇之。詢庖人以故。

庖人具答之。主人口不言而心已大有所觸感矣。頃之本村教會之牧師來。勸捐建築禮拜堂之欵。主人本擬止捐十圓。以遮門面而已。今番受此激刺。因覺自己之義務。不可不盡。以期光照己所能及之一隅。乃助銀幣百圓。牧師素諳其爲人。大喜過望而去。逢人便述之捐欵大集。而堂克以成。吾人歌詠之功效。雖未必盡如此所述之奇偉。然其可以感人。則更無可疑。以上使人歡樂之諸法。在坐諸君。盡可爲之。不費一文而造大功德於世。吾人何可自棄乎。嗚呼。世界如鑑。汝待人若何。人亦待人若何。致人於樂。未有自已不得其樂者也。求樂之道。莫踰於是矣。西國有乘汽車而旅行者。見車中一老婦。時向小囊探物。拋之窗外路旁。異而問之。婦告之曰。余之習慣每乘汽車時。輒以花子散之路旁。待時而榮。則道旁皆綿繡矣。君不見彼花乎。皆余前年之所散播也。是故隨處散射喜樂。乃吾人之大本務。較之徒以財產容貌。夸傲於人者。其虛實大不相侔矣。諸君未必人人能富與美。惟此助人愉樂之事業。則無人不可自任也。如之何不勉。

今日爲諸君同學會集。亦人生難得之事。樂固其分也。惟因今日之樂。而永期終身之樂。且常致人同樂。此僕之所以有此一席之談。幸勿視爲尋常吉利語之類斯可矣。

霍亂病之豫防法

葛天稿

赤日當空。炎熱日盛。疫症流行。於今爲烈。人民既乏醫藥上之常識。公家又欠公共衛生之設備。故每年夏秋間之死於癘疫者。實指不勝屈。今聞霍亂病又作矣。傳染而死者。已頗不少。云迺錄關於此症之尋常豫防法十餘條。以自警。並告世之注意衛生者。

(一)勿食已經腐敗之食物。　(二)勿飲生水。
(三)勿暴飲。　(四)勿過飽。
(五)勿欠睡。　(六)食物必安置罩內。毋令蚊蠅接觸。
(七)食物必煑熟。　(八)瓜果切開卽吃。勿久置。
(九)少吃油膩。　(十)少往酒店菜館飲食。
(十一)勿在露天睡眠。　(十二)勿入人衆羣集之場。
(十三)室內戶外務求淸潔。　(十四)日中出門務必用傘。
(十五)勿坐夜馬車。　(十六)勿游夜花園。
(十七)勿事房事。　(十八)勿往有疫病之親戚朋友家。
(十九)稍有不快。急請新法醫家診治。　(二十)挑痧。萬不可去請教。

實驗兒科外治法例言

一兒科名爲啞科。最難醫治。嬰兒氣體未充。臟腑柔嫩。内服藥物。易致損傷。因編錄外治法數十種。顏曰實驗兒科外治法。俾窮鄉僻壤。嬰兒患病。不必延醫服藥。按法試用。自可獲效。

一各家所刻經驗良方。汗牛充棟。其中切要可寶之方固有。而平淡無奇之方。亦屢見不鮮。此編所選之外治法。俱係有特效者。其中經鄙人用過應驗之方。下註一驗字。以示區別。

一此編係按照新說六器官編次。分傳染病類、呼吸器病、消化器病、泌尿器病、腦膜病、耳目病、皮膚病、雜病類、八章。計六十餘法。可治病數百種。間有下加按語、及病理診斷概略。俾閱者可資參考。

一此編所選各外治法。多根據於淮泗保嬰局保赤須知。以拔萃良方衞生鴻寶驗方新編等書。輔其不逮。

一此編所載藥品約百餘種。爲檢查藥性功用起見。故屬邦興弟纂輯藥品功用檢查表。每藥品以筆劃多寡爲次序。提要鈎元。註明性質功用。附刊於後。俾閱者易於檢覽。

一近來兒科日漸衰微。識者莫不以嬰兒之生命危險。余前曾纂中西會通育兒粹言。是亦保赤之意。茲於卷末更錄調護格言數則。閱者諸君。幸留意焉。

中華民國四年五月中浣丹徒陳邦賢冶愚謹識

目錄

實驗兒科外治法目錄　　四

實驗兒科外治法

丹徒陳邦賢治愚編纂

第一章　傳染病類外治法

疎表法　驗

小兒發熱。不拘風寒飲食。時行痘疹。以葱一握。搗爛取汁。加麻油少許和勻。指蘸葱油。摩運兒之心口。頭項。背脊諸處。每處摩擦十數下。運完以厚衣裹之。略取微汗卽愈。

通脈法

凡小兒忽兩手足厥冷。宜速用生姜煨熱。搗汁半小盃。麻油少許和勻。以指蘸薑油。塗兒手足。往下搓挪。俟手足回熱。以指拭去。按手足厥冷由於體溫沉降。舊說謂由表邪閉其經絡。或風痰阻其榮衞。或大病後陽氣不能佈散於四肢所致。

解煩法

凡小兒實熱之症。及痲疹毒甚熱甚者。其候面赤口渴。五心煩熱。啼哭焦擾。身熱如火。上喘氣急。揚手擲足。一時藥不能及。用眞菉豆粉一兩。以雞蛋淸調勻略稀。塗兒胃口及兩手足心。復以釀酒小麯十數枚。研爛熱酒和作二餅。貼兩足心用布扎之。少頃其熱散於四肢。心內清凉。不復啼擾矣。

胎瘧外治法 驗

蟬退四兩。用布包好作枕。與兒枕之。其瘧即止。

按小兒初次瘧疾名曰胎瘧。

胎瘧服藥不效藥衣法 驗

麻黃　桂枝　防風　荆芥　羌活　獨活各三錢　生薑四兩打碎共煎去渣。將藥汁泡布衫片刻。曬乾再泡再曬。俟藥汁泡盡曬乾。著肉穿之。再用草果肉搗爛入膏藥中。貼後脊骨第二節下第三節上。另用一粒入臍中。外用膏藥貼之。即止。

間日瘧扎臍法

當歸　防風　荆芥　蒼朮　川芎　杜仲　檳榔　草菓　陳皮　半夏　知母　常山　甘草各五錢　烏梅二錢五分燒熱打碎先用公丁末三分。瘧未來時。置臍上。隨將藥炒熱。用水紗布包扎臍外。週日即愈。如未愈再用一次。無不愈者。

瘧來五六次止瘧法

一般生活現象

湯溪章不凡

按生活機能之發端。於本報第三年第十一期中盧謙君已詳論之然對於一般生活之現象。殊未申論茲從舟岡氏生理學中譯得此篇遂以供諸研究此學者之翻考。至其與原書相左之處。當所不免。要祈閱者諒之。　譯者附識

宇宙間所有各種機轉由諸方面皆得研究之而機轉原爲單一惟應研究方法之不同。其表現亦異即由化學上檢究之則現物質變化自理學上調考之則現物力轉化以肉眼或顯微鏡觀察之則呈一定之外形於是一般生活機轉用此各種研究方法亦得觀察其物質的物力的外形的諸方面準之得說明有生物體之物質代謝物力轉化、外形化成

一物質代謝　物質代謝者有生物質之分解及新生無間斷之謂也即將分解產物（如汗尿炭酸瓦斯等）排捨於外方由攝取之營養素（如蛋白質、脂肪、含水炭素、鹽類、水等）以搆成有生物質也而其諸分解機轉總括謂之異化諸搆成機轉總括謂之同化物質代謝之通義雖如斯單簡而其細項頗有多樣蓋各種有生物質皆具備固有之物質代謝吾人之有生物質通人所知者爲細胞而各細胞亦各具備特殊之

物質代謝從而物質代謝之問題即所謂生活一般之問題亦可謂在於細胞以生活體由單細胞或複細胞所搆成者總之生理學畢竟不外爲細胞生理學茲由其物質代謝各不相同之狀況得區別爲植物細胞、動物細胞及菌細胞之三種

綠色植物細胞乃由土壤中之無機鹽類炭酸及水等最單純之化合物所搆成之有生物質此種細胞之特徵爲同化機轉之經過特長

動物細胞由有機化合物而成、即由複雜之營養素所搆成之有生物質此種細胞又以同化機轉之經過著短爲其特徵

菌細胞爲位於兩者中間之一種細胞以上三者植物細胞雖利用無機化合物窒素之能力而動物細胞則賴有機化合物得充炭素之需用（炭素爲搆成身體之基礎）又往時謂植物爲合成的生物動物爲分裂的生物而此見解已漸歸廢絕現今於各細胞之物質代謝皆明知其合成的與分裂的相並行者

各種細胞既有固有之物質代謝則其有生物質之搆成特異化合物必要特異之營養素固不俟言是故同種之細胞於同一營養媒間體內共同生活之際各自選取其各自所必要之物質此蓋各細胞有選擇適已能力也例如人體之細胞由血液淋巴

選擇一定之物質是也然此選擇能力非其特有彼無生界亦有之如燐素能自酸素與窒素相混合之空氣中選取酸素而棄窒素是也總之有生細胞之選擇能力一因化學上親和力一因原形質表層之半透膜易令諸物質通過所謂理學的選擇也

於細胞內由攝取之營養素合成複雜之有機化合物此化合物更分裂而成物質代謝終產物此間之關係不能全明蓋此機轉一以各細胞皆不相同一以其間有一列中間性物質代謝機轉尚多未詳也但中間性物質代謝機轉之最要者爲釀酵素該物雖爲構造未詳之化合物然已知其對於物質有解化的作用及使其轉化無限大量其際自已毫不消耗之特性物體受解化的作用卽不絕生中間產物次此物復不絕分解而解化物更游離而復舊態如斯續續反覆其狀態恰如白金細末之分解過酸化水素 H_2O_2 爲無限大量已却不稍消耗也卽先白金分子由過酸化水素分子中奪取其酸素與已結合次此酸他物與化過酸化水素相遇復分解爲酸素與水其際白金分子游離而復舊態其狀如次兩式

1　$npt + y H_2 O_2 = Pn O_y + y H_2 O$

2　$Ptn O_y + y H_2 O_2 = Pt + yo + y H_2 O$

一般生活現象

醱酵素之作用亦可作此理觀蓋實際轉移於他物以酸素之醱酵素所謂酸化醱酵素廣作用於生物界者也

同化異化兩機轉之比爲物質代謝之要點卽輸入一定量之食物時細胞正在物質代謝平衡換言之卽於一定時間內有生物質之分解同於其新生量此時同化等異化如$A=D$或$\frac{D}{A}=1$雖然此物質代謝之害亦有數端卽同化於成長之際不絕偏勝消創之際漸次減退饑餓中異化亦不良其他由刺戟之影響皆能誘起此平衡之障礙此際關係於生存最重要者爲刺戟后此平衡之自行恢復是也此調節機轉謂之物質代謝之內性自宰機物質代謝平衡者不過爲化學上平衡狀態之特例殆爲質量作用定律之表象耳化學上平衡狀態一旦受障礙則新仍復其舊而物質代謝之自宰機亦同此現象爰就化學上平衡狀態之適例以考之其狀態如次式

$$\frac{1}{3}C_2H_5OH + \frac{1}{3}CH_3GooH \quad \frac{2}{3}C_2H_5CH_3COO + \frac{2}{3}H_2O$$

酒精　醋酸　醋酸依的兒

此際形成醋酸依的兒及水之酒精與醋酸之分量如不合則其反應遂不能完全故酒精及醋酸之三分之二相合至化生醋酸依的兒及水其反應忽焉停止從而酒精

及醋酸之三分之一依然殘存今奪却或追加醋酸依的兒及水之幾分又奪却或追加酒精及醋酸之幾分雖似打破四物質間之平衡狀態無何仍見平衡狀態之恢復所謂物質代謝平衡及其自宰機亦同是理要皆原因於質量定律之作用也

二物力轉化　生體之物力轉化依物質代謝之狀況而各不同動物與植物之間亦甚有差別在動物其身體之作業由於物力而此物力之資本主由食物中之化學的隱力(或名化學的張力)而來如身體變他種物力以維持其全機能時先起化學上機轉試以化學上之例說明之設有一游離之原子對於他原子强有親和力當該原子與他原子化合而爲一新化合物時其化學的隱力卽全顯出如放出溫熱光等活力是也反之欲此新化合物復分離爲二原子則不可不由外方輸致與前相當之活力故合成(如由水素與酸素之合成爲水)之際活力游離分裂(如水分裂爲水素與酸素)之際活力(卽物力)消費若以溫量表示之則合成可謂增溫卽發溫的經過分裂可謂減溫卽吸溫的經過雖然大抵原子之離合實際上均相並行者蓋原子在元素中既合成爲分子其與他物未結合之直前又必須先行相離者故也就上所述用溫量計卽得檢知物力轉化之狀態惟此非測中間機轉不過檢定其最終成績

耳最終成績者即表示物力於原子分離時消費與化合時游離之差耳此尤關係於離合原子親和力之强弱者故化學上機轉於化合原子之親和力優時以物力產生(發溫的)經過反之於分離原子之親和力優時則以物力消費(吸溫的)經過是爲化學上物力轉化之通則

化學的隱力之被輸入於動物體內也有二途一於呼吸之際與酸素共入蓋酸素强有親和力與他物質化合即成鞏固化合物如炭酸水等一與複雜有機化合物之食物(如蛋白質、含水炭素、脂肪、)共入蓋此複雜化合物之原子如爲爆發性分子之原子其結合較爲鬆疏然由某一定之條件即轉其位置或由他物質之進入皆得轉爲鞏固之結合物者動物體由外界取酸素食物形成單純之炭酸水及複雜之含窒物其際多量活力游離即爲器械上作業或爲溫熱或有時爲光電等發現於外界是即動物體全機能之淵源也此諸種物力非由直接轉化而來其間尚經過多數之中間機轉惟此中間機轉今尚未詳知耳

在植物準物質代謝機轉路程之長短其物力轉化亦不同一且植物之作業惟亦主爲化學的隱力而其食物則不含有此種化學的隱力只含炭酸水及單純之無機鹽

類等物質故其作業又不可不待他種之物力（卽光之輸致）以幇助之也而日光有七種色線就中以赤綫之能力爲最强能破碎葉綠體內之炭酸水諸分子爲炭素酸素及水素等且於瞬間皆自分子中游出再利用其餘之化學的能力遂合成複雜之有機化合物此大量之化學的隱力於焉遂入於含水炭素脂肪及蛋白質之中積集於植物體內故植物爲動物之食物亦爲力之淵源然植物除此合成的作用外尙有分裂的作用且伴物力産生不可忽視者也卽於植物體內經異化作用之後被搆成之複雜化合物亦能分解爲單純之物質同時亦見物力之産生此與動物體相同之點也不過此所發出之溫熱光電等無如彼之顯著耳

生體在物質代謝平衡時其物力亦平衡狀態換言之卽物力之出納相等也是於動物以溫量計試驗頗得確證之設一方面以燃燒一定量之食物測定其所生之燃燒溫他方面將動物禁錮於溫量計內而飼以該食物亦計定其物力排捨之溫量由之依化學上轉化之理能計出物力輸入與全然輸出之結果兼之於生體內亦得證明物力不滅之定律也

三外形化成　生體之外形化成卽一羣生活之表現故外觀上固定不變之外形卽

一般生活現象

全物質代謝及物力轉化之生活表現而有生物質無間斷之現象即外形之發達是爲吾人所一目瞭然者凡極微之細胞皆有精密無間斷之物質代謝所調節物質代謝變則細胞構造亦變即如尋常所見之細胞於饑餓中或過度營養中之現疲勞及枯死是也然生體之變化極徐以短時間之觀察決不能認知但其生涯則雖一瞬間亦弗停止是故個體的標準以上之生體繼續發達地球上之生活遂連綿不絕此機轉謂之生殖發達者變化也生體發達之表現爲成長有生物質由其異化作用永續的補充其所損失而有餘即現有生物質之增加細胞遂成長然細胞個體的成長亦有限制蓋細胞之表面與質量非爲同一之比而增加故其成長之進行從細胞之物質代謝而益變化細胞之深在部分(內形質細胞核等)與其外部遂形相異例如由外界入於細胞表面之食物酸素等被捕獲於表層之原形質內至細胞之內層或不能受之或僅能受之於是細胞之成長其內部與外部益現化學上機轉之差別因之物質互換機能及運動機能愈形增強遂至於分核及細胞分割即現細胞之生殖生殖對於個體標準以上之成長在單細胞生體其細胞之分割產物即完全分離各自發達而複細胞植物體或動物體則不然其各卵細胞之分割產物依然互相關聯如

細胞益增殖則關於營養吸呼氣壓光線等之點更各自立於相異條件之下而細胞與周圍相互之關係愈形複雜遂呈細胞種類之分化再由此諸種之組織生器官而細胞組織器官之中經自然淘汰其適合於細胞團內之共同生活者皆得殘存如斯之細胞團遂不絕變化永續的適合於外界條件再由淘汰之影響則其複細胞生體之個個細胞及細胞簇之間遂起分業至各組織及各器官大異其任務如生殖細胞由細胞之繼續分割而生與自已同種之細胞團構體細胞繼續發達搆成生體之組織苟該再生能力消失則早晚不免於死滅反之生殖細胞反覆發達於同一內外界條件之下且反覆生出同樣之細胞團此機轉謂之遺傳蓋內條件即將特異之細胞物質代謝同樣遺傳於子孫外界條件卽母體與子體發達於同一之氣候飲食起居之下如斯條件既相同則其結果亦不異然生活條件由人工亦能變化之所謂人定奪天也就中殊以外界條件爲然外界條件之變化有二樣之結果第一其變化雖不至奪生命而以其欲適合新來之條件則其生體多少不免與前異其性質如淡水動物移於海外或海水動物遷於淡水時呈外形之變化是也第二由生活條件之變化有致生體之死者蓋生活機轉之變化甚大各部分不能營調和的共同作業也如水

產動物遷於陸地之不能生存者是也

一般生活現象

大抵在同種之個體生物平均其相違之點甚少且從最良之生活條件有性質保存之機轉此種機轉概由胚胎而生殖由此胚胎之生殖謂之有性生殖蓋胚胎生殖常由二個生殖細胞之媾合而成者元來個體生物之生殖上亦非絕對的皆由胚胎而生殖者如滴蟲全由無性的細胞分割而生殖多數無脊椎複細胞動物單由單性的卵而生殖此生殖謂之處女生殖總之不問有性或無性苟有生殖及遺傳者常爲完全之細胞蓋生活體之有特性以其有特異之物質代謝因而非具備原形質與細胞核之完全細胞不能有生活能力遂不能傳授此特異之物質代謝晚近形態學進步知細胞核中有一種遺傳質當細胞分割之際即將此物質傳授於後來之細胞遞相交代遂演出同種同族之一系統

第十章　頭蓋骨

頭蓋骨損傷之豫後

頭蓋骨損傷。其經過中多起障礙。無論何時。定豫後須要愼重。

頭部受傷後口鼻之出血

頭部受傷後。由口鼻兩腔見有出血者。不可直斷定爲頭蓋基底之骨折。往往有因口鼻自已受傷而來出血者。

頭蓋穹窿部之腫瘍

頭蓋穹窿部有腫瘍。而觸診上感卵殼響時。則爲板障肉腫之特徵。

頭蓋骨骨折之診斷

有頭蓋骨骨折之疑時。以中指尖沿前額之中心線。稍强打之。同時貼聽診器於後方。若有骨折。則聽破壺音。

頭蓋骨損傷手術之適應

頭蓋骨損傷。能行手術與否。由外科的經驗而判斷。

頭蓋基底骨折

頭蓋基底之骨折。而有耳出血者。十分注意。淸拭外聽道。可豫防腦膜之細菌感染。

第十一章　腦

腦腫瘍之初期

腦之腫瘍。在其初期。有與胃疾患誤認者。

腦腫瘍之疑似徵證

重聽及視力缺損之徵證益增進。殊顏面神經痲痺時。疑爲非腦腫瘍。

腦腫瘍之所在診斷

探腦腫瘍之所在。以手指摸觸之爲最良。行試穿法易來誤診。

腦腫瘍與腰椎穿刺

腦腫瘍存在之場合。行腰部穿刺術時。有突然來死者。

大腦下面之腫瘍除去

由大腦下面。除去腫瘍之時。須向前額方面壓腦。決勿向後下方推之。否則有害延髓之中樞。

第十二章　耳

外聽道器械插入

凡當插入器械於外聽道內時。須先確認外聽道無炎性疾患之後行之。否則有因器械插入而反重病症者。

小兒熱病與耳

小兒之熱性病。不明病因何在時。可詳檢查耳。

向後方仰時之耳內騷鳴

向後方仰時。耳內發騷鳴者。爲後頭部腦血管（基礎動脈之終枝及小枝）動脈瘤之徵。

耳部之神經痛樣疼痛

耳部訴神經痛樣疼痛者。須檢齲齒或齒槽突起化膿之有無。

發作性之劇頭痛與中耳

頻發發作性劇頭痛時。爲有中耳炎之徵。

外聽道之癤

外聽道癤之徵候。則爲耳痛。引耳朵時增劇。聽力僅受障礙。有以探子而發見限局之痛點者。用耳鏡時。特要留心。

耵聹除去法

除耵聹時。滴三四滴過酸化水素液於外聽道內。五分時後。用硼酸水或重曹水洗滌。

結核性中耳炎

據患者之既往歷。不曾發疼痛。漸增重聽。數日或數週之後。始訴有膿性分泌物時。有結核性中耳炎之疑。

小兒之腺樣增殖

時時由外聽道流出黏液性或黏液膿性分泌物。而無發熱及疼痛者。宜歸於鼻咽腔之疾病。殊在小兒有腺增殖之疑。

乳嘴突起炎之原因

在乳嘴突起炎。於該突起之尖端下部。有豌豆大之搏動性腫脹時。其爲淋巴腺腫脹者。抑爲生血塞之頸靜脈。須於手術前而鑑別之。

入浴後之難聽

入浴後一耳突然覺難聽時。或爲浴水入於耳內。或由耵聹塊膨脹而塞外聽道。此際先滴依的兒酒精等分液。則耵聹塊乾燥縮小。聽力恢復豆類之入於耳內而膨脹時亦同。

乳嘴突起炎與排膿

乳嘴突起炎。而膿之流出不止者。是膿竈內有腐骨之存在也。

耳之化膿性分泌

耳之化膿性分泌物雖止。然不可以之爲治愈之徵。往往膿有流入於乳嘴蜂窠內者。

耳痛之緩解法

欲緩解耳痛。可塗依比知阿兒軟膏於綿紗。插入於耳內。同時於耳上行一%醋酸礬土液之溫罨法。或將蘸九六%酒精之綿紗。插入於外聽道內。其上再被酒精綿紗。施繃帶二十四時間後交換之。

中耳硝酸銀應用

欲應用硝酸銀於中耳。先將消息子之尖端加熱。而壓硝酸銀。冷却後該藥爲球狀。

附着於消息子端。

鼓膜穿開術

行鼓膜穿開術。以小顧萊菲氏白內障刀或鼓膜穿開鍼。由鼓膜之後下部或前下部。向上方而切開若尙欲延長切開線時。可以球頭尖刀。擴大切開口。充血膨隆之鼓膜。與外聽道之境界不明時。須豫用消息子而確定之。

耳內手術與麻醉

耳內手術之麻醉。浸一〇乃至二〇%古加乙涅水於綿。而插置於外聽道內。經二三十分時而行手術。又於外聽道皮下。注射一%古加乙涅水亦可。

耳內之洗滌

耳內之膿。可以與體溫同溫之硼酸水洗去之。惟漿液性分泌物、或行鼓膜穿開之後。洗滌之。膿汁反有向乳嘴蜂窠蔓延之虞。

乳嘴突起之手術

乳嘴突起之手術中。所鑿出之骨片。與周圍組織相連者。可用剪刀剪去之。若牽裂之。則開細菌進入之門。

乳嘴突起手術後之體溫昇騰

乳嘴突起根治手術後。體溫繼續昇騰者。有發生腦膿瘍之疑。又熱之昇降。顯有差異者。近於靜脈竇血塞。

第十三章　眼

外眥之囊狀腫瘍

外眥之囊狀腫瘍。多爲皮樣囊腫。以細小之孔。與頭蓋腔內之囊交通。

上眼窠緣之骨膜炎

上眼窠緣之非化膿性骨膜炎。雖呈類似急性蜂窠織炎之狀。然多由梅毒而起。

小兒之斯古爾布突或巴婁氏病上眼瞼之病變

小兒之上眼瞼未受外傷而呈藍色者。有斯古爾布突或巴婁氏病之疑。該病無腫脹表皮剝脫等。而變色蔓延甚速。有及於下眼瞼及頰部者。又暫來結膜出血。

結膜之皮樣囊腫

稀有分散之皮膚胚胎。入於結膜而生皮樣囊腫。於眼球見不透明之腫瘍者。

瞼炎結膜炎之反覆

一眼之瞼炎、結膜炎或角膜潰瘍再三發作者。爲淚囊化膿之徵。壓內眥時。見有黏液膿性分泌物由淚管口排出。

眼之疼痛流淚

眼發疼痛流淚者。不惟爲結膜炎之徵。綠內障之初期亦來之。

結膜面異物之徵

一眼流淚羞明、疼痛、充血。爲在角膜或結膜面有異物之徵。是因砂塵、睫毛、炭粉、甲蟲之翅翼等。常刺戟眼球故也。

角膜內鐵片之嵌留

鐵片嵌留於角膜內時。因水酸化鐵。生褐色輪。

霰粒腫或麥保謨氏腺硬塞

眼內異物之感不止。爲霰粒腫或麥保謨氏腺硬塞等之徵。

老人之瞳孔散大

老人瞳孔散大。爲徐徐發生綠內障之徵。

化膿性虹彩脈絡膜炎

醫事瑣談

鄭建侯

蚊爲瘧疾之媒介　瘧之傳染。由原生動物竄入體內所致。此種動物。本生於溼汚之地。其竄入體內者。以蚊爲媒介也。日本某村。汚溼最甚。村人多染瘧疾。其中有若干人。始終無恙。蓋此數人者。爲火車之機關士。白晝在家。夜居遠處。蚊夜多而日少。故能免瘧。此其明證也。

出血之處置　身體一部分被傷。必致出血。其種類有三。血液平等流出。其量不多者。毛細管出血也。血流出頗劇。暗赤色者。靜脈出血也。此兩處出血。無甚關係。宜以清潔之冷水。洗其創部。以布片裹之。血液噴湧而出。色鮮紅。有互相衝突之狀者。動脈出血是也。動脈出血。止之頗難。若不急治。卽有生命之關係。其法。以綿紗及綿等。團成球狀。緊壓傷部。而於創處之上部。壓迫其動脈幹。以殺其波動之勢。詳法列左。

一、上膊之部。或腋窩出血。於頸之下。鎖骨之上。其處有凹窩。以拇指深向於內面之下方。用力壓迫之。

一、手及前膊出血。於上膊之內面。在皮膚之淺溝。用手固握之。卽以指頭。壓迫上膊動脈之幹。

一、下肢出血。於鼠蹊中部之下。以左右之拇指壓迫之。如法施行。而血不止者。宜取如栗子大之小石。以布包之。置於壓迫之部。外纏巾布。通以小棒。緊繞數次。或於巾布之上。灌以冷水。此尋常急救之法也。

人身長短之懸殊　法人有杜沙者。體格魁梧。並世無匹。年二十六。長八呎五吋六分。體重三百四十八磅。一衣之料。需布八碼。家具什物。均須定製。臥牀長至九呎十吋。故不便於旅行。弟妹數人。體各雄偉。其幼妹年方十二。已長五呎九吋。將來長至若干。不可預知。更有與杜沙成反比例者。王子徵。年十六。僅長二呎三吋半。體重不足二十一磅。然其父兄弟妹。各如常人。而此人獨渺小。乃知種性遺傳。有不可盡信者矣。

戒煙新方　用新鮮馬尾松之松針。百斤爲一料。揀淨松毛內雜質蟲類。以清水洗淨。先舖淨席一張。在席上。將松毛鍘碎。置入臼中。舂至極爛。用淨布擠汁。將擠過之渣。入銅鍋。煮三四滾。以松毛味盡爲止。所煮稀汁。再用淨布濾出。連前次擠出之汁。共入鍋內。用火不斷熬煉。每百斤松毛之汁。加黑紅糖二斤收膏。癮重者每服二錢。輕者每服一錢。服膏時。亦無礙吸煙。但服六七日。多者二星期。自然不想吸煙。癮斷而又不傷。且身體更加強健。兼治肺病。此四川趙督所得之方。屢奏奇効者也。

牛乳之識別　牛乳爲動物性食品中。最良之營養品。因其所含諸成分。均爲搆成身體組織之所必要。故當嬰兒時。以乳爲惟一之養料。而於成人。亦極有益。牛乳之分析。爲水分八七、二三。蛋白質三、三六。脂肪三、六二。乳糖四、八二。灰分〇、六八。乳之佳者。係帶黃白色不透明之液體。其味甘。煮沸之時。亦不凝固。表面形成皮膜。以指觸之。覺有脂肪性。滴於水中。頃刻沉降。點於爪上。凝成半球形。惟牛乳贋造者多。欲識別之。以碘投入酒精。稍注一滴於牛乳中。若變藍色。卽是僞也。

電流可救溺斃　以電流能救命之說。爲最近醫界之新發明。此發明者。係易蘇篤曼博士。今已實驗於鼠。其驗法。先捉强壯之鼠。於水中。靜待鼠溺斃。救出。以哈衣顛莊之電流注之。卽可救活。萬無一失。觀其成績。今後必可救人之溺斃者。

筋力之比較　欲測筋之某部分之全筋力者。須用檢力器。此器基撥條車之理而製者。藉筋之壓迫。或牽引以檢之。據某醫士之統計。男子兩手之握力。七十幾克。其牽引力。百四十幾克。女子兩手之力。比男子少三分之一。其他男子能負擔等於自體重二倍之重量。女子能負擔其半量。男兒比女兒。能多負擔三分之一之重量。

分娩新談　法國近二十年來。女子於生產之術。最爲講求。以爲女子之在世界也。本處極樂之境。惟當生育之時。爲母者之生命。極屬危險。回見中國從前老子之生。破其母之脅而出。於是倣而效之有巴黎女子。名新米斯氏者。當臨產之時。卽飲迷藥。請醫士用刀破脅。取出血兒。敷藥於傷處。不上一月。卽如平常。此前年十月三十一號之事也。

智力之高低　凡脊椎動物。其智力之高低。全視大腦。人之大腦重量。比全腦之重量。約五分之四。比體重。約三十分之一。故人爲萬物之靈。又視乎大腦褶襞之多少。以爲比例。褶襞者。卽其表面凸凹之度。所謂腦迴轉及腦溝者是也。故褶襞愈多者愈智。愈少者愚愈。

堅固卵殼法之新發明　英國黔布利吉某大學敎授。近發明一種堅固卵殼法。卽以二立脫爾淸水。溶解少許之重炭酸曹達。置於瓦塞林（由重石油中取出之白色固體之脂肪。通常防害及製膏藥等多用之）與酒精之溶液中而攪拌之。使成乳白色之液體。再入明礬及曹達各少許攪勻。以之養各種鳥卵。約十分間。其卵殼卽可堅硬如石。無論運輸或保存。皆無復有破碎之慮。

酒與筋肉之關係

吾人飲酒之時。其作事較普通之時爲多。諒爲世人所共信。英國某博士曾研究之。該博士曰。飲酒之後。一時之興奮。較諸一時之痲痺爲劣。故於作事上實足以招損。易言之。飲酒不過爲鈍疲勞感覺之一種虛欺的方法而已。作用之持續甚暫。作用消失之後。神經痲痺決非一時之興奮作用所可比附。茶及咖啡之作用亦然。其結果不若酒之顯著。若以之代酒。其害亦同。

自殺與衞生

自衞生學進步以來。人人知生命之重。惟自殺與衞生同時進步。歐美各國。愈文明則自殺者之數愈增加。其主要誘因。不外生計困難。自殺之人。以壯爲多。又有屬於遺傳性者。歐洲中自殺者之多。首推索遜。五十年以前。人口十萬中。自殺者約二十人。今則增加至五十人矣。法蘭西次之。自殺者隨都府之大小而異。日本之自殺者。亦年年增加。據最近之統計。明治三十四年。其總數共八千五百八十二人。以全國人口四千五百萬人例之。則一萬人中不滿二人。明治三十年之總數。僅七千六百五十八人。與三十四年相比。增加九百二十四人。其形跡與五十年前之索遜相同。增加之原因。亟須研究。近今則小學校生徒及中學校生徒。亦有自殺之風。不可不注意。今區別三十四年間自殺之原因如左。

原因	男	女
精神錯亂	二千五百七十五人	千七百二十八人
病苦	七百六十八人	五百十二人
生計困難	七百〇三人	二百四十九人
痴情或嫉妬	二百〇五人	二百九十四人
慚羞	二百三十一人	六十六人
親族不和	八十七人	一百六十四人
犯罪或爲免刑計	六十五人	十六人
苦慮將來之事	四十人	三十六人
商業損失或負債	九十四人	七人
遭親或夫等之懲戒譴責	七人	十五人
離緣	二人	十二人

歎夫或子等不肖	七人	十人
憂私姙	○	二十三人
忌結婚	一人	六人
歎身體之不完全	四人	五人
憂鬱	二十二人	二十四人
歎親或妻子等之死亡	四人	四人
其他	一百十二人	四十一人
不詳	二百九十七人	一百四十七人

多食之惡弊

多食則有害。某雜誌中曾論述之矣。今摘錄之於左。

現今泰西各國通行之食事風習。尙有古昔石器時代（牧畜之民於面前屠羊而食）之遺風。調理之器具及烹製之方法。雖略形進步。而多食誇能之惡習。仍未革也。今日之宴會等。必須具十種或十二種之食品。加以二三種之飲料。始可稱謂盛筵。抑何愚之若是耶。蓋調理之法得宜。雖二三食品已足適吾人之口。且可攝取數多之滋養素。

多食有害。觀右之所述。自了然矣。世之誇肉山哺林喜牛飲馬食之徒。其亦知所戒哉。

壽命算定之奇法

英國博士某君就各處生命保險會社研究人之壽命算定法。其結果謂人之壽命。將四代之祖父與兩親之年齡相合。以六除之。所得之商。即是人之壽命也。例如高祖之父八十歲、高祖九十歲、曾祖七十二歲、祖六十六歲、父六十歲、母七十歲而死亡。六人之總數爲四百三十八。以六除之。則某氏之壽命。即七十三歲。其確否雖不可知。然試行之者。必爲孤子而後可。不然。決不能行此算法。

肥滿之療法與自轉車

醫學士竹中成憲君所著之肥滿療法中。有器械的療法。今摘錄其一節於左。

自轉車 Das Radfahren

以乘自轉車爲療病之法。曰自轉車療法。Cyklohherapie

歐洲自轉車之大流行。見諸於近年。以肥滿理學的療法著名之惠因脫拉特Weintraud氏。最贊賞之。然自余考之。其贊賞未免過甚。蓋世之學者。凡自已所酷好之事。必布演其長而掩飾其短。乃常情也。好輪家亦然。今將其所以流行之要點。記之於左。

自轉車運動。乃易陷於過度之運動。在緩慢之進行。(一時間行九千密達卽二里)已須大力。若較散步爲速。一時間增至十五或二十一基羅密達。較諸步行之勞力。達百分之一百十六及二百八十。(卽倍以上)故乘自轉車而不計算自己之疲勞則已。苟計算自己之疲勞。則成蹟不佳。由是論之。須勞力之自身及自轉車之本體。不可忘却也。

自轉車能亢盛吾人之新陳代謝。固無疑義。故對於肥滿症。實爲善良之治療材料。何則。蓋他種運動。易令患者有疲勞之感覺。頓起倦怠之念。自轉車之運動。雖運動過度。身體虛弱。幾至元氣消亡。患者仍樂爲此種之運動。此卽其優美之點也。由此以觀。自轉車之運動。既易陷於過度。則筋肉充實、心臟健全之肥滿者。乘自轉車時。決不可目爲競走的行爲。速度則一時間中。不可超過十或十一基羅密達。并以十五基羅密達(一時間中)爲極點。(一里約四基羅密達餘)於平坦之道路行之。遇有百分之五以上之高低。卽須下車。攜車而行。夫獎勵運動。必須避過度之弊。不然。害及心臟。頗形危險。故運動中脈搏增進、呼吸短促。便中止運動而休息。待心悸靜穩、呼吸如常之後。復行運動。重症者之散步區域。須有時時休息之設備。看護者之攜帶牀楓。（倚靠之物Eeldstnhl)其一法也。某種之運動。(例如競走)能令重症者呼吸不利。心悸亢進。呈發汗淋漓之狀態。便不可行。

運動之後。脈搏及呼吸數之增加。肥滿者較健康者爲易。乘車之際。雖速力中等。距離頗短。脈搏尙增至一百二十或一百四十。呼吸數增至四十次。推其原因。係血管弛緩之結果。血壓下降。脈軟。倣若健康者脫汗時之情狀。其性爲二打性。呈此等變化之後。卽行休息。脈搏降至九十或一百。漸復舊態。

觀以上所述。肥滿者應擇平坦之道路。爲十五分間之運動。速度則一時間內在八、九基羅密達以下。（以十基羅密達爲極點）其後漸次增加。持續至二、三時間之久。凡百分之五以上之坂。決不可昇。

乘自轉車逆風疾走之時。因呼吸冷空氣而消失體溫。是可防體溫之過蓄。促脂肪之燒滅也。

玩具之喇叭與梅毒之傳染

某玩具店之主人。每遇兒童向彼購買喇叭之時。彼必將種種之喇叭。自行試吹。并品評其孰優孰劣。然後賣出。豈知向是店購買喇叭之小兒。有一百餘人發生梅毒。吾願世人其三致意焉。

接吻與病毒之感染

曾質問之其解答如左。男女之接吻。衞生上果無害乎。果爲疾病之媒介乎。抑足以感染病毒乎。美國之某氏。

重症患者。雖常有咯痰。然使無咯痰殘留於口內。唾液中必無結核菌。雖與之接吻與肺結核患者相接吻。不甚危險。而世人謂其有莫大之危險者。誤也。蓋肺結核之無礙也。又縱令有結核菌。飲之之後。入於腹中而不入於肺中。然則入腹中之後。果呈何種之變化乎。約言之。飲之之人。若係小兒則頗形危險。蓋結核菌竄入腸內。起腸結核。竄入頸之水脈腺。起水脈腺結核。成人則無是等之現象。故接吻一事。對於小兒。雖極爲危險。對於成人。則危險甚少。

與梅毒患者相接吻則不然。蓋患梅毒之人。口內發病竈。病毒存於唾液內。故與之接吻。頗危險也。

色情之早期發動

日本醫學博士川本恂三君於小兒科學會開會之時。布告在座諸君曰。兒童之教育上問題。須自醫學與教育二方面研究之。我國學齡兒童間有無手淫之流行。一時實難判决。據某氏之說。色情之早期發動。其原因如左。

（一）身體有異狀者。卽包莖、蟯蟲、身體之不潔、便秘、癲癇、膣加荅兒等。

（二）有遺傳性之素因者。卽神經衰弱症、癲癇等之遺傳素因。

（三）交接之想像。此想像之發生。有本諸讀小說者。有因聞交接之談話者。有因見犬及各種動物之交尾者。又有因與兩親（或兄弟）同居一寢室或同臥一牀者。

（四）學校朋輩之相傚。

（五）刺戟物食物及衣服舞蹈等之刺擊。

本症之豫防法及治療法。以根治其原因病爲第一義。

結核菌與灑掃之關係

各種之學校。命生徒以輪値灑掃之職務。諒爲有識者所共知。今更就結核菌與灑掃之關係而詳論之。夫結核菌爲有體之物。附着於潮溼之物面。風吹之決不浮動。不若

著名良藥

商標 'KEPLER' TRADE MARK

COD LIVER OIL WITH MALT EXTRACT

商標 解百勒

麥精魚肝油

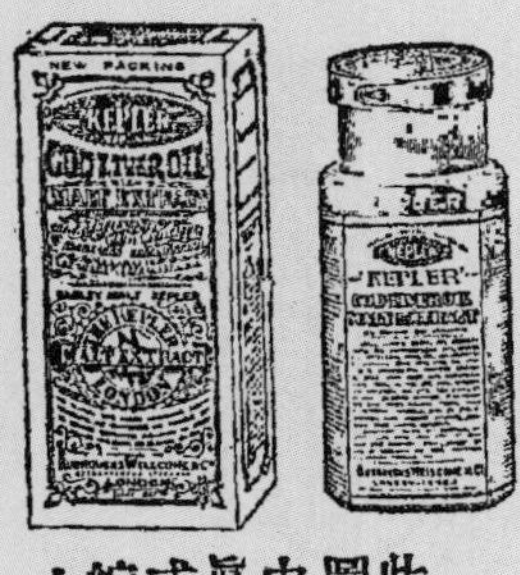

此圖由眞式縮小

解百勒麥精魚肝。油含有兩種最可貴食物要素。即純鰵魚肝油與解百勒麥精是也。○鰵魚肝油。醫學界久已承認。爲消耗諸症與疾病匱乏育質者之最妙食品。惟其氣味每爲病者厭惡。又胃消化力不强者。亦常不能受容。因此不能得其實益。是爲憾事。自有解百勒麥精魚肝油以來。此種缺憾悉行解除矣。因鰵魚肝油一化入麥精中。其滋味便成佳美。不第食性乖僻者。易於進服。即慮不受補者。亦可得其化育之功。○解百勒麥精涵有茁壯大麥之濃厚育素。亦有消化作用之糟粕。以增鰵魚肝油之效力。且使別種食物。亦易消化。○解百勒麥精魚肝油。既有此兩種寶貴食物。則其自爲各症匱乏育質之妙品。癆瘵瘰癧虧弱人服之。其恢復元氣之效力。堪稱無雙。病者藉此强壯之力。得以止遏病勢。更因此得以健痊。其於肺體炎症以及各種熱病難進飲食者。惟此可容納而消化之。○久病未痊。重症新愈。此爲至寶至美之食品。○稟賦柔弱。小兒單薄。按法投服。獲益匪淺。力量增加。○乳母日常服之。身體强健。乳汁濃厚。○解百勒三字。爲此品之商標。如果所服者爲眞解百勒品。其獲益也。必如願以償。 此品有大小瓶兩種。

上海 英京 寶威大藥行

西曆一千九百十六年四月出版

中西醫學報

第六年第九期

本期之目錄

本報全年十二冊本埠洋八角四分中國境內洋九角六分日本臺灣洋一元零八分香港南洋各島洋一元三角二分零售每冊洋一角上海英大馬路泥城橋西龍飛馬車行西首間壁三十九號丁福保醫寓發行

拜挪珍補系粉

改良養益品　補系復元藥　爲濃厚食品含磷質（即燐質）甚富

拜挪珍粉以純靜之奶脒䥯膠麩糖與鈉鐠鎂之醣磷强礬集合而成無上妙藥味美適口凡體質虛弱病後新愈心神腦系耗竭失瘵損瘦諸疾功難盡述

拜挪珍之修合　拜挪珍粉係以純靜奶脒七成五特鍊䥯膠麩糖二成加以鈉鐠之醣磷强礬百分之二鎂醣磷强礬百分之一集合製成

拜挪珍形式上之便利　拜挪珍成淡黃粉之形其性與水及流質易於調合味最可口若喜乾服亦無不可此粉經久不壞

拜挪珍功效之優勝　拜挪珍有以下之特別性質其包含之奶脒約與百分之十一分五蘁三之氰（即養氣）相等其中之糖䥯皆最易消化入人體質其雜合之醣磷强礬如平常食品中之非莚底質（即無機底質）不致令人便祕

拜挪珍之用處　爲濃厚而消化之食品含有磷質（即燐質）甚富且其形質鍊成與人腦質及系腡所含之磷無異凡一切虛損病後新愈心力勞瘁致心部腦系耗竭失瘵疲乏損瘦各疾血虧消化不良各症服之奇效婦人乳哺嬰孩頗費體力服食此粉最能補益

拜挪珍之用法　凡服此粉先以滚過冷水小許將粉調成薄糊然後加入一杯冷或熱飲料中如水牛奶蔻蔻牛肉湯藕粉湯羹之類亦可隨意單服或撒於奶脂麵包或布丁等食品上服之

拜挪珍之服劑　男女每服二茶匙日服三四次　過十歲之小孩每服一茶匙日服三四次　十歲以下之小孩每服半茶匙日服三四次或視年齡稍減次數

拜挪珍之製造人　拜挪珍爲愛蘭漢百利有限公司所監製本公司在英京倫敦創於一千七百十五年在該城與赫弗州威爾西德尼特耳班上海透蘭多尼阿革拉莫司科各處皆設分公司至其他寰球重要城市亦設代理處本公司爲著名愛蘭漢百利代乳粉代食粉之製造人代乳代食粉銷用甚廣爲各醫士及看護界所稱許寰球各地幾視爲家庭不可少之品本公司之製鍊拜挪珍補系粉有如許之經驗且製造之器具精良自爲他人所不及也

英京愛蘭漢百利有限公司監製

分行

澳大利亞（西德尼市街）　南非洲（特耳班司密斯街四百十一號）

中國上海（北京路愛字八號）　坎拿大（透蘭多東暂勒街六十六號）

美國紐約（尼阿革拉瀑布城）　俄國莫司科（米阿司尼司卡三十二號）

謹啟者。近來外埠寄來掛號信件。信內郵票鈔票每有在半路已被人竊去者。敝處亦無從追究。以後凡購書買藥者該欵乞從郵局買滙票寄下。最爲穩妥。因滙票必在上海取欵。又須用敝局圖章方能取到。所以寄來時在中途無人竊取。因竊取此票亦不能收到此欵也。特此謹告。

醫學書局謹啟

各省買書買藥者該欵請買郵局滙票寄下郵票鈔票敝局一概不收

論醫生與社會之關係

陳忍一

莽莽大陸。蠕蠕庶類。以最高等之動物。自別爲人。孳乳生息。交易往來。而社會以孕以胚。以產。社會者。蓋合無數人之心理。合無數人之力量。合無數人之腦汁而製成之也。故社會之少而壯。弱而強。野而文。視夫社會中各分子之能力。

醫生者。社會中之一分子。爲社會中一部分任事人也。夫人有生命。乃得立於社會。人身爲無量原質組織而成。本具天然自衞之功用。功用有時而窮。不得不藉他力之救助。人身功用既窮。外物之侵害萬有。內患之變動萬有。於是救助之法亦萬有。勢不能盡人人之力以研究其法。又不能人人有研究其法之力。斯別爲一部分任事之人稱曰醫生。醫生將何恃以對社會。其對社會者何若。爲關係。

生理之機關甚微。病症之範圍最廣。光怪陸離。變化萬象。蹇裳涉洧者。曷測其深源。持管窺天者。焉覩其涯涘。方針一誤。謬以千里。遲疑不決。大事去矣。故迎刃而解。着手成春。非學力不足以妙其用。此醫生對社會之關係者一。

有學力。須副之以閱歷。方能發生學力之效驗。醫者固有未發明之症。症固有未發明。之方。方固有未發明之藥。藥固有未發明之功。見一事而長一智。臨一症而驗一方。勿謂。咀。嚼。糟。粕。食古不化。終不。僨。事。也。此醫生對社會之關係者二。

社會之尊醫生。曰父。母。曰國手。既得最高尚之名譽。宜自待以最高尚之人格。試念救人於患難之中。一若有密切之關係。默默社會。無限瞻仰。稍玷遺行。猜疑叢雜。大失信用於社會。此醫生對社會之關係者三。

醫生之職任。有政府醫生。尋常醫生。特別醫生之別。或有主動之力。或祇有被動之力。被動之力。僅效力於個人。主動之力。可效力於全社會。功用之差異。視權力爲率。故醫生。能。擴。張。一。分。之。權。力。卽。醫。生。擔。重。一。分。之。責任。實爲社會增。多。一。分。之裨益。此醫生對社會之關係者四。

社會之人數若干。醫生之人數若干。醫生之在社會。正如鳳毛麟角。則醫生既無術化身千萬。又何術遍灑楊枝甘露。此醫生。尤。以。多。爲。貴。也。世界公例。醫生應佔社會人數五。十。分。之。一。濟濟羣才。不遑有暇。遇事則互爲資助。平居亦砥礪以須。此醫生對社會之關係者五。

醫生知此五者之關係。醫生之對社會。思過半矣。若由此以徜徉六合。揮斥八極。帡幪大宇。參贊化育。當仁不敢讓焉。

惟是民國之締造方新。共和之幸福未見。病夫之痼疾劇發。人道之險象環生。前所謂五關係者更有五可懼。

半化部落。無知。愚民。巫蠱。符水。以爲。醫。推乩。拜神。以求。藥。信仰。及今。至死。不悟。可懼者一。

夸言。五。行。生。尅。之說。詭分。陰。陽。虛。實。之名。蠹食。仲。景。修。園。之。書。枕胙。神。農。黃。帝。之。卷。斯固。胸。無。實學。以意。爲。醫。問道。於盲。陷人。不。鮮可懼者二。

市夫駔儈假醫。漁利。碔砆。亂。玉。汨沒。天良。大盜。不。矛戕人。無。血。遺毒。社會。滋蔓。難。除。可懼者三。

蚯蚓。棲息。泉壤。自甘。蛣蜣。弄丸。薰蕕。莫辨。祇求偷安目下。不知禍迫眉燃。卽欲普渡以慈航。彼自願居於地獄。可懼者四。

神州蕩蕩。蒿目瘡痍。苦海茫茫。載胥及溺。仰呼將伯。致歎才難。所謂伊人。胡不我處。可懼者五。

醫生夫。醫生夫。知。懼。者。之。確。可。懼。則。關。係。者。更。爲。關。係。可。懼。者。無。一。日。不。營。諸。心。關。係。者。有。日。達。其。目。的。又焉知社會之少而壯。弱而強。野而文。醫生不佔一分子之能力耶。

女學生之衞生談

陳邦才

民國四年秋。某女校召余演講衞生學二時。余辭不獲已。乃述普通女學生衞生法數則。以報該校長之命。惟回思當時所講。殊欠條理。茲特筆述一篇。以便聽者之記憶。且更以鄙意登諸雜誌。與當今女學生界一商榷之。是否有當。姑弗計也。邦才識人之體質腦力。因男女而異。此治生理學心理學者類能言之。惟然而男女學生之衞生法。亦微有不同。男生應如何衞生。姑置勿論。茲且專述女生之衞生方法。以備採擇。

(一)衣服

(甲)寬窄問題　衣服過寬。則作事不便。體溫易散。過窄則抑止身體之發育。妨礙血液之流行。過寬過窄。均非所宜。不大不小。方合衞生。近有用布緊束胸部者。大不可也。

(乙)多少問題　著衣過多。足以減輕抵抗疾病之能力。偶一不愼。便罹感冒。豈講求鍛鍊身體者。所宜出此耶。

(丙)顏色問題　黑色之衣服。潛藏細菌而不易窺見。且吸熱力强。夏日尤宜禁用。鄙意以爲襯衣宜用白色。外面衣服宜用淡色也。

（二）運動

（甲）各種動作之分配　普通操當佔百分之四十。游技操當佔百分之三十。兵式與競技當各佔百分之十五。質言之。女子對於團體運動宜多。競技運動宜少是也。

（乙）不宜運動之時期　運動而在適當時期也。則身體受其利益。運動而在不適當時期也。則身體蒙其弊害。按女子如在下列諸時期內。俱宜停止各種或一種運動。　過用腦力後。　食後。　病後未復元時。　月經來潮時。

（三）洗浴

（甲）部位　女子除夏日外。鮮有洗浴者。即有之。亦不過局處浴耳。鄙意以爲身體各部分。宜常保其清潔。若有一部不潔。則此一部必不免疾病。行局處浴者。似不若行全部浴也。

（丙）次數　洗浴之次數。隨氣候而異。夏季宜每日一次。冬季宜每週一次。春秋二季則宜每週兩次或三次。勤浴習慣。急宜養成。

（乙）時間　洗浴之時期。非可隨意者也。若食後一小時內。月經來潮時。身體疲倦時。俱宜停止洗浴。否則利益未見。弊害叢生矣。

衣服運動洗浴。均須一一注意。既如上述。更有兩事欲告諸女學生者。即(一)腦力勿宜過用(二)精神宜常愉快是也。

(一)腦力勿宜過用　女子好勝心較男子爲强。故女學生之使用腦力。亦易失之過度。抑知用腦過度則腦傷。腦傷則病生。終且至於不能用絲毫腦力。不能戰勝他人也。且據醫學家言。凡女子使用腦力過度者。其結果或起姙娠性障礙。西哲不云乎。學校內之成績愈佳。𡸁產褥之狀態愈惡劣。女生女生。可深長思矣。總之余不敢謂女學生不必用腦力。特欲女學生不過用腦力耳。

(二)精神宜常愉快　女子情的作用旺盛。故多愁善病。而善病之原因。即多愁之結果。語云。愁能傷人。洵精當之論。蓋精神愉快者。必健康之人。心常憂愁者。實致病之根。此就經驗上言。非敢臆說者也。余願當今之女學生。咸使精神快樂。則其身體必健康。而疾病必減少焉。

以上所述。雖屬老生常談。然果實行勿懈。則於身體或不無裨益。聽者幸毋河漢斯言。

醫師與生命

徐蕙貞

死亡關乎天命。然豈不由人事哉。中國醫生不學無術者夥矣。平昔非有專門教授醫學研求。徒以讀書不成。謀生計拙。遂出其鹵莽滅烈之性。懸壺公之壺。諺然問世。嘗見有朝服藥而夕死者。或有稍識之無。從師臨症。湯頭歌訣。熟讀幾篇。詡詡然以國手自稱。而矜炫閭里。出必乘輿。衣必文繡。標榜其聲價。外觀似良醫。有叩其醫理之精純。病情之變幻。彼則啞口莫能應。枵腹無以自明矣。其上者不過涉躐內經、金匱、靈素等經。習知皮毛。略別寒燠。自以爲岐伯復生。華佗再世。非侈談仲景。輙擬香修園。祖傳獨步。秘授異人。一旦遇症衡方。往往執偏私而寡效者也。至於例藥板方。無裨醫道。偶或療痊。一二行道。輙頌其神奇。如醫無方。已死。則委諸氣數。其害豈勝言耶。至如針灸解剖等法。中國久失其傳。若詢以全體之構造如何。筋絡之組織如何。血液循環又如何。則茫然弗知也。業醫者知內而不知外。或知外而不知內。冒昧從事。不計叢脞之堪虞。直以人命爲草菅。殺人於三指而不恤。是可異已。

歐西各國則不然。設醫學堂研究醫理。教授專科。分班次以呈其功。限年月而畢其業。復經國家考取。始准給以醫事榮銜。方克懸牌行世。其鄭重醫學。爲何如哉。雖其間西醫未必盡良要以從實學而研究造詣既深貽誤自少以視吾國之所謂醫士者無國家之取締無專門之敎授即飲人以鴆如秦越人之視肥瘠相去奚啻霄壤哉不特此也以省垣一隅而論病者何止千計若一任不學無術等醫以病症爲試藥方之媒以生命爲弄兒戲之具醫愈則功自己醫死則委諸天豈人偶有病便該死耶何不治者之多也噫三指殺人甚於矛戟庸醫之肉其足食乎

且夫醫者重任也生命尤重任之重也昔范文正有言不能爲良相當爲良醫可知醫者之任比伴良相拯人危急救人水火此良醫事也導一世於熙甯登斯民於仁壽此良相事也雖所處之地不同而濟人之心則一今之醫者方書未窺其涯岸而招牌已揭於臨街即身親不至饑寒而人命何關痛癢殊不知醫得其法瀕危可慶生還醫不得其方微恙亦能致斃是在研求醫學有得者爲轉移耳嗟乎刀之殺人有形是覩庸醫殺人無迹可尋不誠大可畏歟吾願爲上者出而取締之是亦仁政之一端也

第七期　治療成績之報告立銘誤爲銘立

第八期　人生求樂之必要及方法已完誤爲未完

喚醒中國衛生上之覺魂（錄進步）

伍連德博士在博醫會演說詞　任夫譯意

醫術注重預防

曩者西醫初至中國。見夫上下各等社會。一切服御起居。純然無當於衛生。最可怪者。隨地涕唾。庭階衢巷之間。無論已。卽在頭等車艙。及醫室藥房客廳膳堂。推至裝飾華麗之交際室中。亦不能免此。既害清潔。亦爲癆病種子。滋可懼也。至於佈種牛痘。前所未聞。一家有患天花者。其家屬及戚友。常出入病者臥室間。不覺其危。發疹瘀者。以爲適逢天災。無可避免。患者亦不與人隔離。無怪其病毒四播也。抑余嘗游北京。見夫公用之水泉。井量既淺。近旁更有陰溝。爲排洩穢物之通徑。居民竟以此爲飲料。又嘗游滬會及蘇廣等處。見有女傭傾倒溺器於河中。相距不遠處。卽有人淅米滌菜而近地餐館。亦汲此河道之水。以供食客之飲饌。種種有害衛生之事實。宜無人不受天花腸病肺癆之影響。而竟能倖免。此吾人所驟難索解者也

今於我華人之習慣。稍加研究。則可知其不盡傳染者。別有其故。蓋中國自數千年來。人民之習俗有特種簡單之衛生法。自夏徂冬。均有合體之衣服。大多數人飲茶而不嗜酒。食物必煮熟。作事有節制。故在西國盛行之各症。如腸熱症。僂痲窒斯。旁腸炎。劇

性神經病。與氣管炎。肺炎。心病。腎病。肝炎。以及中酒精毒之各病。皆不概見於中國焉。亦有中國常見之病。而爲西國所罕覯者。然此皆可施用手術。或預防止。即如碩大之贅瘤。舍印度外。以中國爲最。但此等贅瘤。若能及早醫治。皆可脫然無恙。惟延久不治故釀成巨患。今者西國傳道人至中國行醫。以外科論。刀圭如神。久著美談。此後新設之醫院日增。精明之西醫日多。西藥之聲譽亦日重。其能得社會之歡迎也固宜

中國每年之死亡率。較他國爲高。其致死之症。實皆可以預防。吾人具有醫學智識。自當聚精會神。以期獲衞生事業之新效果。而以預防之法。爲入手。中國舊時之醫書。如在滿洲防疫會中所陳列者。對於病症之預防。罕有提及。故當診察病人時。中國醫士祇諳脈訣。不能實驗。縱觀歐美。則人人以實驗爲尚。故其衞生科學之進步。與公衆健康。法之須行。對於多種劇症。如瘟疫。窒扶斯。循環熱。癩風。天花。狗瘈。肺結核症。鈎頭蟲症。皆驅除甚速。此固由於少數醫家之提倡。亦賴全社會皆有衞生上之智識。有以致之也。行見不三十年。即肺結核症一種。就其所殺人數而論。必較現在減少强半。他若楊梅淋濁等症。亦有法預爲防止。蓋防病之法。將來必有什百倍於今日者。可斷言也。

公衆衞生

英國之實行公衆衞生也。遠在一八四八年。由查維克勛爵首先贊成此議案。遂頒定專律行於全國。嗣後各國。踵起行之。惟我國瞠乎其後。社會間已受教育與未受教育者。皆易受病菌之侵害。則預防之法。不講實爲摧殘生命之原因也。謂中國人不知衞生乎。非也。夫衞生字義散見於周代以下方術諸書。越至於今。大多數人之尋常日用間。尙能暗合衞生之原則。可知中國人非絕無衞生上之知識。患在不甚明瞭耳。吾人於此時期。欲推廣衞生事業。非創舉也。乃對於國人潛伏之魂警覺之而已。

今者留華西人之博醫會。已發起公衆衞生之一科。誠爲極佳之朕兆。要知公衆衞生之實行。則此後行醫事業。不僅限於醫院。幷當於治病之餘。出外演講疾病之預防法。而各等醫校。宜擇公衆衞生爲主要之科目。務使學生知病症之發生。有團體連屬之關係。不僅以治療個人爲已足。將來畢業出校。不惟爲病家之調護人。亦爲未病者之防護人。是爲醫學生所最當知者。以我國將來衞生事業之革新。悉由此等醫學生任其鉅艱也。外此則宜撰著論說登載日報雜誌。闡發衞生之要理。使國中學政警商各界。與夫爲家長及子女者。對於衞生。咸具普通之知識。而於此時亟應提倡之條目如

一、次。

一、各種病疫之來源。皆爲微生物。雖目不能見。若用顯微鏡窺之。或置試驗管中。使之長大。則可瞭然。此等微生物。觸接於人類或動物之身。卽能繁息。釀成病症。

一、致病之微生物。由一人傳達他人。有直接者。如癆病喉症天花等。有蟲豸爲媒介者。如鼠疫之蝨。瘧疾之蚊。腸窒扶斯及痢疾之蠅。循環熱症之白蝨。窒扶斯之木蝨。

一、病之由於傳染者。祇須設法銷滅爲媒介之黴菌及微蟲。卽可防免。首則個人注重淸潔。次則撲滅鼠類。驅除蚊蠅。皆可免此類病蟲之滋生。

一、隨地涕唾。最汚穢亦最危險。極易傳染肺癆病。故應改革此習慣。能使幼童卽知此害。尤善。

一、天花一症。重者致命。其次毀容。倘於幼時卽施種牛苗。至二三次。自可防免。如有一家發現此症。則應嚴密隔離。使健康者勿與病人接近。

一、汚濁之水泉。不可飮用。亦不宜沐浴。因微生蟲一入胃腸及皮膚中。則釀成鈎頭蟲症。貧血症。痢疾及腸蟲各等劇症。

一、居室湫隘。黑暗潮溼。最易滋生病蟲。反此爲乾燥潔淨通光之室。則病蟲自然絕迹。

是以居室宜滌除塵穢。多開窗戶。

一、公衆衞生之計劃。政府須與各地人民。協同商榷。合力進行。並說明傳染病由小化大。無間上中下各等社會。故無論貧富。爲保全公共福利起見。應服從衞生之法律。

一、有等傳染病。極可恐怖。然當其初亦極易除免。乃我國人聽其蔓延。致令西人目爲病國。吾人宜爲自身及國家一雪斯恥。所謂易於除免之諸症。如風癩。瘟疫。窒扶斯等。祗須預絕病菌。本可無慮。他若未經割治之贅瘤瘡瘍。與夫各等可畏之皮膚症。皆可用簡單之衞生法防免之。既發後。亦可因早受外科醫之診治。而得治療也。

上述九則。如在各等社會間實力推行。則舊日以爲不治之病。當可減去强半。不出三十年。以上諸病。皆可絕迹於中國矣。

衞生事業實行之條件

欲使我國人咸具公衆衞生之思想。其著手方法。卽表明西方醫學及防病之各術。實爲攻破病魔最堅利之軍器。人人能信之不疑。則國中無量數之生命。胥可免於夭札。而地方卽可由繁庶而臻富强。余懷此已久。是以力請中央及地方官長。對於全國之醫學教育。須完全重行組織。嘗遞呈大總統暨內務部。討論醫學教育之一問題。內有一條。即欲在北京設一中央醫學會。由敎育部派員一人。及全國各醫校各選一代表。組織斯會。該會有管理全國醫學敎育之全權。可決定敎授醫學。當用何種語言。并規定課程，監督考試。準許醫院中添設醫科敎授。此外則訂定行醫法律。及有行醫資格者之冊籍等事。

但各地方官吏。及人民。對於衛生事業。皆應注重。不必待中央之發起。而後遵行也。此事。須與留華擔任醫業之各國人協商妥善。興此善舉。由官吏爲之倡率。并請敎育界有勢力者。贊助發闡醫理。及衛生等事。如下列諸條目所當按之各地方情形而次第實行之也。

(甲)初等小學須講解衛生　凡爲小學敎員。須具衛生之普通智識。當以下列各事。敎授學童　一提倡清潔主義。如沐浴宜有定時。每日早晚刷齒二回。勤換裹衣。家庭間各事。須悉求整潔。　二以普通物理爲敎。如食物之利弊。動植物之相生。休息之有益。　三敎以預防病菌之簡易法。凡痧疹。喉風。痘瘡。癆症。腸窒扶斯。痢疾等之傳染病。皆當指示其防免法。并須說明蠅蚊蝨類之傳染情形。俾知所警戒。　四注重切身之道德敎育。此種敎育。係賅括兒童生理學始初之階級。及少年易受之諸般引誘。

(乙)設立地方衛生部　地方官應發起組織衛生部。邀致當地紳商學各界領袖。得其贊襄。尤須延聘富有學識之醫家。資其臂助。所需開辦及常年經費。援各國成例。似宜由地方稅項下撥助。蓋防病未然。實最有裨於民生。卽關於經濟上之利益亦甚大。此部須擔任以下諸職　一潔治街道。凡沿街堆積垃圾及廢料。宜按法收集而毀滅之。　二檢查民居及店肆工廠。有無違礙衛生等事。　三調查生育及死亡。蓋政府欲確知人民之生數及死率。非實行調查不可。調查之時。遇有非常病疫。卽可研究其來歷。而施以適當之治療。凡文明國律。關於人民之生死。皆有詳細之統計。倘全中國實力舉此。則戶口之實數。及經濟之狀況。可以周知。不僅防止病疫已也。　四地方上有傳染病。應隨時報告。此條包括强迫施種牛痘及建設合宜之病院等事。　五監視菜場及食物舖之出品。　六檢察藥房及售藥商之出品。防止危險藥物。如鴉片嗎啡等之害人。　七檢查旅館妓寮。及其他易於發生傳染病之公衆屋宇。就一九一一年之大疫觀之。傳布病疫最大之媒介。卽苦工所住之小旅館。是役也。傷亡中國約六萬人。　八爲居民設備淸潔之水泉。　九勸察附近城市之塚地。以免妨害公衆之健康。

(丙)創設公益社　我國自數百年來設立此類會社頗多然祇限於施捨及斂葬等事不知當其前者更有莫大之公益正亟需其助力卽公衆健康之實行是也在長沙境內已有此種會社。足爲他處之模範。然創設斯會最難感化者卽名爲上流社會而實無普通知識之輩以故衛生教育無論貧富皆當吸受幸而我國上流社會富於公益心以理喻之頗易聽受聯合此等人組織公益社必能資其翊助而漸期其發達也此社之要綱有二。分目凡四。

(要綱)　一對於貧民改良其生活使知自衛及防禦疾病之法　二使現在男女界之優裕者能爲同胞服務作成其愛國心一掃從前自私自利之舊習

(分目)　一教育運動　以肺癆及他種疫死之理由灌輸於人心。灌輸之法。或親訪其人與之晤談。或當衆演說俾得周知。或用電光影片畫圖書籍。宣明衛生要理。而新聞雜誌。尤宜多得其助作一致之進行。　二兒童游戲　爲兒童覓空曠之場，供其運動或游息。　三代售或分送衛生之食物。　如兒童用之牛乳類。務取鮮潔無雜質者。　四病理宜講及擔任調查看護。　選派已受教練之看護婦。調查附近各地貧民生活之狀況。並探望病家。爲產婦看護。及宣述衛生要理。務使家喻戶曉。上列各條。爲慈善家最當注意者。凡學校與社會團體及男女青年會。各執事人員。皆可發起斯事爲地方倡率各展才力以造無數黎民之幸福。

（丁）在北京創立中央衛生學會　各地方衛生團體須有中央機關督促進行。在中央學會內宜置備全國衛生事業之詳細圖表并有規模完備之實驗室凡有志考察者皆可入會共同研究病疫之起因試驗各種病菌分析中西各等藥材並製造療治天花瘟疫喉痧窒扶斯狗瘈蛇毒等之痘苗與血清供給各省之需求此學會創立時需費頗鉅然苟辦理得法則數年以後足以償補各項費用而有餘。

結論

我國地廣人稠舉行公衆健康事業自不能程效於旦夕但鍥而不舍事必有濟回憶今大總統任直督時。嘗在天津設立衛生專部。醫學頗有發皇氣象。任事者亦多幹練之醫士。但時閱數載。一切設施。不免與新學理相僢而馳。是不可不加以整頓也。漢口之有衛生部。則自留英醫學士丁士原君就職以來。社會期望之者甚殷。丁君復延舒厚仁博士綜司醫政。舒亦留英畢業者。此後醫業之成就。當有可觀。至於廣州等處。醫業亦著有進步。夫苟自今伊始國中上級官吏與當地著名人士協同籌劃與民更始並有公明練達之醫學家為之指導則中國衛生事業聿新之期當不遠矣前者滿洲治疫一事為中國醫界一大進步至今閭閻市廛對於防疫一事非常注意因四年前之奇災猶有餘痛也該地之醫學家於以上條舉之衛生教育已漸見實行或演說而用圖表影片以佐之或分送書籍又多著衛生論說登載於全國重要之月報則將來效果如何有非今日所能預測者矣若夫余對於中央政府所條陳者亦頗見採納。交通部分咨全國官有鐵路厲行各種衛生規則。教育部批准各校適用衛生之教科書。皆前所未行者也。

慨自民國締定以來。國中對於新進熱中之士。每加以嚴酷之譏評。顧此班少年。襮其短亦不容掩其長。若輩從英美德日留學而歸。或由本國高等學校畢業者。其愛國心皆非常肫摯。多欲於中國再造事業上。大有所建樹。即醫學一道。尤其彰明較著者。余之僚友中。恒有費十餘年心力。在國外研習醫術。得最高之學位。歸而望有裨於祖國。此皆最有用之服務人才。不可不廣加搜羅。相與有成。要之此事造福宏大。應無分中西。相互提攜。胥一國人而同登壽宇。必於斯肇其基也。

神經衰弱症

丁福保

神經衰弱症。多發於男子。在靑年期爲尤盛。槪以生殖器爲其原因。有爲之士因此而爲殘疾廢人者不少。記其大槪。以供本病患者之參考焉。

原因　靑年之學生。患斯病者最多。其故因敎科繁重。專用力於腦。怠於身體之運動。故考試前尤易發此症。究其發病之遠因。是皆手淫之遺禍也。又有年齡稍長。追想靑年期之孟浪。深悔恨而起本症者。（本症與婦人之藏躁症頗相似）

前項手淫及房事過度。俱爲本症之大原因。學生外患此症最多者。爲心勞過度之人。如官吏、學者、營商者、事業家、裁判官、辯護士、新聞記者、政治家等。婦人如家庭不和。嫉妬心甚。愛子死亡。男女戀情失戀。悲哀處境拂逆。修學過度。精神感動。受非常之刺戟。則起本症。在農工則罕見之。手淫及房事過度之外。又有隨慢性病而起本症者。例如肺結核、糖尿病、胃擴張、腦病等患者。常罹此症是也。此等慢性病之經過極長。心存杞憂。則爲神經衰弱症。此症有遺傳性。過食煙草者亦易罹之。

症候　本症與藏躁症及癲狂相類。重者幷發左列各症狀。

精神的變狀　是爲本症所特有者。凡事存杞憂之念。乏思考力。不能判斷是非曲直。細微之事。常往來於胸中。追思既往。遠慮將來。居恒鬱鬱不樂。嫌與人交際。或則怒氣勃發。或則悲哀過度。夜不安睡。乏忍耐力。作事倦怠。爲學則頭重。

神經性想像病　患此病者如恐脊髓痛疼。則脊部卽有不快之感覺。如轉念至下肢疼痛。則下肢卽知覺異常。此想像病爲眞疾病。屬神經性。除上述諸神經性病外。有屬於各臟器者。可分腦性、脊髓性、心臟性、消化器性四種。列舉如次。

腦性神經衰弱症　頭痛。頭重。眩暈。且有頭旋之感。腦血管弛張之變化過甚。顏面或充血深紅。或極蒼白。

脊髓性神經衰弱症　身體倦怠。脊髓及各處疼痛。知覺障害。此知覺障害多爲過敏的。易辨別寒暑疼痒。

心臟性　心部壓重。呼吸促迫。心悸亢進。脈搏增加。四肢發汗。足部有各種痲痺及疼痛之感。不喜交媾。或雖欲交媾而不能。

消化器性　食後胃部壓重。疼痛。便秘。時或下痢。食慾寡少。或又嗜欲較平時加多。

生殖器性　此症之有關於生殖器者。悉爲色情之變化。男女俱色情亢進。好手淫。甚有陷爲色情狂者。此色情狂尤以續發於女子之患神經衰弱症者爲多。古來稗史小說中所謂戀病。其一部分卽此病之劇甚者也。然亦有色情大減。嫌惡交媾。甚至男女不欲相近者。是曰廢淫性。亦癲狂之一種也。

生殖器　所發之症候。如陰萎、夢精、遺精、早漏等。又往往快美減少。或竟絕無。而此等症候尤以因手淫及房事過度而起之神經衰弱者爲最多。膀胱知覺過敏。尿意頻繁。此症雖不至喪命。往往轉爲藏躁、依卜昆的里、痲痺狂、癲狂等。又有因食慾減損。身體之營養不良者。

療法　第一以有規律之生活爲主。要精神求其安靜。勿存杞憂之心。夜睡須早。且充足。朝起在空氣清凉之所行屋外運動。平時宜勉行適度之運動。戒煙酒茶等嗜好品。食物用滋養物。(牛乳肉類鷄卵等)便通須整理。勿令便秘。便秘者以按腹法治之。不奏效。則用下劑。用布片浸冷水。摩擦身體。或以海水爲浴皆有效。轉居於空氣清凉氣候溫和之山地海濱等處。惟按摩術按摩身體之各部。亦極奏效。電氣療法亦可行之。

依卜昆的里　本症之原因。同於神經衰弱症。多見於壯年男子患生殖器病。濫行手淫。房事過度。消化不良。有强度之便秘及抱失望的杞憂念慮者。

症候及診斷　以精神的疼痛與恐怖之念慮爲特徵。患者常精神鬱抑。無故苦慮身體。有種種妄想及恐怖之心。夜不安眠。嫌惡就業。起頑强之便秘。與皮膚之知覺異常。重者內臟神經過敏。知覺神經變狀。成所謂想像病。卽如因感冒咳嗽而疑及爲肺病者談話傳染所致。有些須之苦痛不快之感覺。而慮爲重症是也。然患者之才能。並不因此稍減。反有爲自己之妄想的疾病。欲講究醫理。而翻閱醫書者。或就問於醫士及諸親友。自恐己之疾病不可救者。紛紛擾擾。徒自苦耳。本症輕者之症狀。則與神經衰弱。及藏躁症諸徵候相類。

療法以精神的療養、規律的生活、轉地療養爲最要。若藥治療法。非用西法療治不可。

藏躁

藏躁　爲女子之神經病。多發於二十歲前後之婦人。每起原於一家不和。嫉妬心重。喪失愛子。男女思慕。失戀之悲哀。學科之繁重。生活之不如意等。皆由精神感動。受非常之刺戟而得是病也。故中流以上之人多。而下流之人少。醫者視此症。常誤斷爲子宮病。夫子宮病之反射。易感於精神。雖與本症有極大之關係。而竟斷之爲子宮病。則大誤矣。

症候　多身體衰弱。好臥。精神過敏。易泣笑。愛居暗室內。常有頭痛。無強毅之意志。又或五官變化。好人所嫌惡之食物。喜人所厭聞之臭味。時又胃部痙攣。身體麻痺。然數時即復原。易惡心嘔吐。心悸亢進。尤易吃逆欠伸。常發胃痙攣。成一種習慣。是名曰癔。

生殖器病患者攝生法　規律的生活最必要

(一)起臥須有一定之時間。(每晨五時至六時必起牀晚九時至十時半必就寢不可晝寢)(二)不問陰雨。每日須有一定之時間。在一定地方。運動散步。(三)斷不可手淫。(四)房事在一週內。不可過一回。或二週內不過三回。大約自已年歲之十位。以二乘之即得。例如二十餘歲之人。其十位爲二。以二乘之。即二二如四。約每四日一回。三十餘歲之人。二三如六。約每六日一回。四十餘歲之人。二四如八。約每八日一回是也。交合之時間宜短。不宜過長。又不宜淚暴。所以防擦傷。及感覺神經異狀。惹起腦神經衰弱症也。(五)每日三餐。定其分量。宜十分咀嚼。與唾液相混。而後嚥下之。(每回食物量之多寡當由各自體質之強弱而定)

行水治療法　方法如左(但左舉四法中各由體質之強弱擇一法常用之可也)

(一)以海棉或手巾浸冷水。洗滌脊部四肢及陰部。洗畢。即用力摩擦之。(二)注冷水於陰部及脊部四肢。(三)以冷水浸頸部以下若干時間。後週身用力摩擦之。(四)每朝洗面之際。以冷水濡潤手巾。絞去水分。摩擦陰部腰部及股間全體。

右四法中如無一法可以應用。則每晨起盥漱。以手拭浸於冷水。取出而略爲絞乾之。摩擦頸部四肢脊髓下腹部陰部周圍。約五分鐘以上。日後自覺精神爽快。皮膚之抵抗强盛。又就寢後決勿可抱種種空想。如不入睡。則行全身摩擦法。再靜臥牀上。并令精神向愉快之方面。使心寧而入睡。

一勿存妄想。二每日浴後。以冷水灌溉陰部。用手巾摩擦之。三多取滋養食物。(魚豚鷄牛牛乳鷄卵穀物之類)四禁用不消化物植物性油膩食物及刺戟物(芥薑之類)上等茶類(但酒類則無妨少飲之)五不可過勞精神。六就寢時宜高枕側臥。七陰部周圍勿可置物。(如手及衣服之類)八被勿過重過厚。宜褥厚而被薄。

除照上法治療外。兼用健胃强壯補血劑。則主治藥之效力更速。(但主治藥非經醫士檢視不可輕用又如日常服牛乳鷄卵肉汁牛肉及他副食滋養物等則滋養力愈大)

天演物界生殖之原理

曾光宇

混沌闢。種類成。天演著。一切衆生。若卵生、若胎生、若溼生、若化生、寰珠。摶摶。萬物。雜糅。天演界內物競爭存。生殖不已。故生物也無涯。知物也亦無涯。博物生殖哲學家理茲述。一篇。供諸博物君子而攷究。焉。

一自然生殖　由有機。物。分。解。而生。無生。活。物。化。其自。然。謂之生。活。體。機。昔唱。其說。生殖。之理。擴及。昆。蟲方今。主。說只最。下等。之生。活。體當生殖時以生機物入於管內。熔閉加以高熱生活體。內種子皆滅。且空氣不入管內毫不起自然生殖由多次試驗證明諸理。故曰生活體。必由生活體產出。其言良不誣。試觀無脊椎高等動物。乾燥則呈假死狀。藉得溼氣。再能復生。

動物界之發育史　地球表面。動物生存。發育生理。學說有三。

(甲)種屬不變說　種種動物。自上古發生之始。各呈現在之狀態。其後亦毫無變化者。

(乙)動物一體說　各種動物。少數之種屬進化。其初則少數之下等種屬。經數千年階級進化。至今而成無量數之種屬。

(丙)答路烏乙氏說　凡地球上之生體各自生存互相競爭證諸天演公例曰生存競爭如力量、迅速、色澤、生產機等具有特別之性質者曰優勝反之曰劣敗此性遺傳子孫受輕度自然之陶汰閒斷完全種屬亦漸次變化生體受外界強迫器官變形部分萎縮因自然陶汰勢使之然而動物種屬漸漸變化者證諸人爲牧畜可得歟

二分裂生殖　生體者何由能働之機能分裂兩個之生體恰如細胞分殖於原蟲中如阿米巴滴蟲等見此生殖也

三芽生生殖　由母體而生芽狀物漸次發育宛似母體此物卽其機能於珊瑚滴蟲等見此生殖也而在此生殖中有新生體連系母體漸次膨大者又有新生體分離母體以成獨立體者

四結合生殖　一母體前端與他母體後端結合成一圓體漸次溶解變無形塊生多數胞於各胞中現舟狀物茲生阿米巴樣生體形成核及被膜形如母體曰結合生殖此生殖於滴蟲見之

有性生殖　如胎生動物以雄性精會合雌性卵生新生體或精卵分屬雄雌者抑或

精卵合屬一體者。例如絲蟲屬左之生殖亦然。

五。變性生殖　妊孕原理由卵先具生殖機。茲生一列之異形生體。漸次變化。遂具生殖機。故曰生體。於昆蟲、關節蟲及二三內臟蟲（例如旋毛蟲）見此生殖。又於脊椎動物中水陸動物例如蛙及鰻魚亦是。

六。變換生殖　茲生一列異性生體。漸次變化。遂具生殖機。生體狀態。恰如變性生殖。然其異點在一期或他期生體增殖無性。故此生殖始則爲無性生殖。繼則爲有性生殖。例如絲蟲卵。先具六鈎。漸變爲蟲。次生胞蟲內成一頭或數頭。終化絲蟲。又如葉虱。春期妊孕。卵生無性蟲子。此蟲子復生無性蟲子。如斯數次生殖漸至秋後茲生雌雄遂相交媾而生卵。此皆屬變換生殖也。

七。秉性生殖　同時秉有性生殖。又精卵會合以成生殖。受精成卵。只同一性動物。例如蜜蜂。見此生殖。抑蜜蜂分爲三種。一曰王蜂二曰職蜂三曰情蜂王蜂之生殖機成熟。雌蜂春時出巢。當飛揚之際。與雄性情蜂交接。其精蓄精囊中。感受精液。卵遂發育。又在動物中妊孕之卵。可得初級發育者。如雞豚兎等是。

八。間級有性生殖　於人類、哺乳動物、鳥類蟲屬、及魚類等見之。

天演物界生殖之原理

天下之生物。必有原。么。麼。體。故曰。由。微。中。生。大。則。有。之。無。無。中。生。有。之。說。也。世人。以。肉。眼。所。不。能。見者。爲。無。烏。乎。可。（慧博）

粉刺之療法

張傳霖

此篇從治療新報第六十七號江馬章太郎原稿譯出

皮膚病患之最占多數者粉刺居其一。予計三年間來診之皮膚患者。三千五百八十三人。其中患粉刺之男子七十五女子四十二。共一百十七名以百分比例算之。爲三二六五。考其年齡則二十歲至三十歲者爲最多。然於其本人之職業則無關係焉。

粉刺之原因。諸家之說不一。其發生時候每在春情發動期。幾至無人不受其擾。蓋此年齡之內人身生理之機能爲之一變。生殖器諸腺發育。毛髮繁茂。皮脂腺之分泌亦盛。而皮膚變角質之病的作用。遂起是爲粉刺發生之原因。

方粉刺發生之前。毛囊及其周圍。先見發炎起角化性之疱粒。中央有黑色小點。形成角栓。可以壓出。內含白色稠粘之質。其化膿者曰膿疱性粉刺。其好發之部則在前額鼻旁兩頰與頤。發生處現赤色而滋潤。恰如塗油鏡有光澤。以白布拭之。呈油狀之污點。

雲那氏嘗於粉刺之內。發見一種亞攝伯斯連菌。略與沙甫羅氏之皮脂漏菌相同。因命之爲膿疱性粉刺菌。此菌果爲粉刺之病原或偶然侵入。雖未能確定。然查此菌在健全皮膚之上。本不能逞病的作用。或者乘人之春情發動年齡。皮脂分泌與角化旺盛。因是而繁殖。亦未可知也。

粉刺關係於內科亦多。如腸胃病、子宮病、血薄症、大便閉結。月經不調等。皆可起之。而尤以腸胃病惹起更易。蓋血內吸收腸內產生之毒物。至血液。不調皮脂分泌。異常遂誘。起其病。故療治之法。亦當內外兼施。

療法

（內服藥）粉刺既與內科有關。則內服之藥爲不可少。往時醫治此病。多用甕劑。近時以其奏效不確。改用硫磺及黑石脂。處方如左。

第一方　硫黃末　錢半　薄荷油糖　六錢半　每日三次。每次二錢。

第二方　黑石脂　四厘　膠壳裝載一日三次。飯後服。

第三方　黑石脂　六十五厘　甘草糕　甘草末　各適宜

右爲三十丸。每日三次。每服二至三丸。飯後服。

黑石脂其味不佳。近日薩加氏發明之無臭黑石脂。可以代用。他如新鮮麥酒酵種。每用二錢。和汽水或麥酒內服。每日三次。飯後飲之。亦有奇效。

飲食之當禁者。如脂油、牛乳、濃茶、珈琲、濃酒、及熱性飲料。

(外用藥) 單個者以鑷子或脂甲壓出之。叢生者則以十百先之沙力先酸番梘硬膏。(硬膏百分中含沙力先酸十分者)反復塗搽。或壓出後。以十百先之釩醋鹽水數之。非常輕快。外用洗水。可用下列諸氏之方。

第四方 款美核露多氏洗水

硫黃降散 二錢 樟腦 十五厘 白膠漿 一錢

石灰水 玫瑰水 各二安士 和勻澄取洗澱塗患處

第五方 雲那氏洗水

汞綠毒 一厘半 白膠漿 甘油 各八十厘

杏仁水 錢半 火酒 四錢 水 二安士 和勻洗滌

第六方 沙盧核露多氏洗水

硫黃降散 火酒 甘油 各八十厘 鍁炭養 十五厘

和勻洗滌

以上各方雖無新異之特效藥。然夕塗旦洗。成績甚佳。家居罕出者。晝間亦可用之。

（摩擦法）　其法每夕睡前患者先以熱水浸兩手令煖。拭乾。塗花士玲於掌心向面。之患部摩擦。約十五至二十分鐘之久後以研細之滑石粉撒布每日早起時更以綿團擦十分鐘如此數日亦易見效。

背癰之白糖療法　成開鈞

余既從事醫學。日隨諸先生於軍醫施診所。症之輕重不齊。治法亦分門別類。悉心研究。興味無窮。尤以用最平常之物治背癰各病者。皆得良好效果。爲可喜也。亟錄之以公諸世。

攷背癰一症。譯拉丁名爲（卡崩〇）大約我國人以其患在背。且色紅而腫。故名爲背癰。其實。患處不祇背兩膊頸及面部亦間有患者。背上不過比較別處爲多。中年以上。之人。及曾患有腎病或痾甜尿等病者最易招是病。得病之原。蓋由一種膿菌透入毛管而達皮肉。初起時略與平常瘡癤無異。形大如李或如桃。暴痛異常。寒熱交攻。患處日見散漫。侵入附近肌肉。皮硬如板。作灰紅色。久之遂潰爛成膿。深入肌理。又久之由皮處洞開。現出小口無數。皆含有腐敗血肉。斯時患處呈一現狀。與蜂窠等。其後各腐質日漸剝落。痛亦止。在平常輕症。經過此階級。約一月而愈。惟症之稍重。（如患在面部或因體質本弱致毒菌由血管而輸運全體）不至命者幾希耳。觀（卡崩〇）之病狀如是其險。其治法不可不一研究也。攷其通常治法不一。初級。療法。有在患處行皮下注射。加波力水（一開八十）以殺其毒菌。或至二級時。用手術。將患處開成十字形後。洗以各種消毒品。或有將腐敗皮肉。去除淨盡。伺毒質消滅。再行種皮法。以補所缺。致內服各藥。要斟酌病者體質而施。無一定也。內外治法。大概如斯然徵諸過去的實驗。效者固屬居多。不效而致死者亦數見不鮮。但舉余所知。更無過於白糖療法之美。且備也。

白糖療法行之已非一時。經驗亦非祇一症。余聞之諸先生。數年前在北洋時專力研究（卡崩〇）的療法。遂從理想上尋出日用之白糖。實能使（卡崩〇）之腐質快捷脫出。并能免其侵入附近之好肉。自發見後。行之實驗。無不應手而愈。其療法先將消毒品將患處洗淨。拭乾後。用白砂糖敷近腐肉處。包裹妥當。症重者日換數次。輕者一二次。至內服各藥。亦極有關係。如上列所云不能一概。艮由症有輕重之分。體質各有壯弱之別。鬱結不宣者瀉之。氣血虛弱者補之。神經衰弱者興奮之。毒之深者清解之。要皆在臨症者審度之而已。

軍醫施診所自成立迄今。前後患（卡崩嗃）求醫者。約三十餘人。悉用白糖療法。症之輕者。不旬日霍然。卽症之劇者。亦久而終愈。輕者姑不具論。茲特舉一最重而功效最著者以概其餘，俾知白糖之妙用。

患者男子畢姓。行年五十六。既困於貧財。復染芙蓉癖。體質荏弱。面色灰敗。比揭衣。左背現一最劇烈之（卡崩嗃）詢之。患已經旬。患處作焦紅色。炙手可熱。長約九寸。橫闊約三寸餘。由皮下腫起。約有寸餘。蜂窠之狀已現。膿血模糊。細察最大之孔內。胸膜動作。隨呼吸而搧動。多以爲斯人斯疾。難乎爲力。蓋聆其所云。生計困難。欲勸其多食肉類以補助體質亦不可得。祇有與之一面外敷白糖內助補益之劑。不意行數日漸見起色。再洗換一次。腐肉纍纍。觸手而脫。約行之半月。腫痛皆消。且新肌暢發。前後約六十餘日克成厥功。復思舍是症而外。待研究者正多。不從實驗中來。雖最近者亦易忽之。第以今日之糖。祇全裘之一腋也。望我醫界諸公取而集之。亟力講求實驗。將見爲醫學上放大光明。與斯民同登壽域。豈不懿哉。

眼球突出。兼化膿性虹彩炎者。爲化膿性虹彩脈絡膜炎已起全眼球炎之徵。多由眼球以外身體他部之化膿竈。細菌栓塞葡萄膜或網膜之血管而起。例如產褥熱等來之。

眼窠蜂窠織炎

眼瞼腫脹。兼適度之眼球突出。有劇痛及對壓感覺過敏等徵者。爲眼窠蜂窠織之炎症。不速行外科的療法。非惟失明。且有生腦膜炎或靜脈竇血塞等之虞。

眼手術前睫毛之剪去

眼手術前剪去睫毛。兩眼不能黏着。可防分泌物潴溜。且再感染發炎菌之憂少。

眼瞼植皮法

眼瞼之植皮法。通常取移植之皮瓣時。須預算約一仙米之收縮。

眼球面昇汞水使用禁忌

眼球面點用古加乙涅後。再用昇汞水時。則角膜生溷濁。故禁忌使用昇汞水。

眼球點用古加乙涅後之注意

點用古加乙涅後。注意角膜乾燥糜爛否。宜常溼潤之。或以繃帶被之。

麥粒腫

在麥粒腫。由發炎之毛囊。拔去睫毛。次行硼酸水冷罨法。

流淚症之原因處置

常流淚而無他徵者。是由慢性淚囊炎來。摘出之卽愈。又在角膜潰瘍。數回塗布沃度丁幾。有治癒者。

虹彩炎之治法

虹彩炎有頑固瞳孔收縮者。貼水蛭於瞼裂下部。入亞篤魯必涅小結晶於結膜囊內。則瞳孔散大。而瞳孔既十分散大。爾後卽保持其散瞳之狀況可也。

虹彩切除術後之注意

因緣內障行虹彩切除術之後。至少亦須一週間點必魯加爾必涅於健眼。使瞳孔縮小。但不施繃帶。以便檢眼。

瞳孔散大藥之使用

用瞳孔散大藥於成人之後。必點一%必魯加爾必涅水。令瞳孔之大。再復於舊。患者之檢診時切勿怠。

眼球手術與莫爾比涅注射法

行白內障手術或虹彩切除術等時。於約三十分鐘前注射莫爾比涅〇、〇一。手術之際患者安靜。疼痛亦輕頭無暴動之虞。手術之進行容易。

第十四章　鼻

持續性之鼻汁流出

持續性頑固之鼻汁流出。宜記是否爲前頭腔或其他副鼻腔之慢性病。

鼻加答兒與前頭竇蓄膿

曾罹鼻加答兒。若該病經過之後。眼窠或眼球訴劇痛者。爲前頭竇蓄膿之徵。此際局所有壓痛可助診斷。

上眼窠神經痛

非確認無前頭腔之疾病者。不可輕下上眼窠神經痛之診斷。

鼻部之外傷

鼻部受外傷。由外表檢之而不關骨折之有無。必注目鼻中隔轉位與否。若轉位時。插入坦篷(Tampon)(博醫會譯作止血墊)整復之。

鼻腔副鼻腔之手術

鼻腔殊副鼻腔行手術之後。其前頭覺劇痛時。縱不發熱。亦恐爲海綿竇生血塞。

副鼻腔之急性炎

副鼻腔由急性炎症。前頭部生劇痛者。投稍多量之安知必林或規尼涅。促分泌物流出。卽可輕快。

鞍鼻巴拉芬注入法

對鞍鼻行巴拉芬注入法時。須用指壓鼻根部之左右。以防注入藥流於側方。

第十五章　顏面

咬筋梅毒性腫瘍

梅毒屢生咬筋限局性腫瘍。疑時可於手術前試行驅梅法。

耳下腺之良性腫瘍

耳下腺之良性腫瘍。殆不起顏面神經之壓迫麻痺。此徵可與悪性腫瘍鑑別。

耳前部淋巴腺炎

耳下腺部之腫脹。不獨爲耳下腺疾患。耳前部淋巴腺炎亦可來之。該淋巴腺炎。多與顏面水疱疹或他部之淋巴腺結核有關係。

下顎部放線菌病

下顎部腫脹。而形成多數之瘻孔時。不發見他之病原。則甚有放線菌病之疑。

顏面手術之注意

凡在顏面行手術之際。須注意斯垤能氏管之經路。

顎骨慢性骨髓炎

在顎骨慢性骨髓炎。須俟腐骨遊離約一個月。而後行手術。若過早有須行再度之手術者。

第十六章　口腔及咽頭

小兒開口法

檢查小兒口腔時而不開口者。於兩齒列間入消息子。觸軟口蓋卽行開口。乘此時速將開噤子插入。

咽頭及扁桃腺潰瘍

咽頭及扁桃腺之潰瘍。須先確認非急性白血病之後。始可下梅毒性之診斷。

壞疽性齒齦炎

在壞疽性齒齦炎。愼勿怠血液檢查。

唾石

飲食時、口腔覺有不快之感。爲有唾石之徵。

小兒之舞踏病發作與腺樣增殖

小兒之舞踏病發作。檢查鼻咽腔之結果。有爲腺質樣增殖者。在輕症除去之。該發作卽愈。

舌之潰爛性疾患

因舌之潰爛性疾患。欲行根治手術時。必先由試驗的切除法。行顯微鏡檢查。只依臨牀的診候。往往有誤診者。

黏膜局所麻醉之效力檢法

塗布局所麻醉藥於口腔或尿道黏膜。欲知其效力發現之有無。檢者自塗同液於舌。測知麻醉發現之時甚便。

扁桃腺之手術

在行咽頭及口蓋扁桃腺之手術前。須檢患者是否爲淋巴體質。若爲該體質。則不能用全身痳醉藥。又須就血友病豫爲注意。

舌之動脈出血

由外傷或手術。舌之動脈有出血時。入示指抵會厭軟骨或舌骨。將舌根向下顎骨而强壓迫之。則可一時止血。

小兒咽頭部之膿瘍切開

小兒咽頭後部或扁桃腺周圍部之膿瘍欲切開時。可令頭部懸垂。且必準備氣管切開器。

咽頭部之腫脹

咽頭後部及扁桃腺周圍之腫脹。屢有由內用稍多量之撒酸製劑、而見輕快者。

拔齒後之出血

拔齒後之出血。由三格魯兒化醋酸或斯起撲奇欽。(Stypticin) 止血。出血若尚不止。則行綿紗栓塞法。

第十七章　頸部

喉頭鏡使用注意

檢查喉頭之際。鏡面防由酒氣生曇。普通之法暖之。然於其面只薄塗石鹼而檢之。能久保鏡之光澤。

頸部之硬固腫脹

頸部有硬固之腫脹。而境界不判然。且經過爲慢性者。非惡性腫瘍。卽所謂列苦爾斯氏木樣蜂窠織炎也。

頸部之皮下腫瘍

生於頸部上三分一之硬皮下腫瘍。通常爲由鰓弓遺殘物發生之內皮腫。

甲狀腺腫脹之症狀

甲狀腺腫脹時。壓迫廻歸神經。生聲帶痲痺。壓迫氣管。妨礙呼吸。故必行喉頭鏡檢查。

異物之食管穿通

嚥下之異物穿通食管時。在胸鎖關節之上部。有認有壓痛之腫瘤者。

頸部惡性腫瘍

江蘇省立第五師範第八中學第一次練習救急法圖系

陳邦賢

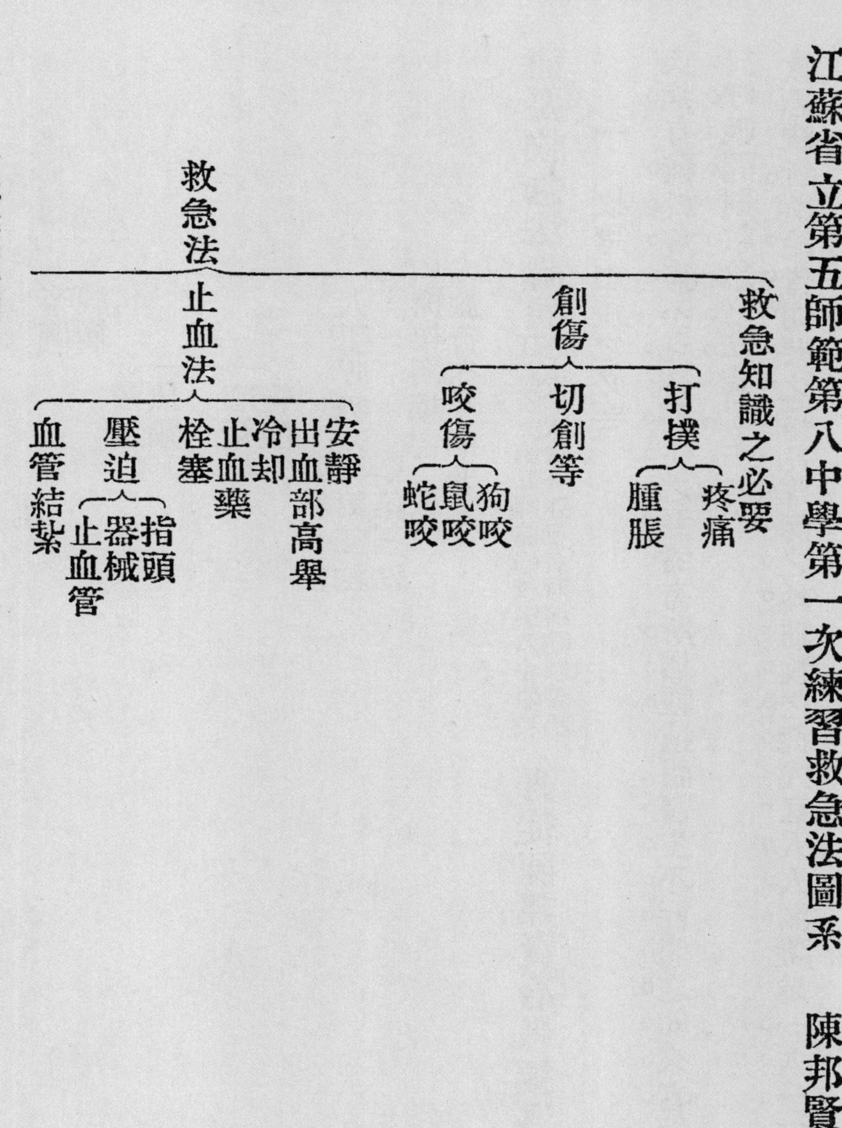

卒倒
腹痛
中毒（菌類 魚類 酒精 青酸）
人工呼吸法（第一法 第二法 第三法）
擔架術摘要
旅行衞生摘要

簡要救急法講義

江蘇省立第五師範學校第八中學校赴第二次聯合運動會時演講練習稿

丹徒陳邦賢冶愚編述

一　救急知識之必要

疾病有發於倉猝不克待醫生之至者有所居較遠而醫生不能速之即來者性命懸於呼吸間則救急之法尙已

救急法者所論皆切要之事凡荒陬之地耕牧之徒尤宜人人洞曉爲一人一家一鄉

之。便。利。而。征。人。遊。子。中。道。遘。疾。亦。往。往。用。是。法。而。獲。慶。生。還。也。不。甯。惟。是。凡。小。學。校。之。教。師。工。場。之。監。督。懇。荒。之。員。役。旅。行。之。過。客。以。及。逆。旅。之。主。人。店。肆。之。管。理。亦。莫。不。當。悉。深。其。竅。奥。嫺。習。其。手。術。以。備。不。時。之。需。焉。我。國。醫。者。罔。不。解。救。急。之。法。以。是。非。殘。廢。而。殘。廢。非。死。亡。而。死。亡。者。一。歲。中。不。知。凡。幾。編。者。蘦。焉。傷。之。爰。將。吾。人。日。常。必。需。之。救。急。知。識。掇。其。平。易。簡。單。且。可。寔。行。者。編。作。講。義。聊。供。我。兩。校。同。學。課。餘。研。究。之。資。料。並。以。質。諸。當。世。士。大。夫。之。留。心。衞。生。及。醫。學。者。

二　創傷

創傷。有多種。如打撲、切創、刺創、裂創、咬創、等皆是。

(甲)打撲　打撲者。跌打損傷之謂也。其受傷之局部。宜鎭靜其疼痛。可用冷水鉛糖水等溼布罨包傷處。凡輕症隨時可愈。若至十餘日後。疼痛盡去。腫脹尙存者。可每日按摩一二次。或以塗沃度丁幾之布裹之。如受打撲極重。傷處深部已有損壞。則宜速延醫療治。

(乙)切創等　切創乃由銳利之刀刃所致。其創口如線形。亦謂之刀傷。刺創爲尖利之器物所刺。其創口大抵狹而且深。間有能損及臟腑者。裂創挫創乃爲鈍物所擊而脫離。或受摩擦而受損。其爲彈子所傷者。謂之鎗傷。如略見出血。卽宜急止。否則損傷動靜脈之大血管。有性命之虞。不可不愼也。夫出血者固宜用止血法。（止血法見後）其出血不多者。亦不可草率從事。因毒菌侵入易起炎症而化膿也。若受傷輕微。宜先淸潔其創部。以二％石炭酸軟膏等敷之。縛以消毒布。

（丙）咬傷　此由人類或別種動物咬之而成。蓋齒旣不潔淨。恒有無數細菌黏附。而棲息之。故咬傷爲可慮之症。而尤須注意者。則爲狂犬所咬。每多不治。苟爲犬所咬。先査其犬果爲狂犬與否。然後隨宜治之。倉猝之際。或恐誤事。可先將傷部浸入熱水。令暫時出血。然後延醫治之。其間有爲鼠咬者。亦宜令暫時出血。其爲蛇咬者。宜先緊縛其上部。再設法吸去其毒汁。然後敷以硇砂精之布片。（犬咬鼠咬亦可用此法）凡爲毒物所咬傷。仍有最簡便之法。卽用雞卵數枚。煮至極硬爲度。將卵黃取出。切成薄片。中穿一孔。貼於傷處。至黃變爲黑色則棄之。再貼再換。如是更迭爲之。至卵黃不失本色爲止。蓋其毒已由卵黃吸盡也。

三　止血法

出血大抵因自外傷。其他則原因於鼻腔、肺、口腔、腸胃等病。其狀態有三。

一　自動脈出者。血液鮮紅。其流出爲搏動狀。

二　自靜脈出者。血液暗紅。噴出不休。

三　自無數之毛細血管出者。血液恰如海綿之絞水而湧出。

是等之出血。若起身體之表面者。謂之外出血。反之而出血於體腔內並不現於外者。謂之內出血。

因大出血之危篤症狀。則有全身蒼白。四肢厥冷。大渴眩暈。脈搏幽微。失神痙攣等。又雖小出血。而歷時既久。亦見同一之結果者。故不可輕忽視之。救助出血。其法有七。施術者用其一或併用其二三可也。

一安靜　如肺出血胃出血之類。皆宜安靜。禁止言語。喀血之色鮮紅。含許多之泡沫者。是爲肺出血。吐血爲褐赤色。屢爲凝塊。且因嘔吐而吐出者。是爲胃出血。並可用冰及食鹽少許和水咽下。

二出血部之高舉　頭部出血宜高舉。靜脈出血亦然。並宜秉用壓迫法。

三冷却　傷部施冷罨法。或以石炭酸水洗滌之。

四止血藥之應用　最效者爲止血綿。最輕者可用絆創膏貼之。其他有用沃仿等刀傷藥者。

五栓塞　鼻腔出血可用止血棉栓塞法。(或畧滴醋水明礬水亦可)

六壓迫

甲指頭壓迫　以已之手指猛力壓之。或以指箝起出血部之肉。

乙器械壓迫　以布一方卷緊。或將石塊包入布內。置於傷口上。以綳帶紮之。

丙止血管壓迫　以橡皮管循傷口附近。溯其動脈來源處強壓之。惟壓迫處以近骨爲便。

附出血壓迫部位表

出血部位	壓迫部位
手指	指之兩旁
手臂	上臂內側凹陷跳動處
上臂或腋窩	頸子之下鎖骨之上凹陷處
口唇及口之附近	下顎骨兩旁之反面動脈跳動處
腿部	大腿上鼠蹊中心點

七血管結紮法　惟醫士行之。

四　卒倒

卒倒者。顏面忽然蒼白而失意識也。卒倒者之第一處置法。在乎强身體上半部之血行。使之容易呼吸。而送入新鮮之空氣。是故室內宜廣開窗戶。解衣帶。使低頭而臥。欲强呼吸則以醋酸、或硇砂精。滴於布片而置諸鼻前。或噴冷水於顏面。倘稍得恢復精神。然後給與咖啡、茶、葡萄酒等。以助心臟及神經。設處置無效。則宜行人工呼吸法。（詳後）

卒倒之人。不但面色蒼白。而反形潮紅。且脈搏强寔者。是爲腦充血或腦出血之徵。此時宜反對前法。高頭部而用氷囊。因出血而起之卒倒。則以止血法爲主眼。（法見前）

五　腹痛

患此病者。或因寒涼。或因傷食。或因其他之原因。宜多蓋被褥。飲以熱性飲料。腹部以手巾浸開水擠乾。行溫罨法。行冷却亦有奏效者。

六　中毒

中毒種類甚多。茲就食物嗜好品及有毒果實等述之。

一菌類中毒　因誤食毒蠅菌之有害物而起。腹痛嘔吐。形神衰弱。脈搏頻數。終陷於昏睡。可强灌以濃茶。於胸及項下。貼以芥子泥。施人工呼吸法。務令吐出毒物而後已。

二河豚中毒　此因食河豚之卵巢及肝臟等而起。斯時嘔吐、眩暈、頭痛、知覺脫失。四肢冰冷。脈搏遲徐。食後未幾時者。可使飲大量之鹽湯而催其嘔吐。又飲葡萄酒少許。或清酒少許。若陷於昏睡。則施人工呼吸法。

三酒精中毒　顏面紅脹時。昂其頭貼以冰囊。手足施溫罨法。再灌以醋水或食鹽。

四青酸中毒　此因食未熟果寔而起神經痙攣。心臟及呼吸痲痺。宜按法使吐。令作溫浴。重者用人工呼吸法。

七　人工呼吸法

人工呼吸法甚多。茲擇其最簡要者述之。

第一法

解患者之衣帶。於腰部置枕及小蒲團。令仰臥。施術者跨其身上。以其左右手曲向乳房壓其胸。令排出肺中之氣。再放其手。不壓胸。令空氣乘勢流入肺中。如是者每分鐘約行十五六次。以能呼吸爲止。

第二法

令患者仰臥。以衣服枕等重疊襯於其背下。高其肩而低其頭部。施術者跪於人之頭邊。握病人兩臂之前端。超過頭部。漸次舉上。約二秒時間。止於此位置。乃使胸壁之開張（吸息運動）也。術者復送病人之兩手於胸側。約壓三秒時間。乃使胸壁之收縮也。此呼吸之動作。一分間以十五六回爲度。當忍耐而持續之。

第三法

患者氣絕時。可用此法令其呼吸。或能漸漸回復。法將患者衣服解開。令其仰臥。並將頭部胸部畧爲墊高。一人用布包着患者之舌頭拉在口外。（因舌在口內空氣被其阻礙不得入肺並恐患者自咬其舌故須拉出口外）一人跪於患者頭部之旁。將患者兩臂舉起。直至頭頂之上。令空氣入肺。約兩秒鐘。然後將兩臂放下。在患者胸旁隷力壓迫。並由拉舌者用手掌壓於患者心窩。以兩秒鐘時爲度。如是者數次。患者之呼吸漸漸回復。然後用被服覆蓋。並將粗布摩擦全身。使血液流通。再取白蘭地少許。和以涼水飲之。

按生理的狀態之呼吸。嘗爲男子大抵以橫隔膜之運動與胸壁之縮張。補助之。女子大抵因乎胸壁之縮張。凡用人工呼吸法者。其道在使橫隔膜及胸壁既廢絕之機能再興。因其再興。而第一衝動。呼吸之中樞。第二衝動。循環之中樞。以至營其機。

能也。

八　擔架術摘要

軍隊中之擔架隊分正擔架隊副擔架隊兩種。以曾受擔架術敎育者充之。

擔架人之任務有二。一救患者之危急。一搬運傷者至後方。

凡充擔架人者。卽與當軍人無異。須各具忠勇熱誠。誓以死力救護傷者。並宜諳練救護技術。否則臨時倉猝。手足無措。斷難盡救急搬運之職務。

擔架隊携帶品分爲三種。一擔架。二綁紮囊。三水壼。（擔架綁紮囊每架伍給一具）

擔架爲搬運傷者之器具。如傷者昏暈而氣未絕。應先搬至房之附近。或樹木蔭涼處所。施以救急法。再搬至後方。

每擔架伍二三四人不等。止搬運患者一人。應各盡職務。切戒旁觀。譬如每伍四人。兩人搬運。一人解開患者衣服。檢查傷情。一人預備藥料。使患者飲服。振復精神。

傷部附近之衣服。可將衣縫刺開。以便解脫。或將衣服全脫。凡脫衣。先脫不受傷之地位。着衣先着受傷之地位。

擔架隊救護患者。不過一時救急。總以速運傷者交醫隊治療爲是。但輕傷患者可遥令自赴醫隊請治傷重而骨折血流。或傷及緊要部位者自非搬運不可。擔架隊應用之救急法爲止血法人工呼吸法繃帶包。（繃帶包之內容爲三角巾油紙消毒綿紗安全針四種）三種。綁紮囊內分九種一卷軸帶用以掩護傷口二三角巾。以其便於裹紮三昇汞綿紗。用於創口有防腐止血之效力四繃帶夾用以剪繃帶及剪傷部附近之衣服五止血管綁於動脈經過處以止傷部流血六安全針插繃帶之末端七絆創膏用以黏貼輕創八猛多兒武蘭。用以治療眩暈九量杯用以盛藥與傷者服。水豎盛潔淨之冷開水和藥用。

九　旅行衞生摘要

瀕行之前宜各沐浴薙髮一次。手足上之指甲均當剪短洗滌。行李衣服尤當預爲整潔。旅行遠地。刷牙具及手巾等均當攜帶。無論在車在船宜各自坐定。愼毋侵越他坐談笑喧嘩。足以擾亂精神。隨地涕唾。足以令人齷齪且痰之爲害頗大我同學應守此公德也。舟車所在之地。及在舟車時。一切器物。均宜加意照料。並宜少帶銀錢。愼自藏收。歸途不可多買物件。致累攜帶。

暈車暈船之原因。固由胃弱所致。然亦因門窗緊閉。新鮮空氣不入。炭酸瓦斯充塞房中。遂致嘔吐。故暈者宜時啟門窗。或散步船面以解之。

在舟車中。毋過食。毋涉險。

舟車中之公共茶水。宜不服。爲佳。而公共手巾。尤宜罷用。余曾見因用公共手巾。而致傳染。梅毒。眼患者。

旅行在外之飲食。只求清潔。充飢。毋過飽。毋不及。雜食。尤忌。

大便有一定之規律。爲衛生之要素。同學旅行。宜注意及之。

赴會場時。未運動前。宜修養。精神。屏除雜念。既運動後宜緩步遊行。待其恢復。

運動時。血液促進。肺胃神經最易刺戟。故運動後呼吸促迫時欲嘔噦而頭暈者。間或有之。運動後宜略飲葡萄酒或猛多兒武蘭少許。並宜受紅十字會之監護。

所住場所。宜開放窗戶。如有潮溼污穢之處。當隨時報告衛生隊。以備消毒。

初到生地。在在均須留意。而黎明薄暮深夜。尤不可疏忽。

瓦斯烝氣等之易於飛散也。易言之。含結核菌之咯痰。潮溼之際。無害於吾人。且咯痰潮溼過久。結核菌卽腐敗而死滅。惟乾燥之咯痰。頗極危險。不觀夫克洛納特氏之言乎。肺結核患者之室內。其塵埃中含有毒之結核菌甚多。據數多之試驗。肺結核患者之病室。死後經六個月之久。尚有結核菌發見。故學校內塵埃較多之處。若不注意掃除。則塵埃飛起之際。結核菌隨之而起。其危險當何如耶。掃除前後之空氣中。細菌數有顯著之差異。那依買氏曾確實證明之。據同氏之試驗室內十立方立脫耳之空氣中。有八十至一百四十個之細菌。經過二時間。僅有六十四個。再經四時間。僅有二十個。再經六時間。僅餘四個。由是論之。掃除後一時間內所吸入之細菌數。較諸後二十三時間內所吸入之全數爲多。故掃除後經過數時間之久。感染菌毒之機會便少。此學校掃除之所以必要也。

除上述外。尚有一注意之點。卽有咯痰之患者。咳嗽、高聲談話及噴嚏之時。常有微細之水滴噴出。此水滴之中。含有結核菌。飛散時能達一二尺之高。故不可不注意。約言之。患者普通之呼氣。雖屬無害。異常之呼氣卽大咳嗽、噴嚏等。頗爲危險。

學校之戶外教授

法國學術奬勵會開大會之時。衞生學部中決議數多之事項。其中之一條。謂天氣清朗及溫暖之日。中小學校之教授。可於戶外行之。其理由頗爲簡單。卽室外之空氣。較室內之空氣清新。生徒之五官感覺。均感其利。且可避結核病傳染等之危害。此種教授。不論何種之學校。均可行之。設於市內狹隘地方之學校。此法最爲適宜。若夫田舍地方之學校。生徒數較少。無須實行此法。

墨汁之傳染的危險

德國某縣令爲學校中所使用之洋墨汁。有種種之危險。遂告諭屬下曰。墨汁之中。常含霉絲菌及他種之有害細菌。使用後不掩蓋之墨汁壺。墨汁中所含之細菌尤多。天竺鼠、家鼠及溝鼠等之小動物。若與右之墨汁細菌相接觸。經一二日後。卽行死亡。由是觀之。彼鋼筆尖(含有墨汁者)刺傷者之死亡。無足怪也。夫學校中之學生。往往以鋼筆尖入於手口中。此種之惡習慣。人皆知之。然此鋼筆尖所含之墨汁。一入諸口。墨汁內之細菌。混於唾液。漸次達於胃腸之中。其不因之起疾患者幾希。我國學者所用之硯池。放置墨汁甚久。浸漬墨汁之毛筆。往往舐之以舌。見此告諭。其亦知所戒矣。又細菌學檢查之中。不特檢查陳舊墨汁之細菌，卽學校內廣用之色鉛筆。亦檢查之。應用是等鉛筆之人、亦須有上述之注意。

疾病之偵探

末期之癩病患者及梅毒患者等。一見便可知其病狀之如何。然亦有外觀上不能推知疾病之有無者。疾病之危險。遂因之增加。刑事上之關係亦然。就現行犯而論。固無須偵探。可卽行捕縛之。若夫必須偵探之犯罪者。仍屬危險。外觀上之鑒別。非常困難。病症之情狀。與上相同。某種之疾病。如何蔓延。如何感染。若不易發見。非試用偵探不可。然則偵探之法。果何如乎。詳言之。第一、區別肥者及瘦者。瘦弱之人。須預想其有無肺結核。何則。蓋瘦弱之人。肺病之初期較多也。若夫肥大之人。大都目爲健康者。乃世人一般之心理。孰知糖尿病、肝臟病等。肥大之人。最易罹之。疾病之中。最不易發見者。莫如花柳病。與肥瘦絕無關涉也。

此外尚有種種之注意疾病。如慢性腎臟病、慢性癆疾、僂痲質斯、心臟病、蛔蟲、肝臟二口蟲、十二指腸蟲等。均非外觀所能鑑定之疾病。然除某種之特別情狀外。無須特別之偵探。病症之內。最當注意偵探者。肺結核及花柳病之二種。此二種之疾病。苟無警察偵探。便有橫暴跋扈之舉動。吾人結婚之時。兩性之間。均當嚴密偵查本病之有無。

誠以淋病之家庭及梅毒之家庭。往往有之。此實爲殘賊人類之一大原因也。歐洲之風俗。女子有心臟病者。無結婚之權利。肺結核者及花柳病者未全愈之前。不許結婚。此種之規定。頒布後而不實行者有之。頒布後而實行者有之。蓋心臟爲不治之病。如僂麻質斯等症。苟等閑目之。便成心臟病。彼僂麻質斯。固爲必治之病。由僂麻質斯而轉成心臟病後。便爲不治之病。由是而論。僂麻質斯一症。實爲吾人最當注意之疾病也。

屬於傳染病之疾病。亦須偵探。蓋世界最可懼之惡魔。不特殺人放火之盜賊爲然。即顏面綺麗之人。其可懼有更甚於此者。斯人惟何。細菌之攜帶者是也。彼虎列拉、腸窒扶斯、實布垤利亞之潛伏健康者之體內。偵探而喝破其本性。非常困難。日本陸軍部之訓令。兵士之中。體內保存細菌至六個月以上。便可免除兵役。以上所述之犯罪者及菌攜帶者。讀者諸君。其亦有奇異之意否耶。

北美紐約之市衞生局內有一婢女。此女服役各處。已八年之久。但雇用此女之家。速者數週、長者數月之後。必發生窒扶斯患者。前後雇用之八家。有七家罹窒扶斯之疾病。患者統二十六人。死亡者一人。不知細菌學者之偵探吏。果用何種之奇妙手段。探取該女之糞便與尿。竟克發見無數之窒扶斯菌也。至此則雇用該女之七家。其所以必罹窒扶斯之理由。始了然矣。由是而論。該女實爲病毒撒布者。然自其外表觀之。全係健康。醫師、隣人、友人、及主人。均不注意。上記之危險。均出於意料之外。因是而發生一疑難之問題。卽罹病毒之自身。意爲身體間絕無疾病。果何自而傳染於他人乎。此疑問之解決。非假有經驗者之學說不可。其理由如左。

罹疾病一次之人。身體中發生一種之免疫質。傳染病尤然。故病原菌第二次侵入之際。反不易發病。故該人之身體內。縱有强毒之病原菌。仍克平心靜氣以處之。然患者之自身。雖平心靜氣。處於不知不覺之中。毒菌則不絕排泄於體外。(隨排泄物)減染及於他人。由是而論。此等危險之人物。若往來於健康者之中。外觀上雖不知其爲病人。實有莫大之害及於健康者。此疾病偵探之所以刻不容緩者也。

某國印幡沼之湖水。人皆知之。該沼爲瘧疾之發生地。土民莫不被瘧疾之侵犯。然絕無發生病狀者。至於無中毒的慣性之他人。旅行於該地方時。便爲瘧疾患者。其所以減染之理由。因缺乏疾病之偵探。屬於是等之疾病偵探。其首奏厥功者。乃德國之德利伽兒斯氏與細菌學者格蘭奇氏。在六年以前。二氏自健康者之糞便發見窒扶斯菌以來。各地之學者。均次第研究之。又伽依隨氏。自數多之糞便中。發見窒扶斯患者約百分之十三、五。菌攜帶者約百分之六。此係千九百零四年與五年間之研究。卽偵探之結果也。

社會之生活日趨於困難。固無煩吾人之喋喋。然各種之教育。不能隨此複雜之生活狀態而進行。良堪浩歎。人口年增一年。自國運發展上論之。固屬可賀。但自保護與教育上而論。不可謂非一困難問題。最可慮者。國民之腦中。對於衛生事項。一若可有可無。實遺憾也。世之所謂偵探。祇有警察偵探及新聞偵探。疾病之偵探。絕無僅有。遂令各種之病魔。横行跋扈。毫無顧忌。彼疾病偵探之增加。乃余所日夜祈禱者也。此偵探得勢之時代。卽衛生之普及發達時代。亦卽疾病者競尙公德之時代。予拭目望之。

德英美法之小兒保護策

人口之增殖。國運發展之大本也。嬰兒死亡之防遏。人口增加之第一方策也。故覇氣橫溢雄志勃勃之國家。均注意小兒保護問題。德國英國均實施嚴重之小兒保護法。舉其要點如左。

置小兒於火焰爊灼之塲。以致小兒受危害者。處以十磅之罰金。

小兒不準販賣卷煙草。

警察官及公園監視人等。於街路上或公園內發見十六歲以下小兒之吸煙。可沒收其卷煙草、卷製用紙或其刻煙草。且搜查該兒童之身體。

酒食店及飲酒場。不得擕伴十四歲以下之兒童。

小兒患病之際。除服藥外。凡五歲以下之小兒。不準飲酒。

小兒保護法之規定。如上所述。與酩酊性飲料於小兒之罪。尤須加以嚴科。英國之法規與德國乳兒保護之規定。相異之處甚多。除防止身體上之酒害外。兼寓風俗改良之意味。可稱謂衞生上重要之規定。就美國而論。今日之出生數。與百餘年前相比較。頗有減少之傾向。其原因頗費學者之調查也。(亞美利加之土人產子甚難)法國之人口。據數多學者之研究。出產數亦次第減少。就昨年而論。六個月間之出產數。僅九千人。死亡數達六萬人之多。由是而論。於民族自殺之下。法國之滅亡。當不遠矣。古昔之時。法國爲最易產生子女之人種。至今日則現如此之現象。吾人當急爲研究者也。英國境內之一部分。亦有類似法國之形勢。卽貴族社會之出產數大減少是也。自千八百三十一年至四十年之十四年間。產兒數之最少者。係七人。自千八百八十一年至九十年之十年間。產兒數僅三人餘而已。洵可憫也。德國皇帝深感此種之現況。謂產兒數之若是減少。英國貴族之絕滅。當近在眉睫。且謂貴族漸滅之傾向。爲今帝治世濫用貴族之理由。并戒德國國民曰。我國境內。不論上流社會及下流社會。當倣傚皇室之例。爲增加祖國之名譽擴張祖國之國防計。當有强大之家族。故德國對於幼生兒之死亡防遏政策。至爲周密。近今則於各地方設立專門病院。收容乳兒患者。該院內雇用之乳母。悉診查之。稍有疾病之乳母。不得雇用。

日本則無上述之戒意。故國民之健康狀態。頗有頹廢之傾向。幼生兒之死亡數。漸漸增殖。近今無乳之母。日見繁多。其尤爲可慮者。都會之地。女子之出生數甚多。此爲一疑難之問題。夫極强大之一族與偉人豪傑之家庭。及至瀕於絕滅之際。所生育者。非暗愚庸劣之子。卽係女子。偉人豪傑家之生育愚物。其實例甚多。蓋偉人決不遺留偉人之個體。豪傑決不遺留豪傑之個體。勢力衰亡之結果。非遺留愚物之男子。卽遺留女子之個體。就法國之現象而論。出產數減少之前。女子之出產數甚多。喜讀小說之人。法國之女子。罹花柳病者甚多。花柳病之藥。騰積於市間。此實爲國民性格墮落之一端。正爲法國當局者深爲憂慮之一端也。據最近之調查觀之。全國中小學校生徒